"十三五"医学高职高专规划教材

健 康 评 估

JIANKANG PINGGU

供护理及相关专业使用

主　编　陈　璇

副主编　曹　宇　邱爱霞　洪爱蓉
　　　　姜海燕　董　文

编　者　（按姓氏笔画排序）

万进军（鄂州职业大学）

陈　璇（鄂州职业大学）

曹　宇（鄂州职业大学）

邓仲华（鄂州市妇幼保健医院）

姜卫生（鄂钢医院）

李小玲（鄂州职业大学）

秦春莲（鄂州职业大学）

童智敏（鄂州职业大学）

吴　琼（武汉市第一医院）

吴晓华（鄂州市妇幼保健医院）

姜海燕（鄂州市中心医院）

邱爱霞（鄂州市中医医院）

洪爱蓉（鄂州职业大学）

董　文（鄂州职业大学）

长江出版传媒
Changjiang Publishing & Media

湖北科学技术出版社
HUBEI SCIENCE & TECHNOLOGY PRESS

图书在版编目(CIP)数据

健康评估 / 陈璇主编. —武汉:湖北科学技术出版社,2019.8(2022.8 重印)

ISBN 978－7－5706－0297－1

Ⅰ. ①健⋯ Ⅱ. ①陈⋯ Ⅲ. ①健康－评估 Ⅳ.①R471

中国版本图书馆 CIP 数据核字(2018)第 101638 号

责任编辑:程玉珊 冯友仁　　　　　　　　　　　　　　　　封面设计:曾雅明

出版发行:湖北科学技术出版社　　　　　　　　　　电话:027－87679447
地　　　址:武汉市雄楚大街 268 号　　　　　　　　邮编:430070
　　　　　　(湖北出版文化城 B 座 13－14 层)
网　　　址:http://www.hbstp.com.cn

印　　刷:武汉邮科印刷有限公司　　　　　　　　　　邮编:430205

787×1092　　　　　　1/16　　　　　　19.5 印张　　　　　　500 千字
2019 年 8 月第 1 版　　　　　　　　　　　　　2022 年 8 月第 3 次印刷
　　　　　　　　　　　　　　　　　　　　　　　　　定价:55.00 元

前　　言

　　健康评估课程是基础医学与临床护理学之间的桥梁,是护理专业的核心课程。本课程的学习效果直接影响护生今后的临床思维能力和实践能力。教材作为学生学习的第一手资料,在引导学生自主学习的过程中至关重要,它应该和我们的课堂教学组织形成一体,这样才能在知识和技能培养的过程中更好地实现培养学生学习方法的目的。目前国内《健康评估》教材虽然较多,但大多数仍然紧靠本科的教育模式进行编写,这些教材编写理念有很多不适合高职学生的人才培养,所以本教材在编写过程中,我们以高职高专护理专业培养目标为依据,在强调"三基"培养的同时,以临床护理工作程序为编写框架,采用案例版教材编写模式,以进一步提高本书的科学性、实用性和专业性。

　　本教材具有以下特色:

　　1. 突出职业化特色　　围绕临床护理工作过程,以护理评估工作程序来划分,分为九个学习项目,每个学习项目又分若干个可执行的工作任务,每一具体工作任务以临床典型案例为引领,导入相应知识和技能的学习,并结合职业态度的熏陶,每项任务后设与任务相对应的"能力检测",每一项目后,设综合技能训练案例,以训练学生的综合职业能力,提升学生的整体素质。从护理实践的角度,将现代临床诊疗知识渗透于其中,使护理体系更加完整,护士掌握的知识更为实用,突出课程的职业化特点。

　　2. 紧扣学科进展　　适当补充新知识、新技术,尤其是反映护理专业方面的内容。全书文字简练,书中尽量多引用大量的图片和表格,以及加入"豆腐块、小贴士之类",以突出重点,化解难点,使学习者能在较短的时间内掌握健康评估的原理和方法。

　　3. 内容设置严格与技能考试挂钩　　为了使学生能更好地学习本书的主要内容,更容易掌握内容中的重点,将专业理论知识和实践技能知识与护士执业资格考试、技能考试等紧密联系,专门在每个学习项目前制定学习目标,在每个学习项目后设置考点导航板块,载入护士执业资格考试练习题,方便学生使用。

　　本教材的编者均来自高等院校及医院临床的中青年骨干,有着丰富的临床和教学经验。在编写过程中,全体编者虽以高度负责的态度,认真斟酌编写方案,并查阅相关的文献资料,但由于编者水平有限,时间仓促,在编写的内容和形式上的疏漏和不足之处恐在所难免,恳请使用本教材的专家、同行和广大师生给予批评指正,以便再版时加以完善。

编者

目　　录

学习项目一 课 程 介 绍

一、健康评估的概念与重要性

从临床护理的角度,健康评估可以定义为系统地、连续地收集护理对象的健康资料,并对健康资料进行整理、分析,以确定其护理需求,从而作出护理诊断的过程。这一过程要求护士具备收集资料和诊断性思维的能力。护士需要通过健康评估课程的学习,掌握以病人为中心的,包括生理、心理、社会和精神在内的评估原理与方法,用于收集、综合、分析资料,概括护理诊断依据,形成护理诊断,以作为制订护理计划的基础及评价治疗和护理效果的依据。

健康评估课程于 20 世纪 70 年代源于美国的高等护理教育体系。我国自 20 世纪 90 年代中期以来,在护理界及各医药院校从事护理教育的同仁们的共同努力下,健康评估课程作为护理专业的主干课程已被正式纳入我国高等护理教育课程体系,并已全面替代了传统临床医学专业的诊断学课程。健康评估作为护理专业的基础课程,衔接于医学基础课程、护理学基础课程与临床各专科护理学课程之间。课程的目标在于培养学生“以与医疗诊断不同的整体护理评估的思维模式”,确认病人的护理问题/护理诊断、监测病情变化和预测疾病发展的能力。这些能力是合格的注册护士不可或缺的。

早在南丁格尔时期,人们就已经意识到评估在护理实践中的重要性。Florence Nightingale 视评估为“对疾病的观察”,她强调护理观察的重要性,是因为护士较医生更多地在病人的床边。Nightingale 认为护士需要发展收集资料的技能,如观察和记录生命体征的能力。同时她强调与病人交谈以获取有关健康和疾病相关信息的重要性。此外,她认为应该评估病人的生活环境。在她的著作中,还提及评估需要收集、分析和解释资料。

随着护理专业的发展和成熟,对护士的评估技能有了更高的要求,护士开始在收集病人资料的基础上提供护理。护士是否应该实施全面系统的身体评估目前仍是我国医学界颇有争议的问题。但是,健康评估作为现代护士必须具备的核心能力之一,已是不争的事实,并且日益受到人们的重视。美国护士协会和澳大利亚护理联合会分别于 1980 年和 1983 年宣称,护士必须具备整体护理评估的能力。1993 年国际护士协会亦认为护士拥有护理评估技能是高质量护理的标准之一。护士已经意识到整体评估、入院病人全面评估,以及根据病情及时评估的重要性,重视对评估结果的记录和应用,评估的内容已超出传统的“只评估生命体征和出入液量”的范围。评估已经成为护理实践的重要组成部分,而不仅仅是医生的工作职责。

事实上,评估既是医疗实践也是护理实践的有机组成部分。医疗评估的目的是对病人的健康状况与疾病的本质作出判断,特别是要对病人的疾病作出病因诊断、病理解剖诊断、病理生理诊断、疾病分型与分期以及并发症的诊断等。而护理评估的目的是诊断病人对现存的或潜在的健康问题的反应,侧重于病人因健康问题而引起的生理、心理、社会和精神等方面的变化。因此,尽管医疗评估所使用的问诊、体格检查、实验室检查和其他辅助检查及查阅文献等收集健康资料的方法,以及评估的过程、步骤与护理评估基本相同,但正是由于医疗评估与护理评估的目的不同,所以对各种检查结果的分析与处理、判断和使用的角度也不同,这样就得出了医疗诊断与护理诊断两种不同的结论,前者主要用于指导疾病治疗,后者主要用于指导以病人为中心的护理。

在临床护理实践中,如果护士不知道如何通过系统询问获取病人的病史资料,以及与之相关的心理和社会资料,不能熟练地运用自己的感官或借助简便的听诊器、血压表、体温表等检查工具了解和评估病人的身体健康状况,缺乏对健康资料进行综合、分析、解释和诊断性推理的能力,就不可能在制订护理计划之前确认病人的护理问题或护理诊断,其护理干预的行为也随之失去了科学的基础。

因此,系统地研究健康评估的基本理论、基本技能和临床思维方法,是护理实践的重要内容。护士应该将在护理实践中,通过评估确认病人对健康问题的反映,以及在此基础上作出护理诊断的行为视为护理专业自主的、独特的、有别于医疗诊断的职责和临床护理工作的有机组成部分。护理专业的学生应该通过理论和实践的学习,努力掌握健康评估的知识与技能。

二、健康评估课程的内容

健康评估课程的内容涉及基本理论和基本方法两个方面。由于本教材主要涉及病人评估,因而基本理论主要是研究疾病的症状、体征及其发生发展的规律和机制,疾病对个体生理、心理、社会和精神等方面的影响,以及建立护理诊断的思维程序,从而识别病人与健康问题有关的生理、心理、社会和精神等方面反应所致的问题。基本方法包括询问健康史、身体评估、实验室检查、心电图检查及影像检查。其中通过健康史评估获得的健康资料被称为主观资料,经身体评估、实验室或其他辅助检查所获得的健康资料被称为客观资料。课程的具体内容如下。

1.健康史评估　健康史评估是指护士通过对病人或其亲属的系统询问和交谈获取病史资料,经过综合分析从而做出临床判断的过程。健康史采集的目的是在开始身体评估前获得完整的健康史的基本资料,为进一步身体评估提供线索,并获取有助于确立护理诊断的重要依据。健康史的采集方式包括疾病引导模式和评估模式两种。

小贴士

以疾病引导模式采集病史时主要从护理对象的一般资料、主诉、现病史、既往史、家庭史、日常生活史、心理社会史等方面收集资料。

以评估健康模式采集病史时主要以11项功能性健康型态为框架收集护理对象的健康资料。

2.常见症状评估　症状是个体患病时对机体功能异常和病理变化的主观感受,如头痛、乏力、恶心等。这种异常的感受可以在疾病早期出现,常不能被客观地查出,只能通过询问从病人的陈述中获得。研究症状的发生、发展和演变,以及由此而发生的病人的身心反应,对形成护理诊断,指导临床护理监测起着主导作用。学习项目二在详述各常见症状临床表现和对病人身心影响的基础上,从护理角度提出评估的要点,以培养学生通过症状评估作出护理诊断和预测可能出现的护理诊断与护理问题的能力。

3.身体评估　身体评估是指护士运用自己的感官或借助简便的听诊器、血压表、体温表等检查工具了解和评估病人健康状况的方法,是获取护理诊断依据的重要手段。通过身体评估所发现的异常征象称为体征,如心脏杂音、肺部啰音、肝大等。身体评估以解剖生理和病理学等知识为基础,具有很强的技术性。正确、娴熟的身体评估技能与技巧可获得正确的评估结果;反之,则难以发现病人存在的异常体征,有时还可因动作不协调、手法不规范而增加病人的痛苦。初学者必须经过系统严格的训练,反复实践才能熟练掌握。

4.心理评估与社会评估　心理评估与社会评估从认知水平、情感与应激、健康行为、自我概念、精神价值观、社会角色、文化、所属家庭以及所处的环境等方面,全面阐述了如何获取病人的心理和社会资料。由于心理、社会资料主观成分居多,评估过程中无论是收集资料还是分析和判断资料均较困难,其结果亦不可简单地用正常和异常来划分。对此,学生在学习和实践的过程中应予以特别注意。

5.实验室检查　实验室检查是通过物理学、化学和生物学等实验方法,对病人的血液、体液、分泌物、排泄物、组织标本和细胞取样等进行检查,从而获得疾病的病原体、组织的病理型态或器官功能状态等资料,再结合临床表现进行分析的检查方法。实验室检查与临床护理有着十分密切的关系。一方面,大部分实验室检查的标本需护士去采集;另一方面实验室检查的结果作为客观资料的重要组成部分,又可协助和指导护士观察、判断病情,作出护理诊断。同时,学生在今后的各临床专业护理课程的学习中,多需要参考应用,通过本课程学习可奠定一定的基础。

6.心电图检查　用心电图机将心脏的生物电变化在体表记录下来所获得的曲线称为心电图。记录和观察心电曲线的变化规律及其与临床疾病之间的关系是心电图所要学习的内容。熟悉和掌握心电图的操作技能、正常心电图和常见异常心电图的图形特点,对心脏疾病的诊断和病情判断,以及危重病人的监护都具有重要的意义。

7.影像学检查　影像学检查包括放射学检查、核医学检查和超声检查3个部分。影像检查的结果可为护理诊断提供有用的线索,诸多项目检查前的准备与护理关系密切,因此在教材中也作了相应的介绍,供学生在临床专业课程学习和逐步深入临床工作时参考。

8.护理诊断　评估的最终结果是形成护理诊断。在我国,护理诊断仍是护理程序中的一个薄弱环节,其中最为困难的是如何始终以“病人对现存的或潜在的健康问题的反应”作为收集健康资料目的及作出护理诊断的依据,而不受传统临床医学观念的影响。为了能提出正确的护理诊断,护士应该在了解护理诊断发展的背景之下,深入地理解护理诊断的内涵,在学习和临床工作中培养自己诊断性推理的能力。诊断性推理涉及对评估过程、观察结果和临床判断的评判性思维能力。这种推理关系到作出准确和相关观察的能力,以及由此作出诊断的能力。初学者在学习诊断性推理的基础上,如能注意理论与实际相结合,将有助于提高临床护理诊断的水平。

9.护理病历书写　护理病历书写是将健康史评估、身体评估、心理与社会评估和实验室及其他辅助检查所获得的资料,经过医学思维后形成的书面记录。护理病历既是护理活动的重要文件,也是病人病情的法律文件,其格式和内容有严格而具体的要求,学生应按要求认真学习和实践。

三、健康评估课程的学习方法与要求

健康评估是一门实践性很强的课程,教学方法与基础课程有很大的不同,除课堂理论教学、实训室操作技能训练外,还要在医院床旁见习。学习过程中学生应十分注重将课堂习得的理论知识转化为从事临床护理实践的能力,学会以整体评估的思维模式确认病人的健康问题与护理需求,同时还应十分注重自身素质的培养,学会与人沟通和交流,无论是在健康评估技能实训室,还是在临床实践教学环境中,均要体现对病人的尊重和关爱。

课程学习的基本要求如下。

(1)体现以病人为中心的护理理念、明确学习目标、端正学习态度,关心、爱护、体贴病人,建立良好护患关系。

(2)掌握健康史采集的方法,能独立进行健康史的采集,并能分析、提炼健康问题。

(3)在掌握常见症状的临床特点的基础上,能对症状进行正确的评估并得出相应的护理诊断。

(4)能正确熟练地以规范化方法进行系统、全面、重点、有序的身体评估,并理解身体评估阳性结果的意义。

(5)掌握常用实验室检查的标本采集要求,熟悉常用实验室检查项目的正常值及临床意义,能正确采集常用的实验室检查标本。

(6)掌握心电图检查的基本知识,能熟练地应用心电图机描记心电图,并理解常见异常心电图的临床意义。

(7)熟悉影像学检查的基本知识、检查前病人的准备、检查结果的临床意义。

(8)能根据健康史、身体评估、实验室检查和其他器械检查所提供的资料作出初步的护理诊断,并写出格式正确、文字通顺、表达清楚、字体规范、符合要求的护理病历。

小　　结

健康评估课程的内容(包括健康史采集、常见症状评估、身体评估、心理与社会评估、实验室检查、心电图检查、影像学检查、功能性健康型态评估、护理诊断、护理病历书写)→健康评估的方法(包括交谈、身体评估、实验室检查、心电图检查、影像学检查等。其中,交谈是健康评估最基本的方法)→健康评估的学习方法与要求。

> **附:Marjory Gordon 的健康性功能型态系统回顾,询问项目及具体内容**
> 　1.健康感知—健康管理型态(health perception-health management pattern)自觉一般健康状况如何,为保持健康所做的最重要的事情有哪些及其对健康的影响,有无烟、酒嗜好及每日摄入量,有无药物成瘾或药物依赖、剂量及持续时间,是否经常作乳房的自我检查,有无外伤史,平时能否服从医护人员的指导,是否知道所患疾病的原因,出现症状时采取的措施及其结果。

2.营养—代谢型态（nutritional and metabolic pattern） 食欲及日常食物和水分摄入的种类、性质、量，有无饮食限制，有无咀嚼或吞咽困难，其程度及其原因、进展情况，近期体重变化及其原因，有无皮肤损害。

3.排泄型态（elimination pattern） 排便与排尿的次数、量、颜色、性状、有无异常改变及其类型、性质、程度、诱发或影响因素，是否应用药物。

4.活动—运动类型（activity-exercise pattern） 进食、洗漱、淋浴、穿衣、如厕等自理能力及其功能水平（完全自理为0级，借助辅助用具为Ⅰ级，需他人帮助为Ⅱ级，完全依赖他人为Ⅲ级），日常活动方式、活动量、活动能力及活动耐力。有无医疗或疾病限制，是否借助轮椅或义肢等辅助用具。

5.睡眠—休息型态（sleep-rest pattern） 日常睡眠状况，睡眠后精力是否充沛，有无睡眠异常，如入睡困难、多梦、早醒、失眠，是否借助药物或其他方式辅助入睡。

6认知—感知型态（cognitive-perceptual pattern） 有无听觉、视觉、味觉、嗅觉、触觉、记忆力、思维过程改变，有无感觉异常，视、听觉是否借助辅助工具，有无疼痛及其部位、程度、性质及持续时间。

7.自我感知—自我概念型态（self perception self concept pattern） 如何看待自己，大多数时间里自我感觉良好或自我感觉不良，有无导致愤怒、悲伤、恐惧或焦虑等情绪的因素，是否失去自控力，是否感到失望。

8.角色—关系型态（role-relationship pattern） 就业情况，社交情况，有无角色问题。

9.性—生殖型态（sexuality-reproductive pattern） 性生活满意程度，有无改变或障碍，女性月经初潮、经量、经期、末次月经时间，有无月经紊乱，是否怀孕。

10.应付—应激型态（coping-stress tolerance pattern） 近期来生活中有无重大改变和危机，是否存在压力及其性质和程度，对压力的反应及适应程度。

11.价值—信念型态（values-beliefs pattern） 有无宗教信仰或信仰困惑。

（陈　璇）

全媒体扫码学习资料

课程介绍课件

学习项目二 健康史评估

【学习目标】

1. 知道健康资料的来源、类型;健康史采集的模式及内容。

2. 能运用人际沟通技巧,耐心地向病人及家属了解健康资料,能运用健康评估的方法,独立进行健康史的采集。

3. 具备细致、认真、敢于评判、不断改进的工作习惯。

【预习案例】

案例 2-1:黄先生,男,58 岁。因 2d 前出现发热、频繁咳嗽,昨晚突然高烧,由妻子陪同到某医院急诊科就诊。于 2013 年 8 月 3 日收入呼吸内科治疗。黄先生曾于 2011 年 12 月因"心绞痛"在该院心内科住院治疗。护士陈璇于黄先生入院后 1h 对他进行评估。

试分析:

1. 护士应收集哪些方面的健康资料?

2. 护士可以使用哪些方法获得资料?

3. 资料有哪些来源?

4. 如何确保资料的准确性和客观性?

工作任务一 健 康 资 料

健康评估是一个有计划地、系统地收集病人的健康资料,并对健康资料进行分析判断的过程。健康资料包括主观资料和客观资料。主观资料的收集主要靠健康史(护理病史)的采集完成,客观资料的收集主要靠身体评估和辅助检查(实验室检查、心电图检查、影像学检查等)完成。健康资料不仅包括病人的躯体健康状况,还包括其心理、社会健康状况,它不仅是评估和进一步形成护理诊断的基础,还为制订和实施护理计划提供依据。

一、健康资料的来源

(一)主要来源

健康资料的主要来源是病人本人。病人本人所提供的资料大多很难从其他人员那里得到,如患病后的感受、对健康的认识及需求、对治疗及护理的期望等,这些问题只有病人本人最清楚、最能准确地表述,因此也最为可靠。

(二)次要来源

除病人本人外,护士还可从其他人员或病人健康记录中获得所需资料。通过这些资料可进一步证实或充实从病人本人那里直接得来的资料。

1. 病人的家庭成员或其他与之关系密切者 如父母、夫妻、兄弟姐妹、朋友、同事、邻居、老师、保姆等,他们与病人一起生活或工作,对其既往的生活习惯、健康状况、生活或工作的环境以及对疾病或健康的态度等有较全面的了解,这些信息对获得全面的健康资料、确定护理诊断及制定护理措施等有重要的参考价值。

2.目击者　指目睹病人发病或受伤过程的人员,他们可提供有关的病因、病人当时的状况及病情的进展等资料。

3.其他卫生保健人员　包括与病人有关的医护人员、营养师、理疗师及护士。可向他们了解其有关的诊疗措施、从医行为等。

4.目前或以往的健康记录或病历　如出生记录、儿童预防接种记录、健康体检记录或病历记录等,这些资料对了解病人的既往健康状况及对目前健康的影响有很大的帮助。

二、健康资料的类型

健康评估所收集的资料可以是病人或有关人员的描述,也可以是身体评估、实验室或其他检查的结果等。临床上根据收集资料的方法不同,将其分为主观资料和客观资料,按资料提供时间可分为目前资料与既往资料。另外,健康资料也可以按 Maslow 的人类需要层次论、Gordan 的 11 个功能性健康型态,以及人类反应型态等分类。

(一)主观资料与客观资料

1.主观资料　是通过与病人及其有关人员交谈获得的病人身心健康状况和社会关系状况的资料。其中病人主观的异常的感觉或不适称为症状(symptom),如头晕、乏力、恶心、疼痛等。主观资料不能被医护人员直接观察或检查。

2.客观资料　是指经视、触、叩、听、嗅、实验室或其他检查等所获得的病人健康状况的资料。其中通过身体评估所获得的阳性资料,称为体征,如黄疸、颈项强直、心脏杂音等。多数情况下,主观资料与客观资料是相互支持的。主观资料可指导客观资料的收集,而客观资料则可进一步证实或补充所获得的主观资料。对于一份完整、全面的健康评估资料来说,主观资料和客观资料同样重要,因为两者都是形成护理诊断的重要依据。

(二)目前资料与既往资料

1.目前资料　是病人目前发生的有关健康问题的资料,包括病人基本资料、现病史等。

2.既往资料　则为此次患病之前发生的有关问题的资料,包括既往史、治疗史、过敏史等。

在实际运用中,以上两种分类相互交错,相互组合。如既往资料中,既有主观资料,也有客观资料;客观资料可以是既往资料,也可以是目前资料。通过综合分析和判断,才能达到为确定护理诊断,制订和实施护理计划提供完整、准确和客观的健康资料的目的。

工作任务二　健康史采集

健康史的采集是健康评估过程的第一步,是对有关病人目前或过去的健康状况及生活方式的资料的收集,主要由病人的主诉、家属的代诉或护士提问所获得的主观资料构成。采集健康史的目的是在开始身体评估前获得完整的健康史的基本资料,为进一步身体评估提供线索,为确立护理诊断提供重要的依据。为使所收集的资料准确、全面和客观,护士必须掌握有关的健康史采集的方法和技巧,明确护理病史所提供的信息哪些有助于护士确认病人的需要,从而对病人提供护理。

一、健康史的采集方法——交谈

交谈是护士与病人之间进行的一种具有明确护理专业目标的、有序的对话过程。交谈是采集健康史最主要的方法。成功的交谈不仅是获取健康史资料的关键,而且为后续的其他健康评估方法的实施指明方向。

交谈贯穿于病人从入院到出院的整个护理过程,既包括对病人入院时的评估,也包括在护理活动中与病人的自然交谈。根据具体情况采用正确的交谈方式,运用恰当的交谈技巧,可以提高交谈效率,达到收集完整、准确健康资料的目的,且为建立良好的护患关系奠定基础。

(一)交谈的方式

根据交谈进行的方式,将交谈分为正式交谈和非正式交谈。

1.正式交谈　是指护士将交谈的目的拟成项目或问题,逐一询问病人,由病人回答的交谈方式。交谈前一般事先通知病人,如入院评估时的交谈。正式交谈的过程包括:①交谈前护士先获取一些有关病人的信息,拟好交谈项目,做好交谈的准备。②交谈时护士要明确谈话的目的,按原定的目标引导谈话围绕主题进行。③交谈结束时,对交谈的内容、效果进行简单的总结,并做好记录。

2.非正式交谈　是指护士与病人的随意交谈,如护士在对病人进行护理时的关于健康问题或非健康问题的语言交流。非正式交谈不用事先准备,没有交谈提纲,谈话的范围不受限制,可在"闲聊"中了解病人的多种信息,以便从中筛选出有价值的资料。

> **小贴士**
>
> 正式交谈和非正式交谈各有利弊,临床上常是两者结合使用。
>
> 一般情况下,在交谈之初,由于双方不太熟悉,不容易自然交谈,常以正式交谈开始;以后随着交谈的深入,可以使用非正式交谈以获取大量信息,同时适当采用正式交谈引导交谈方向。

(二)交谈的技巧与注意事项

健康史采集过程是护士与病人及提供健康史资料的有关人员之间复杂的、正式的和有序的交谈过程。为使交谈有效地进行,获得真实可靠的健康资料及达到预期的目的,必须注意以下问题。

1.交谈环境　保证交谈环境安静、舒适和私密性,光线、温度应适宜。

2.建立与病人的良好关系　护士在交谈开始前应先向病人作自我介绍,说明交谈的目的,并向病人作出病史内容保密的承诺。整个交谈中,护士应对病人的回答表示出感兴趣和关心的态度,对病人的陈述应表示理解、认可和同情。交谈过程中注意非语言沟通的作用,如注意使用必要的手势和良好的体态语言,始终保持与病人的目光接触等。

3.选择合适的交谈时间　根据具体情况选择适当的交谈时机。必要时可与被评估者共同商讨决定。关于健康史评估的交谈,安排在被评估者的入院事项已经安排就绪、情绪比较稳定的情况下进行较为合适。

> **经验教训**
>
> 　曾有护士在护理对象刚入院、家属还没放下行李、满头大汗时就急于收集健康史资料。结果,因为对方精神不集中而无法获得详尽、完整的资料,甚至因此引起家属的强烈不满。选择恰当的交谈时机是建立良好护患关系的重要一环。

　　4.围绕主诉交谈　交谈一般从主诉开始,有目的、有序地进行。

　　5.注意时间顺序　注意主诉和现病史症状或体征出现的先后顺序。询问者应问清症状出现的确切时间,跟踪首发症状至目前的演变过程。根据时间顺序追溯症状的演变,以避免遗漏重要的资料。有时环境的变化或药物的使用可能就是病情减轻或加重的因素。按时间线索仔细询问病情可使询问者更有效地获得这些资料。询问者可用以下方式提问,如:"……以后怎么样?""然后又……",这样在核实所得资料的同时,可以了解事件发展的先后顺序。

　　6.根据具体情况选择提问方式

　　(1)开放性提问:提问应先选择一般易于回答的开放性问题,如"您什么原因来看病?"或"您感到哪儿不舒服?""病了多长时间了?"然后耐心听病人的叙述。开放性问题的优点是易于回答,容易获得有价值的信息。其缺点是病人的回答可能与评估目的无关,占用较多的时间,急症情况下不宜使用。

　　(2)直接提问:为了证实或确认病人叙述,可用直接提问。如"请告诉我,您头痛时伴有呕吐吗?"直接提问中应避免套问或诱导,如"您呕吐是喷射样的吗?""您是不是在下午发热?"而应用"您呕吐时是怎样吐的?""您一般在什么时候发热?"以免病人随声附和使材料失真。

　　7.避免使用医学术语　提问中避免使用有特殊含义的医学术语,如"血尿""里急后重"等,以免病人顺口称是,影响健康史的真实性。

　　8.避免重复提问　交谈时要注意提问的系统性、目的性和侧重性,要全神贯注地倾听病人的回答,对同一问题不应再次询问,以免降低病人对护士的信心与期望。

　　9.启发与赞扬　当病人回答不确切时,要耐心启发,如"请再想一想还有什么,能不能再说得准确些"等,注意给病人充分的时间回答。当病人不能很好表述时,可提供有多项备选答案,如"您的疼痛是钝痛、锐痛、烧灼痛或别的什么?"以使病人从中选择出一个恰当的词语。责怪性的语言,常常使病人产生防御心理,导致病人不回答问题或只是简单地应付。恰当地使用一些鼓励与赞扬的语言,可以提高病人提供信息的积极性。如:"你不舒服时能及时去看病,这很好""你已经戒烟了? 真有毅力"等。但对精神障碍的病人,不可随便使用赞扬性的语言。

　　10.恰当使用过渡语言　在由一个项目的提问转向另一个项目时,应向病人说明要讨论的新话题及理由,使病人不感到谈话的唐突。如由询问身体状况过渡到询问社会状况时,向病人说明社会因素对健康有重要的影响,然后开始询问病人的社会状况。

11. 核实资料　为确保所获资料的准确性,在交谈中必须对含糊不清、存有疑问或矛盾的内容进行核实。核实时常用澄清、复述、反问等方法,如"您说您感到心情不好,请具体说一下是怎样的情况"(澄清)、"您说你上腹部痛是在饥饿时出现,是这样吗?"(复述)、"您说您夜里睡眠不好?"(反问)。经核实后,对病人所提供的信息进行分析和推论,并与其交流。

12. 结束交谈　交谈结束时,应感谢病人的合作,说明这期间对病人的要求,接下来要做什么等。

经验教训

　　一些护理人员不重视倾听评估对象的陈述,造成了许多不良后果。例如,某病人因糖尿病复诊,经检查血糖仍然较高,接班护士未与病人交谈,就嘱其增加降糖药的用量。两天后该病人因低血糖昏迷入院。原来,病人之前的血糖偏高是因为他经常忘记服药所致,并非药物用量不足。

(三)影响交谈的其他因素

1. 文化因素　不同文化背景的人在交流的方式及对疾病的反应方面不同,护士必须理解其他文化的信仰和价值观,熟悉自己与其他文化间的差异,采取恰当的交谈方式,以保证交谈的有效进行。

2. 年龄因素　不同年龄的病人,交谈的能力不同。成年人有很好的交谈能力,而儿童或婴幼儿则交谈能力较差,护士可通过观察或与家长交谈获取信息,同时注意让已具备交谈能力的儿童本人参与交谈。老年人可能存在听力、视力、记忆力等功能的减退,交谈时应注意减慢语速、提高音量,采取面对面交流的方式,说话清楚、简单,问题应限于确实需要的方面。

3. 病情轻重　病情许可时,应尽可能以病人为直接交谈的对象,在病人入院后尽早地采集健康史。病情危重时,在作扼要的询问和重点检查后,应立即实施抢救,详细健康史稍后补充或从其亲属处获得。

二、健康史的内容

完整护理病史的内容顺序为基本资料、主诉、现病史、既往健康史、日常生活型态、家族健康史、心理社会史和系统回顾。与医疗病史不同的是,护理病史的重点应集中在疾病症状或病理改变对病人日常活动的影响,以及心理社会反应方面。

(一)基本资料

基本资料(Biographical data)的内容包括病人的姓名、性别、年龄、职业、民族、籍贯、婚姻状况、文化程度、宗教信仰、家庭地址及电话号码、资料来源的可靠性及收集资料的时间。性别、年龄、职业、民族、籍贯、婚姻状况等可为某些疾病提供有用的信息,职业、文化程度、宗教信仰等有助于了解病人对健康的态度及价值观,这些资料均可作为进一步收集资料的依据。

(二)主诉

主诉(Chief complain)为病人感觉最主要、最明显的症状或体征及其性质和持续时间,或病人此次求医的主要原因。主诉应高度概括,如"低热、咳嗽3年,咯血3d",记录主诉应尽可能使用病人自己的语言,而不用诊断用语,如患"糖尿病"1年应记述为"多食、多饮、多尿"1年。

(三)现病史

现病史(History of present illness)围绕主诉详细描述病人自患病以来疾病的发生、发展和诊疗、护理的全过程,是病史的主体部分。其内容如下。

1.起病情况　不同疾病起病的情况不同,如脑出血、心绞痛等疾病起病急骤,结核病、肿瘤等起病缓慢;脑出血常发生于激动或紧张时,脑血栓形成常发生于睡眠时。因此询问时应注意起病的时间、地点、环境及发病的缓急。如询问:"是什么时候出现的? 是渐进的还是突然发生的? 在什么情况下发生的?"等。

2.主要症状　主要症状的询问要点为症状出现的部位(Location)、性质(Quality)、起病情况、持续时间和发作频率(Onset,curation frequency)、严重程度(Severity)及有无使其加重或减轻的因素(Aggravating or alleviating)等。

3.发病的原因和诱因　很多疾病的发生是有一定的原因(如感染、中毒、外伤)和诱因(如环境改变、气候变化、情绪变化、饮食失调)。了解这些有助于明确病人的健康问题,并利于采取针对性的护理措施。

4.疾病的发展和演变　包括患病的过程中主要症状的变化或新症状的出现。如食管癌的病人吞咽困难逐渐加重,是病情加重的表现;肝硬化的病人出现情绪、行为的异常等新症状,应考虑肝性脑病的可能。

5.伴随症状　指与主要症状同时或随后出现的其他症状,应问清其与主要症状之间的关系及其后来的演变。如腹泻伴有里急后重则为痢疾的可能,腹泻伴呕吐为饮食不洁或误服毒物引起的急性胃肠炎。

6.诊疗和护理经过　包括发病后曾于何时,在何处接受过哪些检查,或药物、饮食、精神、心理等治疗,已采取的护理措施及效果等。

7.一般情况　包括患病后的精神状态、体力状态、食欲、睡眠、大小便的情况等。

8.疾病对病人生活的影响　疾病尤其是慢性病病人,可通过询问病人如下问题获取这方面的资料:"您所说的不适是否影响了您目前的工作? 哪些事是您过去能做而现在不能做的? 您的家庭生活怎样? 您的社会活动情况如何? 作为家长、丈夫或妻子,您的角色有何改变?"等。

(四)既往健康史

既往健康史(Past health history)是有关病人过去健康及患病的经历,其目的是了解病人过去主要的健康问题、求治经验及对自身健康的态度。包括以下内容。

(1)与现病史有关的儿童期或成人期所患疾病。

(2)预防接种史,包括预防接种类型及接种时间。

(3)有无外伤、手术史。

(4)有无过敏史,包括食物、药物、环境因素中已知过敏物质。

(5)有无传染病、地方病、流行地区生活或居住史。

(6)详细询问病人有无性病接触史及是否患过性病。

(7)既往住院病史,包括住院原因、住院时间、治疗及护理情况等。

(五)日常生活型态

包括病人的饮食习惯、排泄型态、活动与休息状况及个人嗜好等。具体内容详见学习项目一中"附:Marjory Gordon 的健康性功能型态系统回顾"有关部分。

(六)家族健康史

家族健康史(Family health history)通过询问了解病人双亲与兄弟、姐妹及子女的健康与疾病情况,是否有与病人同样的疾病,以及有无血友病、遗传性球形红细胞增多症、糖尿病、高血压、心脏病、肿瘤、精神病、哮喘等具有遗传倾向的疾病史。

(七)心理社会史

包括病人重要经历、家庭教养、学校教育、经济状况、婚姻、娱乐、宗教信仰、自我概念、认知、情绪、情感、角色适应、压力适应等,以了解病人在社会中的地位、与他人的关系及对自己的满意度等。

(八)系统回顾

系统回顾(Review of systems)是通过询问,系统地收集有关病人过去和现在与身体常见疾病有关的健康状态,以了解病人以往发生的健康问题及其与本次疾病之间有无因果关系。检查者可根据需要,按身体各系统或按戈登(Marjory Gordon)的功能性健康型态系统进行询问,以确定各系统或各功能型态有否发生改变或存在改变的危险,以及这些改变与本次疾病之间的关系等,从而对病人的健康问题作出判断。按身体系统回顾的询问项目及具体内容如下。

1.一般健康状态 有无不适、疲乏无力、盗汗或发热,体重有无增加或减轻,睡眠情况如何等。

2.皮肤 有无皮肤颜色、温度或湿度的改变,有无皮疹、皮肤破溃、感染、水肿,指甲与毛发的分布、色泽情况等。

3.眼睛 有无眼结膜充血、发红,有无眼睛畏光、流泪、分泌物增多、疼痛或痒,有无白内障、青光眼,是否佩戴眼镜等。

4.耳 有无眩晕、耳痛、耳内流脓、耳鸣、听力减退或耳聋,是否使用助听器。

5.鼻 有无嗅觉改变,有无鼻塞、流涕、出血或鼻过敏。

6.口腔 有无口腔黏膜干燥、溃疡、牙龈肿胀、溢脓或出血,有无龋齿、义齿,有无味觉改变等。

7.乳房 乳房及乳头外形,有无疼痛、异常分泌物、肿块及病人自我检查的情况。

8.呼吸系统 有无咳嗽、咳痰、咯血、喘息、胸痛或呼吸困难。注意咳嗽发生的时间、频率、性质、程度及其与气候变化或体位的关系;痰液的颜色、性状、量和气味;咯血的颜色和量;胸痛的部位、性质及与呼吸、咳嗽和体位的关系;呼吸困难发生的时间、性质和程度;有无可能引起喘鸣的因素,包括食物、药物等过敏原。既往有无呼吸系统疾病等。

9.循环系统 有无心悸、心前区疼痛、呼吸困难、昏厥及水肿。注意心悸发生的时间与诱因;心前区疼痛的部位、性质、程度、放射部位、持续时间、发作的诱因和缓解方式;呼吸困难的程度,有无夜间阵发性呼吸困难,与体力活动、体位的关系;是否伴有咳嗽、咯血或咯粉红色泡沫痰;水肿的部位,与尿量的关系;有无腹胀、肝痛,利尿剂使用的情况;昏厥发生前是否伴有心悸。既往有无高血压、风湿热等心血管疾病或相关疾病病史。

10.消化系统　有无恶心、呕吐、吞咽困难、腹痛、腹胀、腹泻、便秘、黄疸,注意上述症状发生的缓急及其演变,与食物种类、性质的关系和有无精神因素的影响。注意呕吐的方式、次数、发生的时间,呕吐物量、性状、颜色和气味;呕血,便血,黑粪的次数、量、颜色、性状;腹痛的部位、性质、程度,有无转移痛、放射痛或规律性;腹泻的次数、量、粪便性状,有无里急后重,是否伴有失水等。

11.泌尿系统　有无尿频、尿急、尿痛、排尿困难、尿潴留、尿失禁、腹痛或水肿。注意尿量、昼夜尿量之比、尿的颜色;腹痛的部位,有无放射痛。既往有无糖尿病、高血压等病史,有无长期使用对肾脏有损害作用的药物史如镇痛药、氨基糖苷类抗生素等。

12.血液系统　有无头晕、耳鸣、乏力、记忆力下降、淤点、淤斑、黄疸及肝、脾、淋巴结肿大,有无输血或输液反应史。

13.内分泌及代谢系统　有无畏寒、怕热、多汗、乏力、食欲异常、口渴多饮、多尿、肥胖或消瘦,有无性格改变及智力、体格、性器官发育的异常,有无甲状腺肿大等。既往有无精神创伤、过度紧张、产后大出血史,有无肿瘤及自身免疫疾病病史。

14.神经系统及精神状态　有无头痛、晕厥、记忆力减退,有无抽搐、瘫痪,有无视力、睡眠障碍,有无感觉、运动障碍,有无意识障碍,有无紧张、焦虑、抑郁等精神状态的改变。

15.骨骼、肌肉系统　有无肌肉疼痛、痉挛、萎缩、瘫痪,有无关节肿痛、畸形、运动障碍,有无骨折、外伤、关节脱位等。

小　　结

健康资料的来源(主要来源、次要来源)→健康资料的类型(主观资料与客观资料、目前资料与既往资料)。

健康史采集:交谈(交谈的方式、交谈的技巧与注意事项、特殊情况下的交谈)→健康史采集的模式及内容→疾病引导模式(一般项目、主诉、现病史、既往史、日常生活活动状况、家庭史、心理社会史、系统回顾)→评估健康模式(11项功能性健康型态的内容)。

附录:案例 2-1 的交谈内容

陈护士:您好!黄先生,我是陈璇,是您的主管护士。您在住院期间有什么问题或者需要请随时提出来,我们会尽力为您服务。

黄先生:谢谢。

陈护士:我想了解一下您的健康状况,大约 30 min,可以谈谈吗?

黄先生:好的。

陈护士:您哪儿不舒服?

黄先生:这些天我觉得很难受,发高烧,咳嗽得厉害。

陈护士:这样子有多久了?

黄先生:两天了。

陈护士:在什么情况下发生的高烧呢?

黄先生:前天中午,我下班回家,突然下大雨,浑身淋得透湿。回到家大约 1 h 后,就觉得发冷、没力气,于是就盖上被子睡觉。谁知,不一会儿就全身燥热,手心、额头都发烫。

陈护士:您在家时有没有量过体温呢?

黄先生:量过,是 39.5℃。

陈护士:那么您做了哪些处理?有没有吃药?

黄先生:吃了两片感冒药。

陈护士:效果怎样?

黄先生:过了半小时,还是 39℃,没什么效果。

陈护士:您是说两天前您淋雨后出现了高烧,最高达到 39.5℃。曾经服用过两片感冒药,但是效果不好。是这样吗?

……

陈护士:现在我想了解一下您以前的健康状况,请问您得过别的疾病吗?比如:心脏病、高血压、糖尿病,等等。

黄太太:他两年前因为心脏病在这里住过院,这是他当时的病历。

陈护士:(接过病历浏览了一遍)哦,您是在 2011 年 12 月因心绞痛住院的,后来有没有发作过呢?

……

陈护士:黄先生,现在我给您测量一下体温、脉搏、呼吸和血压,以了解您现在的身体状态。请您配合一下好吗?

黄先生:好。

陈护士:(测量完毕后)黄先生,您的脉搏是 94 次/min,呼吸是 20 次/min,血压 135/88 mmHg,都较正常。您现在的体温是 38.8℃,还是很高,请您注意休息、多喝水。(看到病人不停咳嗽,护士帮助他倒了一杯开水,拍一拍背,并给他一个痰杯)您再咳嗽时,请把痰吐在这个杯里,我会送去实验室检查。

黄先生:好的。

陈护士:我已经基本了解了您的健康状况,谢谢您的配合。明天清晨请您暂时不要吃早餐,我们会给您抽血检查,好吗?

黄太太:好,我们记住了。

陈护士:请问您还有什么需要帮助的吗?

黄先生:没有什么事情了,谢谢你啦。

陈护士:请您安心养病,如果有什么需要请告诉我,我会尽力帮忙的。再见!

黄先生、黄太太:再见!

(陈　璇)

实训项目　健康史采集

(一)操作准备

1.操作者准备　洗手、着装规范,必要时戴口罩,手要温暖润滑。

2.物品准备　笔、笔记本。

(二)评估

1.被评估者　根据健康史判断病情危重与否,意识及肢体活动能力。

2.环境　安静、温暖、光线充足、能保护隐私(清场或用屏风遮挡)。

(三)操作流程

(1)使用称谓做好查对,告知被评估者本次检查的目的及注意事项,取得配合。

(2)嘱被评估者取平卧位,必要时取坐位配合。

(3)见习问诊:通过交谈的方式,以疾病引导模式采集病史时主要从护理对象的一般资料、主诉、现病史、既往史、家族史、日常生活史、心理社会史等方面收集资料;以评估健康模式采集病史时主要以功能性健康型态为框架收集护理对象的健康状况。

(4)结束问诊:对被检查者的配合表示感谢。

(5)整理问诊内容,书写病历(病史部分),交教师审阅、修改。

(四)考核评价

(1)提问

1)正式交谈分为哪几个阶段?其中哪一个为主要阶段?

2)什么叫主诉?如何正确描述?

3)现病史所包括的内容有哪些?

(2)随机抽查1组学生的现病史采集过程。

(3)书写健康史1份。

考 点 导 航

A1 型题

1.下列哪项不是既往史的内容(　　　)。

 A.家人有无类似疾病   B.外伤史

 C.手术史   D.预防接种史

 E.曾患过的疾病

2.主诉的含义下列哪项是正确的(　　　)。

 A.指病人的主要症状或体征及其看病的时间

 B.指病人的主要症状或体征及其起病的时间

 C.指病人的主要症状或体征及其持续的时间

 D.指病人的主要症状或体征及其严重的程度

 E.指病人的主要症状或体征

(陈　璇)

全媒体扫码学习资料

健康史评估课件　　　　健康史评估检测

学习项目三　常见症状评估

症状(symptom)是病人主观感受到的不适、痛苦的异常感觉或某些客观病态改变,如头晕、乏力、食欲减退等。经体格检查被医护人员或其他人发现的异常征象称为体征(sign),如肝脾肿大、黄疸、心脏杂音等。从广义上讲,症状既包含主观感觉的异常也包括客观检查发现的体征。症状评估是健康评估的主要内容,是护理诊断的线索和依据,也是反映病情的重要指标之一。

工作任务一　发热病人的评估

【学习目标】

1.熟悉发热的病因及临床表现,知道发热的发生机制、伴随症状。

2.能根据发热的评估要点对病人进行评估,并判断病情。

3.具备按时测量、记录体温的意识并准确描绘体温曲线图。

【预习案例】

案例 3-1:张先生,男,28 岁,某公司业务员。以"发热 24 h"来院就诊。24 h 前病人因熬夜受凉后出现寒战、发热,体温波动于 39.2～40℃之间,自己在家服用速效感冒胶囊等药,效果不明显住院。查体:T 39.6℃,P 108 次/min,R 34 次/min,BP 122/84 mmHg,急性病容,面色潮红,呼吸急促,烦躁不安,右下肺可闻及少量湿啰音。初步诊断为肺炎球菌性肺炎。

试分析:

1.该病人的主要症状是什么,有何特点?

2.引起该病人发热的原因可能有哪些?

3.针对该病人发热的护理评估要点有哪些?

4.可提出的相关护理诊断有哪些?

正常人在体温调节中枢的调控下,体内产热和散热呈动态平衡,体温保持相对恒定。当机体在致热源的作用下,或各种原因引起体温调节中枢功能紊乱,使产热增加,散热减少,体温升高超过正常范围,称为发热。

一、正　常　体　温

正常体温一般为 36～37℃,因测定部位不同而异。一般口腔温度(舌下)在 36.3～37.2℃之间,腋窝温度比口腔温度低 0.5℃,直肠温度比口腔温度高 0.5℃。正常体温存在个体差异,且受昼夜、年龄、性别、运动及环境等内外因素的影响。

二、病　　因

(一)感染性发热

感染性因素占发热病因的 50%～60%。各种病原体如病毒、细菌、真菌、支原体、立克次体、螺旋体、寄生虫等引起的感染,不论是急性或慢性、局部或全身感染,均可引起发热。

(二)非感染性发热

非感染性发热是指非病原体感染引起的发热,主要有以下几方面原因。

1. 无菌性坏死物质吸收　是由于组织细胞破坏及坏死物质吸收引起发热,又称为吸收热。常见于大面积烧伤、内出血及大手术等所致组织损伤;因血管栓塞或血栓形成所引起的心、肺、脾等内脏梗死或肢体坏死;因恶性肿瘤、溶血反应等所引起的组织坏死及破坏。

2. 风湿性疾病　常见于风湿热、血清病、药物热及结缔组织病等。

3. 内分泌与代谢疾病　常见于甲状腺功能亢进及重度脱水等。

4. 皮肤散热障碍　常见于广泛性皮炎、慢性心力衰竭等所引起的发热,多为低热。

5. 体温调节中枢功能失常　因体温调节中枢直接受损所引起的发热,又称为中枢性发热。常见于中暑、安眠药中毒、脑出血及颅脑外伤等。

6. 自主神经功能紊乱　属功能性发热范畴,多为低热。常见于原发性低热、夏季低热、生理性低热、感染后低热等。

案例 3-1 分析 1

1. 该病人的主要症状是发热。

2. 根据现有病史资料考虑该病人发热的主要原因可能为感染性发热。

三、发 生 机 制

1. 致热源性发热　致热源分为外源性和内源性致热源两种。外源性致热源多为大分子物质,不能通过血-脑脊液屏障直接作用于体温调节中枢,而是通过激活血液中的中性粒细胞、嗜酸性粒细胞及单核-吞噬细胞系统,使之产生并释放内源性致热源。内源性致热源分子量较小,可通过血-脑脊液屏障并直接作用于体温调节中枢,使体温调节中枢发出调节冲动,使散热减少,产热增多,从而产热大于散热,体温升高引起发热。

2. 非致热源性发热　常见于体温调节中枢直接受损或存在引起产热过多或散热减少的疾病,产热大于散热导致发热。

四、临 床 表 现

(一)发热的分度

以口腔温度为标准,发热按高低分为 4 种:①低热:37.3～38℃。②中等度热:38.1～39℃。③高热:39.1～41℃。④超高热:41℃以上。

（二）发热的临床过程及特点

发热的临床过程一般经过 3 个阶段。

1.体温上升期　该期特点为产热大于散热,体温升高。临床表现为皮肤苍白、无汗、畏寒或寒战等,继而体温上升。体温上升有两种方式。①骤升型:体温在几小时内达 39～40℃或以上,见于疟疾、大叶性肺炎、败血症等。②缓升型:体温逐渐上升在数日内达到高峰,见于伤寒、结核病等。

2.高热期　该期特点为产热和散热在较高水平保持相对平衡,体温维持在较高状态。临床表现为颜面潮红、皮肤灼热、呼吸深快,开始出汗并逐渐增多。此期持续数小时、数天或数周,因病因不同而异。

3.体温下降期　该期特点为散热大于产热,体温降至正常。临床表现为多汗、皮肤潮湿。体温下降有两种方式。①骤降:体温于数小时内迅速降至正常,见于疟疾、急性肾盂肾炎、大叶性肺炎等。②渐降:体温在数天内逐渐降至正常,见于伤寒、风湿热等。

（三）热型及临床意义

热型是按发热时绘制在体温单上的体温曲线波动的特点所分的类型。临床常见的热型有以下几种。

1.稽留热　体温维持在 39～40℃以上的高水平,达数日或数周,24 h 内波动范围不超过 1℃。常见于伤寒、大叶性肺炎等(图 3-1-1)。

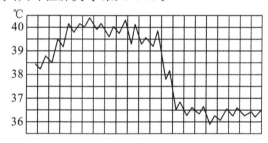

图 3-1-1　稽留热

2.弛张热　体温常在 39℃以上,但波动幅度大,24 h 内波动范围超过 2℃,最低体温仍高于正常水平。常见于败血症、风湿热、严重化脓性感染等(图 3-1-2)。

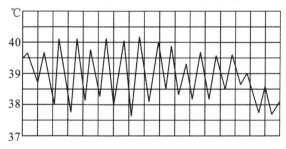

图 3-1-2　弛张热

3.间歇热　体温骤升至高峰后持续数小时,又迅速降至正常水平持续一至数日,如此高热期与无热期交替反复出现。常见于疟疾、急性肾盂肾炎等(图 3-1-3)。

4.回归热 体温骤升至39℃或以上,持续数日后又骤降至正常水平,如此高热期与无热期各持续数日后规律性交替出现。常见于回归热、霍奇金病等(图3-1-4)。

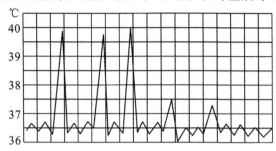

图 3-1-3　间歇热

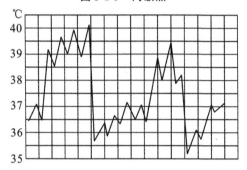

图 3-1-4　回归热

5.波状热 体温渐升至39℃或以上,数日后渐降至正常水平,持续数日后又逐渐上升,如此反复出现。常见于布鲁杆菌病(图3-1-5)。

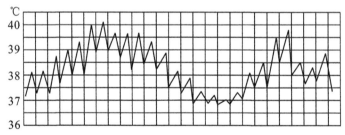

图 3-1-5　波状热

6.不规则热 发热的体温曲线波动无一定规律。常见于结核病、风湿热、支气管肺炎、癌性发热等(图3-1-6)。

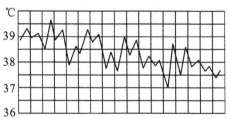

图 3-1-6　不规则热

案例 3-1 分析 2

　　1.该病人的发热特点是高热,热型属于稽留热。

　　2.该病人受凉后高热伴有寒战,体温上升呈骤升型,现处于高热期。

五、护理评估要点

　　1.起病的时间　　缓急、发热的程度、热型。

　　2.发热过程中的症状表现。

　　3.伴随的症状　　有无咳嗽、咳痰、胸痛;恶心、呕吐、腹痛、腹泻;尿频、尿急、尿痛等。

　　4.身体反应　　有无食欲下降、口腔黏膜改变及脱水的症状,病人的体重、睡眠及精神状态的改变等。

　　5.诊断、治疗及护理经过　　是否用药及剂量,有无降温及方法、疗效等。

　　6.诱因　　有无受凉、疲劳,有无传染病接触史、手术史、流产史、分娩史、服药史等。

六、相关护理诊断

　　1.体温过高　　与病原体感染有关;与体温调节中枢功能失常有关。

　　2.体液不足　　与液体量摄入不足有关;与体温下降期出汗过多有关。

　　3.营养失调　　低于机体需要量;与长期发热代谢率增高及营养摄入不足有关。

　　4.口腔黏膜改变　　与发热所致口腔黏膜干燥有关。

　　5.潜在并发症　　惊厥、意识障碍。

案例 3-1 分析 3

　　1.该病人的护理评估要点包含上述 6 点。

　　2.主要护理诊断:体温过高与病原体感染有关。

小　　结

　　发热是各种原因引起体温调节中枢功能紊乱,致产热过多,散热减少,体温升高超过正常范围;发热的病因中多为感染性发热;根据体温升高程度的不同,可分为低热、中等程度发热、高热和超高热。发热的临床经过主要表现为三期:体温上升期、高热持续期和体温下降期。许多发热性疾病有比较特殊的热型,临床常见的热型有稽留热、弛张热、间歇热、波状热、不规则热等;护理评估中注意发热的热度、热期、热型及起病缓急,发热对人体功能性健康型态的影响及诊疗护理经过;相关护理诊断有体温过高、体液不足及营养失调等。

全媒体扫码学习资料

发热病人的评估

工作任务二　咳嗽、咳痰病人的评估

【学习目标】

1.熟悉咳嗽、咳痰的病因、临床表现及伴随症状,知道咳嗽、咳痰的评估要点。

2.能根据咳嗽、咳痰的评估要点对病人进行评估,并判断病情。

3.具备正确收集痰液标本的能力。

【预习案例】

案例 3-2:病人,男性,56 岁,农民。以"咳嗽、咳痰 10 余年,加重伴发热 3d"入院。病人 10 年前始每年反复咳嗽、咳痰,有吸烟史 30 余年,患慢性阻塞性肺气肿 10 余年,咳嗽、咳痰较多。3d 前因受凉感冒,导致发热、咳嗽加重、脓痰多、气急、烦躁、不能入眠。

试分析:

1.该病人咳嗽、咳痰的特点是什么? 主要病因是什么?

2.请根据评估资料提出该病人的护理诊断。

咳嗽与咳痰是临床最常见的症状之一。咳嗽是一种保护性反射动作,通过咳嗽可有效排出呼吸道内的分泌物及气道内异物。但咳嗽也有不利的一面,频繁的咳嗽可致呼吸肌疲劳及疼痛,并可影响睡眠、食欲及日常工作、休息。咳痰是通过咳嗽动作将气管、支气管的病理性分泌物或肺泡内的渗出液排出口腔的动作。

一、发生机制

1.**咳嗽**　咳嗽是由延髓咳嗽中枢受刺激引起的。来自耳、鼻、咽、喉、支气管、胸膜等的刺激,经迷走神经、舌咽神经、三叉神经的感觉纤维传入延髓咳嗽中枢,再经喉下神经、膈神经、脊神经分别将冲动传至咽肌、声门、膈肌及其他呼吸肌,引起咳嗽发生。

2.**咳痰**　咳痰是一种病态现象。正常支气管黏膜腺体及杯状细胞常分泌少量黏液,来保持呼吸道黏膜湿润。当咽、喉、气管、支气管、肺受到物理性、化学性、生物性或过敏性等因素刺激时,引起气道黏膜或肺泡充血、水肿,毛细血管通透性增高,漏出物、渗出物与黏液、组织坏死物等混合形成痰液,随咳嗽动作排出。

二、病　　因

1.呼吸系统疾病　呼吸道各部位受到刺激性气体、粉尘、异物、炎症、出血、肿瘤等的刺激,均可引起咳嗽。其中呼吸道感染是引起咳嗽、咳痰的最常见原因。

2.胸膜疾病　胸膜炎、自发性气胸、胸腔穿刺等所致胸膜受到刺激时,可引起咳嗽。

3.心血管系统疾病　见于二尖瓣狭窄或其他原因所致左心衰竭而引起的肺淤血、肺水肿,或因右心及体循环静脉栓子脱落引起肺栓塞时,肺泡及支气管内漏出物、渗出物刺激肺泡壁及支气管黏膜而引起咳嗽、咳痰。

4.中枢神经系统因素　中枢神经系统的疾病也可引起咳嗽,如脑炎、脑膜炎等。另外延髓咳嗽中枢受大脑皮质的控制,可随意引起咳嗽或抑制咳嗽反射。

三、临床表现

咳嗽的病因不同,临床表现也不同。

1.咳嗽的性质　①干性咳嗽:指咳嗽无痰或少痰,见于急性咽喉炎、急性支气管炎初期、胸膜炎、肺结核等。②湿性咳嗽:指咳嗽伴有痰液,见于慢性支气管炎、支气管扩张、肺炎、肺脓肿等。

2.咳嗽的时间与规律　①突发性咳嗽:见于突然吸入刺激性气体、呼吸道异物、淋巴结或肿瘤压迫气管、支气管分叉处。②发作性咳嗽:见于百日咳、支气管内膜结核、变异性哮喘等。③长期慢性咳嗽:见于慢性支气管炎、支气管扩张症、肺脓肿、肺结核等。④咳嗽在晨间起床改变体位时加剧,见于支气管扩张、肺脓肿等;在夜间平卧时咳嗽加重,见于左心衰竭、肺结核等。

3.咳嗽的音色　指咳嗽声音的特点。①声音嘶哑的咳嗽:见于声带炎症、肿瘤压迫喉返神经等。②伴金属音的咳嗽:见于肿瘤性疾病。③鸡鸣样咳嗽:见于百日咳、会厌或喉部疾患。④咳嗽声音低微或无力:见于极度衰弱、声带麻痹者等。

> **小贴士**
> 　　剧烈咳嗽还可以引起瞬间意识丧失,称为咳嗽性昏厥。可能为连续剧烈咳嗽时,胸膜腔内压急剧上升,使回心血量明显减少,心排血量突然降低,导致脑缺血所致。病人一般平卧休息,保持呼吸道通畅,很快能恢复。

4.痰的性状和量　①黏液性痰:见于急性支气管炎、支气管哮喘、大叶性肺炎早期、慢性支气管炎、肺结核等。②浆液性痰:见于肺水肿。③脓性痰:见于化脓性细菌性下呼吸道感染。④血性痰:见于支气管扩张、肺结核、支气管肺癌等,由于呼吸道黏膜受侵害、损害毛细血管或血液渗入肺泡所致。⑤静置后分层痰(痰量多时):见于支气管扩张、肺脓肿、支气管胸膜瘘等,痰静置后上层为泡沫,中层为浆液或浆液脓性,下层为脓块或坏死物质。

```
案例 3-2 分析 1
    病人咳嗽伴咳痰且时间较长,为慢性湿咳;此次加重伴发热考虑与呼吸道感染有关。
```

5.痰的颜色和气味　①铁锈色痰:见于大叶性肺炎。②粉红色泡沫痰:见于肺水肿。③黄绿色或翠绿色痰:见于铜绿假单胞菌感染。④痰白黏稠且牵拉成丝,难以咳出:见于真菌感染。⑤恶臭痰:见于厌氧菌感染。

四、护理评估要点

1.咳嗽状况　咳嗽出现的时间、性质、规律、音色,痰的性状、量、颜色、气味;咳嗽、咳痰与睡眠及体位变化的关系。

2.伴随的症状　有无发热、胸痛、呼吸困难、咯血、杵状指等。

3.身体反应　有无长期或剧烈咳嗽所导致的头痛、失眠、精神萎靡、食欲减退、呼吸肌疲劳、体力下降等症状;是否能有效咳嗽及排痰,有无窒息的发生;当剧烈咳嗽后突然出现胸痛、气急,需警惕自发性气胸的可能。

4.诊断、治疗及护理经过　有无服用止咳祛痰药物及药物种类、剂量、疗效;有无采取促进排痰的措施及效果。

五、常用护理诊断

1.清理呼吸道无效　与痰液黏稠有关;与年老体弱、咳嗽无力有关。

2.活动无耐力　与长期频繁咳嗽、食欲减退有关。

3.睡眠型态紊乱　与夜间频繁咳嗽有关。

4.潜在并发症　自发性气胸、窒息。

```
案例 3-2 分析 2
    根据病人的主要表现其相关护理诊断有:清理呼吸道无效与痰液黏稠有关;
    睡眠型态紊乱、睡眠剥夺、与夜间频繁咳嗽有关;体温过高与病原体感染有关。
```

小　　结

咳嗽是一种保护性反射动作,通过咳嗽反射可将呼吸道内的分泌物、痰液及进入呼吸道内的异物有效排出。引起咳嗽、咳痰的病因常见的有呼吸系统疾病、胸膜疾病、心血管系统疾病及神经系统疾病。由于病因不同其咳嗽的表现及咳痰的特点也不同。长期剧烈、频繁的咳嗽可致呼吸肌疲劳及疼痛,并可影响睡眠和食欲。咳痰无效者可由于痰液潴留诱发和加重肺部感染,影响通气与换气功能。评估咳嗽、咳痰时注意相关疾病病史或诱因;咳嗽、咳痰的特点及其与体位的关系;是否有效咳嗽、咳痰;咳嗽的严重程度及其对人体功能性健康型态的影响。相关的主要护理诊断有清理呼吸道无效和活动无耐力。

全媒体扫码学习资料

咳嗽咳痰病人的评估

工作任务三　咯血病人的评估

【学习目标】

1.熟悉咯血的病因及临床表现,知道咯血的发生机制、伴随症状。

2.能根据咯血的评估要点对病人进行评估,并判断病情。

3.发现病人大咯血窒息时能冷静处理,具备良好的心理素质。

【预习案例】

案例 3-3:病人,女,48 岁,因反复咳嗽、咳大量脓痰伴咯血 2 年,加重 2d 入院。10 年来,病人反复咳嗽、咳脓痰,痰量较多,且痰中带少量鲜红色血液。多次在当地医院给予静脉滴注青霉素等治疗,病情可缓解。2d 前,病人因受凉再次出现咳嗽、咳大量黄绿色脓痰,并出现咯血,呈鲜红色,出血量约 200 ml。

查体:T 38℃,P 88 次/min,R 20 次/min,BP 122/84 mmHg,右下肺可闻及局限性湿啰音(以往病历记载亦在右下肺多次闻及局限性湿啰音)。幼儿时曾患"百日咳"。初步诊断为支气管扩张。

试分析:

(1)该病人当前的主要症状是什么,有何特点?

(2)根据以上资料提出护理诊断。

喉及喉以下呼吸道任何部位的出血,经口腔咯出,称为咯血。包括大量咯血、血痰、痰中带血等。咯血须与口腔、鼻腔、咽部出血及上消化道出血所引起的呕血进行鉴别。

一、病因与发生机制

咯血病因复杂,涉及面广,主要见于呼吸系统疾病和心血管疾病。

(一)呼吸系统疾病

1.支气管疾病　常见于支气管扩张症、支气管内膜结核、支气管肺癌、慢性支气管炎等。其发生机制是:由于炎症、肿瘤等因素,使支气管黏膜的毛细血管通透性增高或黏膜下血管破裂所引起。

2.肺部疾病　常见于肺结核、支气管肺癌、肺炎、肺脓肿等。其中肺结核在我国仍是引起咯血的首要原因。其发生机制包括:①由于病变使毛细血管通透性增高,血液渗出,出现痰中带血或小血块。②如病变累及小血管使管壁破裂,出现中等量咯血。③如空洞壁小动脉瘤破裂,或继发的结核性支气管扩张形成的动静脉瘘破裂,则出现大量咯血,大咯血会危及生命。

(二)心血管疾病

常见于二尖瓣狭窄、先天性心脏病所致肺动脉高压等。发生机制为:小量咯血或痰中带血是肺淤血导致肺泡壁或支气管黏膜毛细血管破裂所致;如支气管黏膜下层的支气管静脉曲张破裂,则表现为大咯血;出现急性肺水肿时,咯浆液性粉红色泡沫样血痰。

(三)全身性疾病

1.血液病　见于白血病、血小板减少性紫癜、血友病、再生障碍性贫血等。

2.急性传染病　见于流行性出血热、肺出血型钩端螺旋体病等。

3.风湿性疾病　见于白塞病、系统性红斑狼疮、结节性多动脉炎等。

4.其他　如子宫内膜异位症、各种原因所致的DIC。

二、临 床 表 现

1.咯血量　咯血量差异很大,随咯血量的大小、持续时间长短的不同,临床表现也不同。一般每日咯血量在 100 ml 以内为小量,100~500 ml 为中等量,500 ml 以上或一次咯血 300~500 ml 为大量。少量咯血表现为痰中带血;中等量以上咯血咯出的血多为鲜红色,伴有泡沫或泡沫痰,呈碱性,咯血前病人可先有喉痒、胸闷、咳嗽等先兆症状;大量咯血时血液可从病人口、鼻涌出,常伴呛咳、出冷汗、脉速、呼吸急促浅表,颜面苍白、紧张不安和恐惧感。

2.颜色和性状　肺结核、支气管扩张症、肺脓肿、支气管结核,所咯血的颜色鲜红;典型的大叶性肺炎咯铁锈色血痰;克雷白杆菌性肺炎咯砖红色胶冻样血痰;二尖瓣狭窄咯血为暗红色;肺水肿咯浆液性粉红色泡沫痰;肺梗死咯黏稠暗红色血痰。

3.并发症　大量咯血时由于失血或血液滞留在支气管,极易产生各种并发症。①窒息:在大咯血过程中突然减少或中止咯血,出现气促、胸闷、烦躁不安或紧张、惊恐、大汗淋漓、颜面青紫,严重者意识障碍。窒息是咯血直接致死的重要原因。②肺不张:咯血后病人出现呼吸困难、胸闷、气急、发绀、呼吸音减弱或消失。可因血块堵塞支气管所致。③继发感染:咯血后病人发热、体温持续不退、咳嗽加剧,伴肺部干、湿啰音。④失血性休克:大咯血后病人出现脉搏增快、血压下降、四肢湿冷、烦躁不安、少尿等。

三、护理评估要点

1. **确定是否为咯血**　咯血须与口腔、鼻腔及上消化道的出血相鉴别。①鼻咽部、口腔出血一般出血量较少。鼻出血常自鼻孔流出，可在鼻中隔前下方发现出血灶；鼻腔后部出血，血液自后鼻孔沿软腭及咽后壁下流，病人常有咽部异物感。②呕血可根据病史、体征及其他检查进行鉴别（表3-3-1）。

表 3-3-1　咯血与呕血的鉴别

	咯血	呕血
病因	肺结核、支气管扩张、支气管肺癌、肺炎、肺脓肿、心脏病	消化性溃疡、肝硬化、急性胃黏膜病变、胆道疾病、胃癌
出血前的症状	喉部痒感、胸闷、咳嗽等	上腹部不适、恶心、呕吐
出血方式	咯出	呕出、可呈喷射状
血色	鲜红	暗红色或棕色，偶有鲜红色
混合物	痰、泡沫	食物残渣、胃液
酸碱反应	碱性	酸性
黑便	没有，除非咽下血液较多	有，呕血停止后仍持续数日
出血后痰的性状	痰中带血，常持续数日	无痰

2. **咯血量及血的颜色、性状**　咯血量的多少与疾病的严重程度不完全一致，一次大量咯血，可窒息致死；小量间断咯血，不会造成严重后果，但可能是严重疾病的早期信号，也应引起重视。

3. **伴随症状**　有无发热、胸痛、呛咳、脓痰、皮肤黏膜出血、杵状指等。

4. **身体反应**　评估病人的身体反应，特别是大咯血者要及时发现并发症的发生。

5. **心理反应**　咯血无论量多量少，病人均可产生不同程度的恐惧、焦虑。

6. **与咯血有关的原发病表现及诱发因素。**

四、常用护理诊断

1. **有窒息的危险**　与急性大咯血所致血液滞留在呼吸道有关；与意识障碍有关。

2. **有感染的危险**　与血液滞留在支气管有关。

3. **恐惧/焦虑**　与咯血不止有关；与咯血原因不明确有关。

4. **潜在并发症**　低血容量性休克。

小　　结

喉及以下呼吸道任何部位的出血，经口腔咯出为咯血。常见的病因有支气管、肺疾病、心血管疾病及全身性疾病。在我国首要的病因是肺结核。咯血量可以少至痰中带血丝，多至威胁生命。大量咯血可产生窒息、肺不张、继发感染、失血性休克等并发症。护理评估时要特别注意咯血与呕血的鉴别,大量咯血所导致的并发症。相关护理诊断:有窒息的危险、有感染的危险、恐惧/焦虑等。

全媒体扫码学习资料

咯血病人的评估

工作任务四　呼吸困难病人的评估

【学习目标】

1. 熟悉呼吸困难的病因及临床表现,知道呼吸困难的发生机制、伴随症状。

2. 能根据呼吸困难的评估要点对病人进行评估,并判断病情。

3. 认真细致为病人测生命体征,在评估中密切观察病人的病情变化。

【预习案例】

案例 3-4:王先生,男,69 岁,退休工人。以"渐进性呼吸困难,痰中带血 1 个月"入院。病人 1 个月前无明显诱因出现胸闷、气短,活动时加重,伴有刺激性咳嗽、咳少量黏痰,时常痰中带血。发病以来,食欲差,体重减少约 6kg,病人有 30 年吸烟史。入院经检查后诊断为支气管肺癌。

试分析:

1. 该病人的突出症状是什么? 主要原因是什么?

2. 病人的护理评估要点有哪些?

3. 该病人的主要护理诊断有哪些?

呼吸困难既是症状,又是体征。呼吸困难是指病人主观上感到空气不足、呼吸费力,客观上表现为呼吸用力,并伴有呼吸频率、节律、深度的改变,严重时出现张口呼吸、鼻翼翕动、端坐呼吸、发绀,甚至辅助呼吸肌也参与呼吸运动。

一、病　　因

1. **呼吸系统疾病**　①气道阻塞:见于喉、气管、支气管的炎症、水肿、肿瘤、异物引起的狭窄或阻塞,如支气管哮喘、慢性阻塞性肺疾病等。②肺部疾病:见于肺炎、肺脓肿、肺淤血、肺水肿等。③胸廓疾病：见于严重胸廓畸形、大量胸腔积液、自发性气胸等。④神经肌肉疾病：见于脊髓灰质炎病变累及颈髓、急性多发性神经根神经炎、重症肌无力累及呼吸肌、药物所致呼吸肌麻痹等。⑤膈运动障碍：见于膈麻痹、大量腹腔积液、胃扩张、腹腔巨大肿瘤、妊娠末期等。

2.循环系统疾病　见于各种原因所致的心力衰竭、心包压塞、肺栓塞等。

3.中毒　见于糖尿病酮症酸中毒、尿毒症、吗啡或巴比妥类药物中毒、有机磷杀虫药中毒、亚硝酸盐中毒、氰化物中毒、一氧化碳中毒等。

4.神经精神疾病　神经因素所致呼吸困难见于脑出血、脑外伤、脑肿瘤、脑脓肿、脑及脑膜炎症等；精神因素所致呼吸困难见于癔症。

5.血液系统疾病　见于重度贫血、高铁血红蛋白血症及硫化血红蛋白血症等。

二、发生机制及临床表现

(一)肺源性呼吸困难

肺源性呼吸困难是指呼吸系统疾病引起肺通气、换气功能障碍，导致缺氧、二氧化碳潴留所引起的症状。常见有三种类型。

1.吸气性呼吸困难　主要特点：吸气过程显著困难，严重时出现"三凹征"，即吸气时胸骨上窝、锁骨上窝、肋间隙明显凹陷，常伴有干咳及高调吸气性喉鸣。见于各种原因所致的喉部、气管及大支气管的狭窄与阻塞。

2.呼气性呼吸困难　主要特点：呼气费力、缓慢、呼气时间明显延长，可伴有哮鸣音。见于支气管哮喘、慢性支气管炎（喘息型）、慢性阻塞性肺气肿等。

3.混合性呼吸困难　主要特点：吸气与呼气均感费力，呼吸浅快，常伴有呼吸音减弱或消失及病理性呼吸音。见于重症肺炎、肺结核、弥漫性肺间质纤维化、大面积肺不张、大面积肺梗死、大量胸腔积液等。

(二)心源性呼吸困难

主要由于左心、右心衰竭所引起，两者发生机制不同，尤其以左心衰竭所致呼吸困难更为严重。

1.左心衰竭　左心衰竭引起呼吸困难的主要原因是肺淤血、肺泡弹性降低。其呼吸困难的特点是：呈混合性呼吸困难，活动时出现或加重，休息后减轻或消失；平卧位明显，坐位时减轻，病情较重时往往被迫采取半坐位或端坐位呼吸。

急性左心衰竭时，常于夜间睡眠中出现呼吸困难，称为夜间阵发性呼吸困难。发作较轻时，数分钟至数十分钟后症状逐渐减轻、消失；发作较重时，出现气喘、大汗、端坐呼吸、面色发绀、有哮鸣音、咯粉红色泡沫样痰，两肺底可闻及湿性啰音，心率加快，可有奔马律，称为心源性哮喘。

2.右心衰竭　右心衰竭引起呼吸困难的主要原因是体循环淤血。由于右心房和上腔静脉压升高、酸性代谢产物增多，兴奋呼吸中枢；或肝淤血肿大、腹腔积液、胸腔积液等，使呼吸运动受限，引起呼吸困难。主要见于慢性肺源性心脏病。

(三)中毒性呼吸困难

1. 代谢性酸中毒　见于尿毒症、糖尿病酮症酸中毒时,由于血中酸性代谢产物增多,刺激颈动脉窦、主动脉体化学感受器或直接刺激呼吸中枢,引起呼吸困难。表现为深长而规则的呼吸,可伴有鼾声,称为酸中毒大呼吸。

2. 急性感染　由于体温升高、毒性代谢产物刺激呼吸中枢,使呼吸频率增快。

3. 某些药物中毒　如吗啡、巴比妥类药物、有机磷杀虫药中毒时,由于呼吸中枢受抑制引起呼吸困难,呼吸浅慢,并伴有节律异常。

(四)神经精神性呼吸困难

1. 神经性呼吸困难　主要是由于呼吸中枢供血减少或受颅内高压的刺激,使呼吸变为慢而深,常伴有呼吸节律的改变。见于重症颅脑疾病,如脑出血、脑外伤、脑炎、脑膜炎等。

2. 精神性呼吸困难　主要是由于受精神、心理因素的影响,呼吸频率快而表浅,因过度通气而发生呼吸性碱中毒,出现口周、肢体麻木或手足搐搦,严重时可出现意识障碍。见于癔症,病人可突然出现呼吸困难。

(五)血源性呼吸困难

血源性呼吸困难主要是由于红细胞携氧量减少,血氧含量下降所致。见于重度贫血、高铁血红蛋白血症等,表现为呼吸急促、心率增加。此外,急性大出血或休克时,因缺血及血压下降,刺激呼吸中枢可致呼吸加快。

三、护理评估要点

1. 呼吸困难发生的时间、发作的急缓、与活动及体位的关系。

2. 呼吸困难发作时的症状表现。

3. 伴随的症状　有无发热、胸痛、哮鸣音、咳嗽、咳痰、意识障碍等。

4. 身体反应　有无对日常生活自理能力的影响及程度。呼吸困难时因能量消耗增加及缺氧,病人活动耐力下降,可不同程度地影响日常生活活动(表3-4-1)。

表 3-4-1　呼吸困难程度与日常生活自理能力的关系

	呼吸困难程度	日常生活自理能力
Ⅰ度	日常活动无不适,中、重度体力活动时出现气促	正常,无气促
Ⅱ度	与同龄健康人平地行走无气促,登高或上楼时出现气促	满意,有轻度气促 日常生活可自理,不需要帮助或中间停顿
Ⅲ度	与同龄健康人以同等速度行走时呼吸困难	尚可,有中度气促 日常生活虽可自理,但必须停下来喘气,费时、费力
Ⅳ度	以自己的步速平地行走 100 m 或数分钟即有呼吸困难	差,有显著呼吸困难 日常生活自理能力下降,需要部分帮助
Ⅴ度	洗脸、穿衣,甚至休息时也有呼吸困难	困难,日常生活不能自理,完全需要帮助

5.心理反应　呼吸困难与心理反应可相互作用、相互影响。呼吸困难严重时不仅影响病人的正常生活,甚至使其感受到死亡的威胁,产生紧张、恐惧、激怒、悲观等情绪反应;这些不良的情绪反应又可引起呼吸中枢兴奋,加重呼吸困难。

6.诊断、治疗及护理经过　是否使用氧疗及方法、浓度、流量、疗效等。

7.诱因　有无呼吸困难发生的基础病因或直接诱因。如各种原发病,接触过敏物质,精神心理因素等。

四、常用护理诊断

1.气体交换受损　与心肺疾患所致肺呼吸面积减少、肺泡弹性降低有关。

2.活动无耐力　与呼吸困难导致能量消耗增加及缺氧有关。

3.语言沟通障碍　与严重喘息有关;与辅助呼吸有关。

4.焦虑或恐惧　与呼吸困难所致濒死感有关。

小　　结

呼吸困难是指病人主观上感到空气不足、呼吸费力,客观上表现为呼吸用力,并伴有呼吸频率、节律、深度的改变。引起呼吸困难的病因可分为呼吸系统、循环系统、中毒、神经精神、血液系统疾病等五类。其发生机制主要是呼吸阻力增加、气体交换障碍及呼吸中枢受刺激,临床表现可因病因不同而表现各异。评估呼吸困难时主要注意呼吸困难的严重程度及其对日常生活活动能力的影响,呼吸困难发生的速度和持续时间、对人体功能性健康型态的影响及诊治经过。相关的护理诊断主要有气体交换受损、活动无耐力等。

全媒体扫码学习资料

呼吸困难病人的评估

工作任务五　发绀病人的评估

【学习目标】

1.熟悉发绀的病因及临床表现,知道发绀的发生机制及伴随症状。

2.能根据发绀的评估要点对病人进行评估,并判断病情。

3.护理活动中认真、细致、努力为病人解除痛苦,减轻压力。

【预习案例】

案例 3-5：患儿，男，出生 8 h，无诱因出现四肢及躯干皮肤发绀，口腔黏膜青紫，经保暖发绀无减轻。体检，一般情况尚好，听诊心前区可闻及杂音。经检查诊断为室间隔缺损。

试分析：

1. 该患儿的主要症状是什么？

2. 引起患儿发绀的主要原因有哪些？

3. 该患儿的相关护理诊断有哪些？

发绀是指血液中还原血红蛋白增多，或出现异常血红蛋白衍生物时，使皮肤、黏膜呈青紫色的现象。在皮肤较薄、色素较少及毛细血管丰富的末梢部位，发绀表现较为明显，易于观察，如口唇、鼻尖、颊部、指(趾)、甲床等。

一、发生机制

发绀是由于血液中还原血红蛋白的绝对量增加所致。任何原因所致血液中血红蛋白氧合不全，毛细血管内还原血红蛋白的绝对含量超过 50g/L，皮肤黏膜均可出现发绀。但临床所见发绀，有时不一定能确切反映动脉血氧下降情况，如严重贫血病人，即使血红蛋白都处于还原状态，也不足以引起发绀。此外，血液中高铁血红蛋白达 30g/L，或硫化血红蛋白达 5g/L，也可引起发绀，但临床较少见。

二、病因与临床表现

根据不同病因，发绀的临床表现也不同，现分述如下。

(一)血液中还原血红蛋白增加

1. 中心性发绀　是由于心、肺疾病导致动脉血氧饱和度降低而引起的发绀。表现为：全身性发绀，除四肢和面颊外，也可涉及舌、口腔黏膜及躯干皮肤，发绀部位皮肤温暖。严重者常伴呼吸困难。

(1)肺性发绀：见于各种严重的呼吸系统疾病，如肺炎、阻塞性肺气肿、肺间质纤维化、肺水肿、肺淤血、急性呼吸窘迫综合征等。由于呼吸系统疾病导致呼吸功能衰竭，使肺泡通气、换气功能及弥散功能障碍，血液氧气不足，血中还原血红蛋白增多所引起。

(2)心性发绀：见于法洛(Fallot)四联症等发绀型先天性心脏病。由于异常通道分流，部分静脉血未经肺内氧合即进入体循环动脉血中，使还原血红蛋白增多，若分流量超过心排出量的 1/3 时，即可引起发绀。

2. 周围性发绀　由于周围循环血流障碍所致。表现为：发绀常出现在肢体的末端与下垂部位，如肢端、耳垂、鼻尖等；发绀部位皮肤冰冷，给予按摩或加温后，使皮肤温暖，发绀可减轻或消退。

(1)淤血性周围性发绀：见于右心衰竭、大量心包积液、缩窄性心包炎、血栓性静脉炎、下肢静脉曲张等。由于体循环淤血、周围血流缓慢，氧在组织中消耗过多，使还原血红蛋白增多所致。

(2)缺血性周围性发绀:见于严重休克、血栓闭塞性脉管炎、雷诺病等。由于心排血量锐减,周围血管收缩,有效循环血量不足,组织缺血、缺氧所致。

3.混合性发绀　中心性发绀与周围性发绀并存,见于心力衰竭等。由于肺淤血致肺内氧气不足,以及周围循环血流缓慢,血液在周围毛细血管内耗氧过多所引起。

(二)血液中存在异常血红蛋白衍生物

由于血红蛋白结构异常,使部分血红蛋白丧失携氧能力所致。即使有明显发绀,也不伴有呼吸困难。

1.高铁血红蛋白血症　由于服用某些药物或化学制剂,如亚硝酸盐、硝基苯及苯胺、磺胺类等中毒,造成血红蛋白分子的二价铁被三价铁所取代,致使失去与氧结合的能力,使血中高铁血红蛋白增高,即可出现发绀。表现为:发绀出现急骤,病情危重,抽出的静脉血呈深棕色,暴露于空气中也不能转变为鲜红色;氧疗不能改善发绀,如静脉注射亚甲蓝溶液或大剂量维生素C,可使青紫消退。

2.硫化血红蛋白血症　在高铁血红蛋白血症的基础上,病人同时有便秘或服用硫化物药物者,可在肠内形成大量硫化氢,与血红蛋白作用,生成硫化血红蛋白血症。硫化血红蛋白一旦形成,不论在体内或体外,均不能恢复为正常血红蛋白。表现为:病人血液呈蓝褐色,发绀持续时间长,可达数月或更长时间,分光镜检查可证实硫化血红蛋白的存在。

> **小贴士**
>
> 　　发绀通常在血氧饱和度下降至$80\%\sim85\%$才能被观察到。严重的发绀很容易观察,而轻度发绀即使在较亮的自然光线下也比较难察觉。对于肤色较黑的个体,可通过判断黏膜或甲床的颜色来观察。

三、护理评估要点

1.发绀的特点　评估发绀出现的时间、急缓、部位、皮肤的温度、按摩或加温后发绀是否消失等,以区分中心性发绀、周围性发绀。

2.发绀的严重程度　发绀的严重程度取决于动脉血氧饱和度及动脉血氧分压,也受毛细血管状态、皮肤厚度及皮肤着色情况的影响。如受热或二氧化碳含量增加,毛细血管扩张,发绀明显;休克时,血管收缩,发绀表现较轻,容易被忽视。皮肤较薄、色素较少的部位,发绀容易显露;皮肤较厚,有色素沉着时,容易误诊。

3.伴随症状　有无呼吸困难、意识障碍、咳嗽、咳痰、胸痛、气促、头晕、头痛、杵状指、蹲踞等。

4.心理反应　有无紧张不安、焦虑、恐惧等心理反应及严重程度。

5.诊断、治疗及护理经过　是否使用药物及剂量,是否使用氧疗及方法、浓度、流量、疗效等。

6.与发绀有关的疾病病史与诱发因素。

四、常用护理诊断

1. 活动无耐力　与心肺功能不全致血氧饱和度降低有关。
2. 气体交换受损　与心肺功能不全所致肺淤血有关。
3. 低效性呼吸型态　与呼吸系统疾病所致肺泡通气、换气、弥散功能障碍有关。
4. 焦虑　与缺氧所致呼吸困难有关。

小　结

　　发绀是指血液中还原血红蛋白增多，或出现异常血红蛋白衍生物时，使皮肤、黏膜呈青紫色的现象。发绀主要为缺氧的表现，但缺氧并非一定都导致发绀。依发病机制，发绀主要为血液中还原血红蛋白增高及异常血红蛋白衍化物增多所致。临床上以前者多见，根据病因又可分为中心性发绀、周围性发绀和混合性发绀。

全媒体扫码学习资料

发绀病人的评估

工作任务六　心悸病人的评估

【学习目标】

1. 熟悉心悸的病因及临床表现，知道心悸的发生机制及伴随症状。
2. 能根据心悸的评估要点对病人进行评估，并判断病情。
3. 处理问题沉着、冷静、机敏。

【预习案例】

　　案例 3-6：女性，48 岁，下岗工人。近 2 周来"生气"后自觉心悸伴心前区疼痛、疲乏、失眠、头晕、头痛，无发热。查体：生命体征正常，心率 110 次/min。心电图示窦性心动过速，轻度 ST 段下移及 T 波平坦或倒置。

　　试分析：

　　1. 该病人的主要症状是什么？

　　2. 引起病人心悸的主要原因有哪些？

　　3. 该病人的相关护理诊断有哪些？

心悸是一种自觉心脏跳动的不适感或心慌感。心悸时心脏搏动可增强,心率可快、可慢,可有心律失常,也可能心率、心律完全正常。

一、发 生 机 制

心悸的发生机制目前尚未完全清楚,一般认为与下列因素有关:①与心脏活动过度、期前收缩等所致心率、心排血量改变有关。②与心律失常的出现、存在时间的长短有关。突然发生的心律失常,心悸往往较明显。慢性心律失常,如心房颤动,由于逐渐适应常无明显心悸。③与精神因素及注意力有关:焦虑、紧张、注意力集中时心悸易于出现。

二、病因与临床表现

1.心脏搏动增强　心脏搏动增强引起的心悸,可为生理性或病理性。

(1)生理性心悸:①健康人剧烈活动或精神过度紧张时。②大量吸烟、饮酒、饮浓茶或咖啡后。③应用某些药物,如肾上腺素、麻黄素、氨茶碱、阿托品、甲状腺片等。生理性心悸特点:持续时间较短,可伴胸闷等其他不适,一般不影响正常活动。

(2)病理性心悸:①心室肥大:各种原因所致心室肥大,使心肌收缩力增强,可引起心悸。如高血压性心脏病、主动脉瓣关闭不全、风湿性二尖瓣关闭不全等所致左心室肥大,先天性心脏病等所致心室增大。②其他引起心排血量增加的疾病:如甲状腺功能亢进、贫血、发热、低血糖症等。病理性心悸特点:持续时间长或反复发作,常伴有胸闷、气急、心前区疼痛、晕厥等心脏病表现。

2.心律失常　①心动过速:病人感觉心慌,见于各种原因引起的窦性心动过速、阵发性室上性心动过速、室性心动过速等。②心动过缓:病人感觉心脏搏动强而有力,心前区不适,见于各种原因引起的高度房室传导阻滞、病态窦房结综合征、窦性心动过缓等。③心律不齐:病人常有心脏停跳感,见于房性或室性期前收缩、心房颤动等。

3.心脏神经症　由自主神经功能紊乱引起,心脏本身并无器质性病变。临床表现:病人除心悸外,常有心率加快、胸闷、心前区刺痛或隐痛、呼吸不畅等症状,可伴有头痛、头昏、易疲劳、失眠、耳鸣、注意力不集中、记忆力减退等神经衰弱表现。多见于年轻女性,在焦虑、精神紧张、情绪激动等情况更易发生。

三、护理评估要点

1.心悸发作时病人的主观感受、发作的频率、持续时间及间隔时间。

2.伴随的症状　有无心前区疼痛、发热、晕厥或抽搐、消瘦及出汗、呼吸困难、恐惧等。

3.身体反应　发作时有无脉搏、呼吸及血压的变化,有无睡眠、精神状态的改变,是否影响工作、学习、日常生活自理能力等。

4.心理反应　有无紧张不安、焦虑、恐惧等心理反应及严重程度。尤其是神经官能症的病人更应注意评估。

5.诊断、治疗及护理经过　是否用药及疗效,有无电复律及效果,所采用的护理措施。

6.与心悸有关的原发病史及诱发因素。

四、常用护理诊断

1. 活动无耐力　与心悸发作所致疲乏无力有关。
2. 焦虑　与预感到个体健康受到威胁有关。

案例 3-6 分析

　　首先评估其心悸的原因。该病人临床主要症状为心悸伴心前区疼痛、疲乏、失眠 2 周,且发病前有明显情绪变化,体检心率增快,故考虑其心悸最可能的原因为冠心病,相关护理诊断有活动无耐力(与心悸发作所致不适有关)、恐惧(与心悸发作对心脏功能影响有关)、潜在并发症(心力衰竭)。

全媒体扫码学习资料

心悸病人的评估

工作任务七　恶心与呕吐病人的评估

【学习目标】
　　1. 熟悉恶心和呕吐的病因、病理类型及临床表现,知道恶心和呕吐的评估要点。
　　2. 能根据评估要点对恶心和呕吐病人进行评估,并判断病人病情严重程度。
　　3. 具有严谨的工作态度和协作精神。

【预习案例】
　　案例 3-7:病人,男性,37 岁。近 10d 来因饮食不当出现上腹饱胀、隐痛,餐后加重,呕吐后症状缓解。呕吐量每次 1 000 ml 以上,呕吐物为带酸臭味的隔日食,不含胆汁。

　　试分析:
　　1. 该病人的主要症状是什么?
　　2. 引起病人呕吐的主要原因是什么?
　　3. 该病人的相关护理诊断有哪些?

　　恶心与呕吐是临床常见症状。恶心为上腹部特殊不适、紧迫欲吐的感觉;呕吐是指胃或部分小肠内容物通过食管逆流经口腔排出体外的现象。恶心常为呕吐的前奏,随之出现呕吐,但也有仅恶心无呕吐,或仅呕吐而无恶心。从某种意义上讲,呕吐是机体的一种保护性防御反射,可将摄入的有害物质排出体外。

一、病　　因

引起恶心、呕吐的原因很多,按发病机制可分为下列几类。

(一)反射性呕吐

1.消化系统疾病

(1)胃肠疾病:如急慢性胃肠炎、消化性溃疡、幽门梗阻、急性阑尾炎、肠梗阻等。

(2)肝胆胰疾病:如急性肝炎、肝硬化、急慢性胆囊炎、急性胰腺炎等。

(3)腹膜及肠系膜疾病:如急性腹膜炎等。

2.其他系统疾病

(1)咽部受刺激:如吸烟过度、剧烈咳嗽、慢性咽炎等。

(2)眼部疾病:如青光眼、屈光不正等。

(3)泌尿与生殖系统疾病:如尿路结石、急性肾盂肾炎、急性盆腔炎等。

(4)心血管系统疾病:如急性心肌梗死、心力衰竭等。

(二)中枢性呕吐

1.颅内病变　如各种脑炎、脑膜炎、脑出血、脑栓塞、高血压脑病、偏头痛、脑挫裂伤、颅内血肿及脑肿瘤等。

2.药物　如抗生素、洋地黄、抗肿瘤药物等。

3.其他　如尿毒症、糖尿病酮症酸中毒、低钠血症、低钾血症、低氯血症、癫痫持续状态及妊娠等。

(三)前庭功能障碍性呕吐

见于迷路炎、梅尼埃病、晕动病等。

(四)神经性呕吐

见于胃肠神经官能症、神经性厌食等。

二、发　生　机　制

呕吐是一种复杂的反射动作。整个动作过程可分为恶心、干呕及呕吐三个阶段。呕吐中枢位于延髓,由两个功能不同的结构构成:①神经反射中枢:即呕吐中枢,位于延髓外侧网状结构的背部,接受来自消化道、大脑皮质、内耳前庭、冠状动脉及化学感受触发带的传入冲动,直接支配呕吐动作。②化学感受器触发带:位于延髓第四脑室的底面,接受各种外来的化学物质、药物或内生代谢产物的刺激,发出神经冲动,传至呕吐中枢,再引发呕吐。

三、临　床　表　现

1.恶心　常伴有面色苍白、流涎、出汗、血压下降、心动过缓等迷走神经兴奋症状。

2.呕吐的特点　不同病因所致呕吐表现有异。①反射性呕吐:常有恶心先兆,胃排空后仍干呕不止。②中枢性呕吐:呈喷射状,较剧烈,多无恶心先兆,吐后不感轻松,可伴剧烈头痛及不同程度的意识障碍。③前庭功能障碍性呕吐:与头部位置改变有密切关系,常伴有眩晕、眼球震颤以及恶心、血压下降、出汗、心悸等自主神经功能失调症状。④神经性呕吐:与精神因素有关,多不伴有恶心,于进食后即刻发生,表现为多次少量呕吐。

> **小贴士**
>
> 无恶心的剧烈呕吐多见于颅内高压,此类病人病情危重,多伴有心动过缓,护士应监测其生命体征,并及时处理。

3.呕吐物的性质、气味　幽门梗阻者呕吐物常为宿食;含大量酸性液体者多有十二指肠溃疡或胃泌素瘤;低位肠梗阻病人呕吐物常有粪臭味;不含胆汁提示梗阻平面在十二指肠乳头以上,含多量胆汁提示在此平面以下;上消化道出血呕吐物为咖啡渣样;有机磷中毒常有大蒜味。

> **小贴士**
>
> 对于剧烈呕吐者,必须密切评估其心率、血压和尿量。上述指标是脱水最为敏感的指标,早期脱水可出现心率加快、体位性低血压和尿量减少。

四、护理评估要点

1.恶心、呕吐发生的缓急、频率、特点,注意与反食鉴别　反食是指胃内容物一口一口地反流至口腔,无恶心及呕吐的协调动作。

2.呕吐物的性质、气味及量。

3.伴随的症状　有无腹痛、腹泻、发热、头痛、眩晕、眼球震颤等。

4.身体反应　饮食、饮水、体重有无变化。剧烈频繁的恶心、呕吐,不仅给病人带来不适,还会引起胃、食管黏膜损伤及上消化道出血,并导致脱水、代谢性碱中毒、低血氯、低血钾等水电解质及酸碱平衡紊乱。儿童、老人、病情危重和意识障碍者,易发生误吸而导致肺部感染、窒息。

5.心理反应　频繁呕吐常使病人产生紧张、焦虑、恐惧等情绪反应。

6.诊断、治疗及护理经过　是否用药及疗效,是否做过 X 线钡餐检查、胃镜、腹部 B 型超声及血糖、尿素氮等检查及结果,所采取的措施及效果等。

7.与呕吐有关的疾病　病史、呕吐发生的时间及诱发因素。

> **小贴士**
>
> 若病人是已婚的生育年龄女性,出现恶心、呕吐应询问或检查其是否怀孕。

五、常用护理诊断

1.体液不足　有体液不足的危险,与频繁呕吐所致体液大量丢失有关;与摄入量不足有关。

2.营养失调　低于机体需要量,与长期呕吐有关;与进食不足有关。

3.潜在并发症　窒息。

案例 3-7 分析

　　根据病人近 10d 来呕吐的量、性质(带酸臭味的隔日食,不含胆汁)及伴随症状,考虑病人恶心、呕吐为幽门梗阻所引起,长时间恶心、呕吐可能会引起病人脱水、电解质和酸碱平衡失调及营养不良,应进一步评估病人是否有这些表现。

全媒体扫码学习资料

恶心、呕吐病人的评估

工作任务八　呕血与黑便病人的评估

【学习目标】

　　1.熟悉呕血与黑便的概念、病因及临床表现,知道呕血与黑便的评估要点。

　　2.能根据呕血与黑便的评估要点对病人进行评估,并判断病人病情。

　　3.在护理活动中密切观察病人的病情变化。

【预习案例】

　　案例 3-8:病人,男性,34 岁。因反复上腹痛 2 年、黑便 1d 入院。病人腹痛伴反酸,多空腹发作,昨日又发作,并排柏油样黏糊状粪便 3 次,量约 1 000 ml,便后头昏,心悸,8 h 无尿。身体评估:P110 次/min,BP80/50 mmHg,无肝掌、蜘蛛痣,上腹剑突下有压痛,无反跳痛,肝、脾未及,Hb80g/L,RBC3.5×10^{12}/L,大便潜血(+++)。

　　试分析:

　　1.该病人的主要症状是什么?

　　2.引起病人黑便的主要原因是什么?

　　3.该病人主要的护理诊断有哪些?

　　呕血与黑便都是上消化道出血症状。屈氏韧带以上的消化器官,包括食管、胃、十二指肠、肝、胆、胰的疾病,或全身性疾病所致急性上消化道出血,血液经口腔呕出,称为呕血;部分血液经肠道排出,因血液在肠道内停留时间长,红细胞被破坏后,血红蛋白在肠道内与硫化物结合形成硫化亚铁,形成黑便。因为黑便附有黏液而发亮,类似柏油,又称柏油便。

一、病　　因

1.消化系统疾病

（1）食管疾病：见于食管静脉曲张破裂、食管炎、食管癌、食管异物、食管外伤、食管贲门黏膜撕裂、食管裂孔疝等。其中因门脉高压所致食管静脉曲张破裂为引起大量呕血最常见的原因。

（2）胃及十二指肠疾病：见于消化性溃疡、慢性胃炎、急性胃十二指肠黏膜损害（因服用非甾类抗炎药和应激因素所致）、胃癌（因癌组织缺血性坏死、糜烂或溃疡侵蚀血管等而引起出血）。其中最常见为消化性溃疡，其次是急性胃十二指肠黏膜损害。

（3）肝胆疾病：见于肝硬化门脉高压（可引起食管下端及胃底静脉曲张破裂出血）、肝癌、肝脓肿、肝动脉瘤破裂，胆囊或胆道结石、胆道蛔虫、胆囊癌、胆管癌等所引起的出血。大量血液流入十二指肠而造成呕血或黑便。

（4）胰腺疾病：见于急性胰腺炎合并脓肿或囊肿、胰腺癌破裂等出血进入十二指肠所致。

2.全身性疾病

（1）血液疾病：见于血小板减少性紫癜、白血病、血友病、再生障碍性贫血、弥散性血管内凝血等。

（2）急性传染病：见于流行性出血热、钩端螺旋体病、败血症等。

（3）其他：如尿毒症、系统性红斑狼疮、呼吸功能衰竭、肺源性心脏病等。

在引起呕血的病因中，以消化性溃疡最常见，其次是食管及胃底静脉曲张破裂出血，再次为急性胃黏膜病变。

二、临　床　表　现

1.呕血与黑便　呕血前常有上腹部不适及恶心，随后呕出血性胃内容物，继而排出黑便。通常幽门以上部位出血以呕血为主，并伴有黑便；幽门以下部位出血，以黑便为主。呕血一般伴有黑便，而黑便不一定有呕血。

呕血的颜色：与出血量的多少及血液在胃肠道内停留时间的长短有关。于出血量多、在胃内停留时间短时，血色鲜红或混有血块，或为暗红色；出血量少、在胃内停留时间长时，血红蛋白与胃酸作用生成正铁血红蛋白，使呕吐物呈咖啡色。

黑便的颜色：与出血的速度及肠蠕动的快慢有关。黑便在肠道内停留时间短，呈紫红色；在肠道内停留时间长，呈黑色。

> **小贴士**
>
> 引起黑便的其他原因有进食大量动物血及内脏，隐血试验可呈阳性；服用铋剂、铁剂、碳粉或中药可使粪便发黑，但无光泽，隐血试验为阴性。

2.失血性周围循环衰竭　为急性失血的后果，其严重程度与出血量的多少有关。①出血量为血容量的 $10\%\sim15\%$ 时，病人出现头晕、畏寒，多无血压、脉搏的变化。②出血量达血容量的 20% 以上时，则有冷汗、四肢湿冷、心悸、脉搏增快等急性失血症状。③出血量占血容量的 30% 以上时，则出现脉搏频数微弱、血压下降、呼吸急促、休克等急性周围循环衰竭的表现。

3.血液学改变　最初可不明显,但随着组织液渗出及输液等,血液被稀释,血红蛋白和红细胞减少,可出现贫血表现。

三、护理评估要点

1.确定是否为呕血　与口、鼻、咽部出血及咯血鉴别;排除食物、药物的影响,因进食大量动物血、肝,或服用铋剂、铁剂、炭粉、中药等可使粪便发黑,但一般无光泽。

2.呕血、黑便出现的时间、缓急、颜色、性状、次数,估计出血量(一般仅有粪便隐血试验阳性者,表示每日出血量大于 5 ml;出现黑便表示出血量在 50～70 ml 以上,呕血示胃内积血量达 250～300 ml。)。

3.伴随的症状　有无寒战、发热、上腹痛、肝脾肿大、黄疸、皮肤黏膜出血等。

4.身体反应　有无周围循环衰竭的症状表现,有无血液学方面的改变等。

5.心理反应　有无紧张不安、焦虑、恐惧等心理反应及严重程度。

6.诊断、治疗及护理经过　是否用药及疗效,所采取的护理措施及效果等。

7.与呕血、黑便有关的疾病病史及诱发因素。

四、常用护理诊断

1.组织灌注量改变　与大量呕血、黑便所致血容量不足有关。

2.活动无耐力　与呕血、黑便所致贫血有关。

3.恐惧　与大量呕血、黑便有关。

4.潜在并发症　休克。

小　　结

呕血与黑便都是上消化道出血最常见、最典型的表现,其病因主要是消化性溃疡、食管或胃底静脉曲张破裂及急性胃黏膜病变等。呕血的颜色与出血量的多少及血液在胃肠道内停留时间的长短有关,可呈鲜红、暗红、咖啡渣样棕褐色。黑便则是血液经肠道排出,黑便的颜色取决于出血的速度与肠蠕动的快慢,可呈紫红色、黑色。呕血与黑便的评估重点为:首先确定是否为上消化道出血,其次是查询病因与诱因,再次是注意呕血与黑便的次数、量、颜色、性状及出血后的表现,对人体功能性健康型态的影响等。主要的护理诊断有组织灌注量改变、活动无耐力等。

全媒体扫码学习资料

呕血与黑便病人的评估

工作任务九 腹泻与便秘病人的评估

【学习目标】

1. 熟悉腹泻和便秘的概念、病因及临床表现,知道腹泻和便秘的评估要点。

2. 能根据腹泻和便秘的评估要点对病人进行评估,并判断病情。

3. 具备细心、耐心等良好的心理品质。

【预习案例】

案例 3-9:某患儿,7 岁,因"发热伴腹痛腹泻 24 h"前来就诊,病史中有进食不洁食物情况,排便 7～8 次/天,每次量不多,有脓血、黏液,伴有阵发性腹痛。经检查诊断为急性细菌性痢疾。

试分析:

1. 该病人的突出症状是什么? 主要病因是什么?

2. 病人的主要护理诊断有哪些?

一、腹 泻

腹泻(diarrhea)是指排便次数较平时增加,粪质稀薄,或带有黏液、脓血和未消化的食物。腹泻可分为急性与慢性两种,病程超过 2 个月者为慢性腹泻。

(一)发生机制

正常人排便次数为每日 2～3 次或每 2～3 日 1 次,粪便成形色黄,每日自粪便排出的水分 100～200 ml。当某些原因引起胃肠分泌增加、吸收障碍、异常渗出或肠蠕动过快时,即可导致腹泻。腹泻的发生机制相当复杂,往往不是单一因素所致,有些腹泻是由多个机制共同作用的结果,从病理生理角度可归纳为下列几个方面。

1. **分泌性腹泻** 因肠道分泌过多液体超过肠黏膜吸收能力而引起。霍乱弧菌外毒素引起的大量水样腹泻即为典型的分泌性腹泻。产毒素的大肠埃希菌感染、某些胃肠道内分泌肿瘤如促胃液素瘤、血管活性肠肽瘤等所致的腹泻也属于分泌性腹泻。

2. **渗透性腹泻** 因肠腔内渗透压增高,阻碍肠内水与电解质吸收而引起,如乳糖酶缺乏,因乳糖不能水解形成肠内高渗。口服盐类泻剂(硫酸镁)、甘露醇等所致的腹泻也属此类型。

3. **渗出性腹泻** 因肠黏膜炎症、溃疡或浸润性病变,使病变处血管通透性增高致血浆、黏液或脓血渗出而引起。见于各种肠道炎症性疾病。

4. **动力性腹泻** 因肠蠕动亢进,肠内食糜停留时间过短,未被充分吸收所致的腹泻。见于肠炎、胃肠功能紊乱、甲状腺功能亢进等。

5.吸收不良性腹泻　由于肠黏膜的吸收面积减少或吸收功能障碍所引起。见于小肠大部切除、吸收不良综合征等。

(二)病因

1.急性腹泻

(1)肠道疾病:包括细菌、病毒、真菌、原虫、蠕虫等引起的感染性肠道疾病如细菌性痢疾、霍乱、轮状病毒胃肠炎、白色念珠菌性肠炎、溶组织阿米巴痢疾等,以及急性出血性坏死性肠炎、Crohn病或溃疡性结肠炎急性发作、消化不良等非感染性肠道疾病。

(2)急性中毒:进食毒蕈、河豚、鱼胆等食物,或砷、磷、铅、汞等化学物质中毒。

(3)全身性感染:败血症、伤寒或副伤寒、钩端螺旋体病等。

(4)其他:过敏性紫癜、变态反应性肠炎等。

2.慢性腹泻

(1)消化系统疾病:慢性萎缩性胃炎、胃大部切除后胃酸缺乏;肠结核、慢性细菌性痢疾、慢性阿米巴疾病、血吸虫病、钩虫病、Crohn病、溃疡性结肠炎、吸收不良综合征、肠易激惹综合征、肠道恶性肿瘤;慢性胰腺炎、胰腺癌;肝硬化、慢性胆囊炎与胆石症等,以及神经功能性腹泻。

(2)全身性疾病:甲状腺功能亢进、肾上腺皮质功能减退、系统性红斑狼疮、硬皮病、尿毒症、放射性肠炎等。

(3)药物副作用:服用利血平、甲状腺素、洋地黄类药物、某些抗肿瘤药物和抗生素等引起的腹泻。

(三)临床表现

急性腹泻起病急,病程短,每日排便次数可达10次以上,粪便量多而稀薄。慢性腹泻起病缓慢、病程较长,每日排便次数多,或腹泻与便秘交替。由于病因与发生机制不同,粪便的量及性状等亦有所不同。分泌性腹泻多为水样便,排便量每日大于1000 ml,粪便无脓血及黏液,与进食无关,多无明显腹痛。渗出性腹泻粪便量少于分泌性腹泻,可有脓血或黏液,多伴有腹痛与发热,其中由小肠疾病所致者腹痛多位于脐周,结肠疾病所致者腹痛多位于下腹部,便后常可缓解,病变累及直肠者可有里急后重。渗透性腹泻粪便常含不消化食物、泡沫及恶臭,多不伴腹痛,禁食后腹泻可在24～48 h后缓解。动力性腹泻多不伴有腹痛,粪便较稀,无脓血及黏液。吸收不良性腹泻粪便含大量脂肪及泡沫,量多而臭,不伴腹痛,禁食后可缓解。

急性严重腹泻可因短时间丢失大量水分及电解质而引起脱水、电解质紊乱及代谢性酸中毒。排便频繁可因粪便刺激肛周皮肤引起肛周皮肤糜烂、破损。严重腹泻还可干扰病人的休息与睡眠。长期慢性腹泻可致营养不良、维生素缺乏、体重下降,甚至发生营养不良性水肿。

(四)护理评估要点

1.腹泻的临床表现　包括起病的急缓,有无诱因,病程长短,腹泻次数、粪便量、性状和气味,有无使腹泻加重或缓解的因素如进食、摄入油腻食物等。

2.腹泻对病人的影响　重点为有无脱水、电解质紊乱、消瘦、肛周皮肤糜烂或破损,以及有无因腹泻使休息与睡眠受到干扰等。

3.相关的既往病史与个人史　有无与腹泻相关的疾病史、用药史、不洁饮食或精神紧张、焦虑等。

4.诊断、治疗与护理经过　包括是否已做粪便检查及其结果、已采取的措施及效果。

(五)相关护理诊断

1.腹泻　与肠道感染、炎症或胃大部分切除等有关。

2.体液不足/有体液不足的危险　与腹泻所致体液丢失过多有关。

3.营养失调:低于机体需要量　与长期慢性腹泻有关。

4.有皮肤完整性受损的危险　与排便次数增多及排泄物对肛周皮肤刺激有关。

二、便　秘

便秘(constipation)是指排便次数减少,一般每周少于 3 次,排便困难,粪便干结。便秘为临床常见的消化系统症状。

(一)发生机制

食物在消化道内经消化、吸收后,剩余的食糜残渣由小肠进入结肠,在结肠内大部分水分与电解质被吸收后形成粪团,借结肠的集团运动送至乙状结肠和直肠。粪团从乙状结肠推送至直肠,在直肠膨胀产生机械性刺激,引起便意、排便反射和随后的一系列肌肉活动,包括直肠平滑肌收缩,肛门内、外括约肌松弛,腹肌与膈肌收缩使腹压增高,最后将粪便排出体外。

> **小贴士**
>
> 由于排便受大脑皮质的影响,意识可加强或抑制排便。若对便意经常予以抑制,会使直肠逐渐失去对粪便刺激的正常敏感性,同时由于粪便在肠道内停留时间过长,水分重吸收过多而致粪便干硬,即引起排便困难。

正常排便需具备以下条件:①有足够引起正常肠蠕动的肠内容物,即足够的食物量、食物中含有适量的纤维素和水分。②肠道内肌肉张力正常及蠕动功能正常。③有正常的排便反射。④参与排便的肌肉功能正常。其中任何一项条件不能满足,即可发生便秘。

(二)病因

1.功能性便秘

(1)进食量少或食物中缺乏纤维素,对结肠运动的刺激减少。

(2)因生活无规律、工作时间变化、环境变化或精神紧张等致排便习惯受干扰或抑制。

(3)年老体弱或活动过少或肠痉挛致结肠运动功能障碍。

(4)腹肌及盆肌张力不足致排便动力不足,难于将粪便排出体外,如多次妊娠。

(5)结肠冗长,粪团内水分被过多吸收。

（6）应用镇静止痛药、麻醉剂、抗抑郁药、抗胆碱能药、钙通道阻滞剂、神经阻滞剂等可使肠肌松弛引起便秘。

（7）长期滥用泻药或灌肠使直肠黏膜的反应性降低，便意的阈值上升，排便反射减弱，以致产生依赖，停用后不易排便。

2.器质性便秘

（1）直肠或肛门病变致排便疼痛而惧怕排便，或引起肛门括约肌痉挛导致便秘，如肛裂、肛瘘、痔疮或肛周脓肿。

（2）结肠良性或恶性肿瘤、各种原因所致的肠梗阻、肠粘连、Crohn病等致结肠梗阻或痉挛。

（3）腹腔或盆腔内肿瘤压迫，如子宫肌瘤。

（4）全身性疾病致肠肌松弛，排便无力，如甲状腺功能低下、糖尿病、尿毒症等。此外，铅中毒引起肠肌痉挛，也可造成便秘。

（三）临床表现

排便次数减少，粪便量少，粪便干硬，并可逐渐加重。粪质干硬，难以排出，或粪便并不干硬也难以排出。

粪便长时间停留在肠道内可引起腹胀及下腹部疼痛。排便时，可有左下腹痉挛性疼痛与下坠感，常可在左下腹扪及痉挛的乙状结肠。如粪便过于坚硬，排便时可致肛门疼痛或肛裂。便秘还可造成直肠、肛门过度充血，久之易致痔疮。用力排便因加重心肌缺血，可导致冠心病病人猝死，亦可因使血压升高，致使原发性高血压病人发生脑出血。慢性便秘因肠道毒素吸收可引起头昏、食欲不振、口苦、乏力等全身症状。长期便秘可出现排便紧张和焦虑情绪，以及与此相关的滥用药物行为甚至药物依赖。

（四）护理评估要点

1.便秘的临床表现特点　起病急缓、病程、排便频度、粪便性状、量及排便费力程度，并与既往排便情况相比较。

2.便秘对病人的影响　有无肛周疼痛、肛裂、痔疮，有无头昏、食欲不振、乏力等全身症状，有无排便紧张、焦虑等负性情绪等，有无药物依赖。

3.有无与便秘相关的疾病史、用药史，有无进食量过少、食物缺乏纤维素、活动量少、精神紧张、环境改变、长期服用泻药等诱发因素。

4.诊断、治疗及护理经过　重点为是否采取促进排便措施及其效果。

（五）相关护理诊断

1.便秘　与饮食中纤维素量过少有关；与运动量过少有关；与液体摄入不足有关；与排便环境改变有关；与长期卧床有关；与精神紧张有关。

2.慢性疼痛　与粪便过于干硬及排便困难有关。

3.组织完整性受损/有组织完整性受损的危险　与便秘所致肛周组织损伤有关。

4.焦虑　与长期排便困难有关。

5.知识缺乏　缺乏有关排便机制及促进排便的知识。

全媒体扫码学习资料

腹泻与便秘病人的评估

工作任务十　黄疸病人的评估

【学习目标】

1. 熟悉黄疸的概念、病因及临床特点，知道胆红素的代谢过程。

2. 能根据黄疸的评估要点对病人进行评估，并判断黄疸的类型。

3. 在护理活动中能与病人进行沟通交流，态度亲和。

【预习案例】

案例 3-10：病人，女，45 岁，职员。因"右上腹疼痛 2d，发热、皮肤黄染 1d"入院。病人 2d 前进食油煎蛋后出现右上腹剧烈疼痛，阵发性加剧。1d 后出现寒战、发热，体温达 39. 2℃，尿黄，皮肤黄染。既往体健。经检查初步诊断为急性化脓性胆管炎。

试分析：

1. 该病人的典型症状和体征是什么？

2. 病人的主要病因是什么？

3. 该病人的主要护理诊断有哪些？

黄疸是由于血清中胆红素浓度增高，致皮肤、黏膜和巩膜发黄的现象。正常血清总胆红素为 1.7～17.1 μmol/L，超过 34.2 μmol/L 时出现肉眼可见的黄疸。若胆红素在 17.1～34.2 μmol/L，未出现肉眼可见的黄疸时，临床不易察觉，称为隐性黄疸。

> **小贴士**
>
> 黄疸在自然的太阳光下最为明显，在人工光源或弱光下可能不易察觉。

一、胆红素的正常代谢

体内的胆红素主要来源于血红蛋白。血液循环中衰老的红细胞经单核-吞噬细胞系统的破坏和分解，所产生的胆红素占总胆红素的 80%～85%；另有 15%～20% 胆红素来源于骨髓幼稚红细胞的血红蛋白和肝内含有亚铁血红素的蛋白质。上述形成的胆红素称为游离胆红素或非结合胆红素。

非结合胆红素为脂溶性,不能从肾小球滤过,尿中不会出现,当其通过血循环运输至肝脏时,被肝细胞摄取,经葡萄糖醛酸转移酶的作用,转化为结合胆红素。结合胆红素为水溶性,可通过肾小球滤过,从尿中排出。

结合胆红素随胆汁排入肠道,经肠内细菌的脱氢作用还原为尿胆原,大部分尿胆原在肠道内被氧化为尿胆素从粪便中排出,称为粪胆素,是构成粪便的主要色素。小部分尿胆原在肠道内被重吸收,经肝门静脉回到肝内,回肝的大部分尿胆原再转变为结合胆红素,又随胆汁排入肠道,形成"胆红素的肠肝循环";回肝的小部分尿胆原经体循环由肾脏排出体外(图3-10-1)。

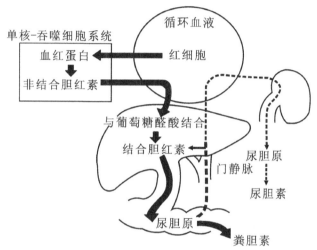

图 3-10-1　胆红素正常代谢示意图

正常情况下,进入与离开血液循环的胆红素保持动态平衡,故血中胆红素的浓度保持相对恒定。

二、病因、发生机制及临床表现

凡引起胆红素产生过多,肝细胞对胆红素的摄取、结合、排泄障碍,以及肝内或肝外胆道阻塞等,均可导致血清总胆红素浓度增高而出现黄疸。临床上根据黄疸的发生机制将其分为三种类型,不同类型的黄疸临床表现也各异。

(一)溶血性黄疸

1.病因　凡能引起溶血的疾病均可产生溶血性黄疸。见于先天性溶血性贫血、后天获得性溶血性贫血,如遗传性球形红细胞增多症、珠蛋白生成障碍性贫血、自身免疫性溶血性贫血、不同血型输血后的溶血等。

2.发生机制　由于溶血造成红细胞破坏过多,产生大量的非结合胆红素,超过肝细胞的摄取、结合和排泄的能力,同时大量红细胞破坏所致贫血、缺氧和红细胞破坏产物的毒性作用,降低了肝细胞对胆红素代谢的能力,使非结合胆红素潴留在血中,超出正常水平而出现黄疸(图3-10-2)。

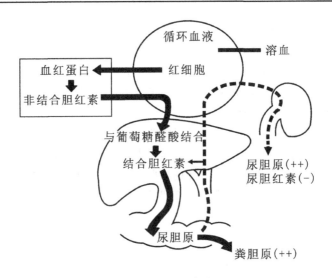

图 3-10-2　溶血性黄疸发生机制示意图

3.临床表现　黄疸一般较轻,皮肤呈浅柠檬黄色,不伴皮肤瘙痒。急性溶血时,可有高热、寒战、头痛及腰背痛、明显贫血和血红蛋白尿(尿呈酱油色),严重者可出现急性肾功能衰竭。慢性溶血多为先天性,可有贫血和脾肿大。

(二)肝细胞性黄疸

1.病因　见于各种引起肝细胞广泛损害的疾病,如病毒性肝炎、肝硬化、中毒性肝炎、钩端螺旋体病等。

2.发生机制　由于肝细胞广泛受损,使其对胆红素的摄取、结合及排泄功能降低,导致血中非结合胆红素增加;未受损的肝细胞虽仍能将非结合胆红素转化为结合胆红素,但因肝细胞肿胀、坏死、小胆管内胆栓形成等原因,使其排泄受阻而返流入血,导致血中结合胆红素也增加,因而出现黄疸(图 3-10-3)。

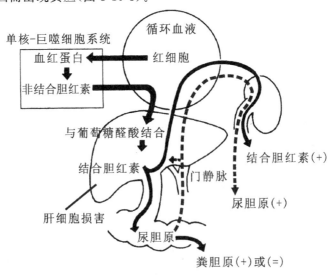

图 3-10-3　肝细胞性黄疸发生机制示意图

3. 临床表现 皮肤、黏膜浅黄至深金黄色，伴轻度皮肤瘙痒，常有疲乏、食欲减退、肝区不适或疼痛等症状，严重者可有出血倾向。

（三）胆汁淤积性黄疸

1. 病因 胆汁淤积分为肝内性和肝外性。肝内性见于肝内泥沙样结石、毛细胆管型病毒性肝炎、原发性胆汁性肝硬化等；肝外性见于胆总管的结石、狭窄、炎性水肿、肿瘤及胆道蛔虫等。

2. 发生机制 由于胆道阻塞，使阻塞上方胆管内的压力升高，胆管扩张，导致小胆管与毛细胆管破裂，胆汁中的胆红素返流入血，使血中结合胆红素升高。另外，因肝内原因使胆汁生成、排出障碍也可引起黄疸（图 3-10-4）。

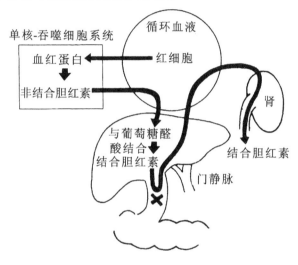

图 3-10-4 胆汁淤积性黄疸发生机制示意图

3. 临床表现 黄疸多较严重，皮肤呈暗黄色，完全梗阻者可呈黄绿色或绿褐色，常有皮肤瘙痒。尿色深如浓茶，粪便颜色变浅，典型者呈白陶土色。因脂溶性维生素 K 吸收障碍，常有出血倾向。

> **小贴士**
>
> 黄疸时必做的实验检查项目：血清总胆红素、结合胆红素、非结合胆红素、尿胆红素、尿胆原、血清总胆固醇、碱性磷酸酶、肝功能等。以利于鉴别黄疸的类型及病因。

三、护理评估要点

1. 确定是否为黄疸 注意与食物或药物所引起的皮肤黄染区别，胡萝卜素血症、米帕林所致黄疸常见于巩膜与手掌。

2. 评估黄疸 起病的急缓，皮肤、巩膜、粪便、尿的颜色，有无皮肤瘙痒及严重程度。一般黄疸越深病情越重；梗阻越完全，瘙痒越严重，粪便颜色越浅；黄疸伴皮肤瘙痒者，常提示黄疸程度较深，瘙痒减轻则提示病情在好转，黄疸在消退。

3.伴随的症状　有无发热、腹痛、肝肿大、胆囊肿大、脾肿大、腹水等。

4.身体反应　有无因皮肤瘙痒所引起的皮肤抓伤、睡眠与精神状态的改变等。

5.心理反应　有无紧张不安、焦虑、恐惧、自卑等心理反应及严重程度。

6.病史及诱因　有无与黄疸有关的疾病病史及诱发因素。

四、常用护理诊断

1.有皮肤完整性受损的危险　与皮肤瘙痒有关。

2.睡眠型态紊乱　与皮肤瘙痒严重有关。

3.焦虑　与严重皮肤黄染有关;与皮肤瘙痒严重有关;与创伤性病因学检查有关。

4.自我形象紊乱　与黄疸所致外在形象改变有关。

小　结

黄疸是由于血清中胆红素浓度增高,致皮肤、黏膜和巩膜发黄的症状和体征。凡引起胆红素产生过多,肝细胞对胆红素的摄取、结合、排泄障碍,以及肝内或肝外胆道阻塞等,均可导致血清总胆红素浓度增高而出现黄疸。临床上将黄疸分为溶血性、肝细胞性、胆汁淤积性黄疸三种。各型均在原发病表现的基础上出现皮肤、黏膜及巩膜的黄染,其中胆汁淤积性黄疸皮肤色泽最深,根据胆道梗阻程度可呈暗黄色、黄绿或绿褐色,并有皮肤瘙痒及心动过缓、尿色深、粪便颜色变浅或呈白陶土色。肝细胞性黄疸皮肤、黏膜浅黄至深黄色,并有肝功能障碍的表现。溶血性黄疸皮肤呈浅柠檬黄色,有溶血及贫血表现。黄疸的护理评估要点:首先要确定是否为黄疸及其原因,其次要根据黄疸程度判断病情,最后要注意黄疸对人体功能性健康型态的影响。主要的护理诊断有:舒适的改变、有皮肤完整性受损的危险、自我形象紊乱等。

全媒体扫码学习资料

黄疸病人的评估

工作任务十一　水肿病人的评估

【学习目标】

1.熟悉水肿的概念、病因、发病机制及临床表现,知道心源性水肿和肾源性水肿的鉴别。

2.能对水肿病人进行评估,完成护理评估记录,并判断病情严重程度。

3.在护理活动中严谨、诚实、慎独。

【预习案例】

案例 3-11:病人,男性,67 岁,退休干部。因"反复双下肢水肿 13 年,加重 6h"入院。病人 13 年前始反复出现双下肢凹陷性水肿。清晨减轻,夜晚加重。伴有心慌、气促,时常有夜间胸闷,坐起后症状减轻,多次来院就诊,诊断为右心功能不全。此次因劳累后病人 6 h 前再次出现上述症状,前来就诊。

试分析:

1.该病人的突出症状是什么?发生机制是什么?

2.能引起上述症状的主要原因有哪些?

3.该病人的主要护理诊断有哪些?

水肿是指液体在组织间隙过多积聚。水肿可分布于全身,也可发生于身体某一局部。全身性水肿是指液体在组织间隙呈弥漫性分布;局部性水肿是指液体积聚在局部组织间隙内;液体在体腔内积聚称积液,如胸腔积液、腹腔积液及心包积液等。水肿可以是隐性,也可是显性。组织液体积较小,体重增加在 10% 以下,指压无明显凹陷者,称为隐性水肿;体重增加在 10% 以上,指压有明显凹陷者称为显性水肿。一般情况下,水肿不包括内脏器官的水肿,如脑水肿、肺水肿等。

一、发 生 机 制

正常人体中,组织液量通过机体内外及血管内外的液体交换维持动态平衡。影响组织液生成的因素包括毛细血管静水压、血浆胶体渗透压、组织压、组织液的胶体渗透压等。当上述因素发生障碍时,组织液的生成大于回收,即发生水肿。产生水肿的主要因素包括:①钠与水的潴留,如继发性醛固酮增多症等。②毛细血管静水压增加,如右心衰竭等。③毛细血管通透性增加,如急性肾炎等。④血浆胶体渗透压降低,如肾病综合征等。⑤淋巴回流受阻,如丝虫病等。

二、病因及临床表现

(一)全身性水肿

1.心源性水肿　主要见于右心衰竭。水肿特点:首先发生在身体下垂部位,因体位不同而异。水肿为对称性、凹陷性。重者可发生全身性水肿且常伴有胸腔积液、腹腔积液、心包积液等。

2.肾源性水肿　见于各型肾炎。水肿特点:疾病早期晨起时眼睑及颜面水肿,以后发展为全身水肿。常伴尿常规改变、高血压、肾功能损害等表现。肾病综合征的病人水肿显著,常伴胸腔积液、腹腔积液。

3.肝源性水肿　见于肝功能失代偿期。水肿特点:主要表现为腹水,也可先出现踝部水肿,逐渐向上蔓延,但头面部及上肢常无水肿。

4.营养不良性水肿　见于慢性消耗性疾病、蛋白质丢失过多等所致低蛋白血症、维生素 B_1 缺乏。水肿特点:常从足部开始逐渐蔓延至全身。水肿发生前常有消瘦、体重减轻等。

5.其他原因所致全身性水肿　①黏液性水肿:见于甲状腺功能减退症。水肿特点:为非凹陷性水肿,以眼睑、口唇、下肢胫前较明显。②经前期紧张综合征:出现于月经前 7～14d。水肿特点:眼睑、踝部、手部轻度水肿,行经后逐渐消退。③药物性水肿:见于肾上腺糖皮质激素、雄激素、雌激素、胰岛素等应用过程中。④特发性水肿:见于女性。水肿特点:水肿与体位有明显关系,主要发生在身体下垂部位,于直立或劳累后出现,休息后减轻或消失。

(二)局部性水肿

分为炎症性水肿、静脉阻塞性水肿、淋巴水肿等。与局部静脉、淋巴回流受阻或毛细血管通透性增加有关。见于血栓性静脉炎、丝虫病所致象皮腿、局部炎症等。

案例 3-11 分析

1.结合该病人症状体征分析,其突出症状为反复双下肢凹陷性水肿。

2.该病人水肿发生的机制为毛细血管静脉压升高。

3.该病人水肿主要原因为右心衰竭引起的心源性水肿。

三、护理评估要点

1.水肿出现的时间、部位、程度、全身性或局部性。

2.伴随的症状　有无呼吸困难、重度蛋白尿、肝肿大,有无消瘦、体重减轻,以及水肿与月经周期的关系等。

3.身体反应　有无饮食、饮水的变化,出入液量是否平衡,有无体重、胸围、腹围的改变,水肿部位皮肤有无变化等。

4.诊断、治疗及护理经过　是否用药及剂量、疗效、不良反应;有无饮食、饮水的限制等。

四、常用护理诊断

1.体液过多　水肿与右心衰竭有关;与肾脏疾病所致钠水潴留有关。

2.营养失调　低于机体需要量与营养不良性水肿有关。

3.有皮肤完整性受损的危险　与水肿所致组织、细胞营养不良有关。

4.潜在并发症　急性肺水肿。

小　　结

水肿是组织间隙有过多的液体积聚时出现的一种体征。分全身性水肿和局部性水肿、隐性水肿和显性水肿。毛细血管静水压、血浆胶体渗透压、组织压和组织液的胶体渗透压是维持血管内外液体交换平衡的因素,任何原因导致这种平衡紊乱时,即可引起水肿。心源性水肿首先发生在身体下垂部位,严重时可致胸、腹水;肾源性水肿为早期于晨起时眼睑与颜面水肿;肝源性水肿以腹水为主要表现;营养不良性水肿多从组织疏松处开始,然后扩展至全身,以低垂部位显著。水肿常有体重增加及尿量减少。严重水肿有大量胸、腹水时可引起呼吸困难;持续水肿可导致皮肤溃破和继发感染。水肿的主要护理评估要点是查询健康史中有无相关疾病的病史及用药史;注意评估水肿的特点、程度及饮食、水钠摄入情况、体重、尿量的变化;水肿对人体功能性健康型态的影响。主要的护理诊断有:体液过多、有皮肤完整性受损的危险及活动无耐力等。

全媒体扫码学习资料

水肿病人的评估

工作任务十二 抽搐与惊厥病人的评估

【学习目标】

1.熟悉抽搐与惊厥的概念、病因及临床表现,知道抽搐与惊厥病人的评估要点。

2.能对抽搐与惊厥病人进行评估,完成护理评估记录,并判断病情严重程度。

3.能耐心对病人进行用药、安全防范等方面的健康指导。

【预习案例】

案例 3-12:病人,男,18 岁,突发全身性抽搐,全身肌肉强直,继而四肢阵挛性抽搐,呼吸不规则,大小便失禁、发绀。发作持续 1~2 min 后自行停止,发作时意识丧失、瞳孔散大、对光反射消失等。发作停止不久,病人意识恢复,醒后有头痛、全身乏力、酸痛等症状。

试分析:

1.该病人的突出症状是什么? 主要原因是什么?

2.病人的主要护理诊断有哪些?

抽搐(tic)与惊厥(convulsion)为神经科常见的临床症状,均属于不随意运动。抽搐是指全身或局部骨骼肌非自主地抽动或强烈收缩,常可引起关节的运动和强直。当肌群收缩表现为强直性和阵挛性时,称为惊厥,一般为全身性、对称性,伴有或不伴有意识丧失。

一、病　因

(一)脑部疾病

1.颅内感染　各种病毒、细菌、真菌等病原体感染引起的脑炎、脑膜炎、脑脓肿。

2.脑外伤　如产伤、急性颅脑外伤、颅内血肿、外伤后瘢痕。

3. 脑血管疾病　脑出血、脑栓塞、脑血栓形成、高血压脑病、蛛网膜下腔出血。

4. 脑肿瘤　颅内原发性肿瘤(脑膜瘤、胶质瘤等)、脑转移瘤。

5. 寄生虫病　脑型疟疾、脑血吸虫病、脑包虫病、脑囊虫病。

6. 其他　先天性脑发育障碍、胆红素脑病。

(二)全身性疾病

1. 感染　如中毒性细菌性痢疾、链球菌败血症、狂犬病、破伤风、大叶性肺炎、小儿高热惊厥。

2. 心血管疾病　高血压脑病、Adams-Stokes综合征。

3. 中毒　内源性中毒如尿毒症、肝性脑病;外源性中毒如酒精、苯、铅、砷、汞、农药、药物中毒。

4. 内分泌与代谢障碍　如低血糖、低钙血症、低镁血症、糖尿病酮症酸中毒。

5. 其他　如日射病、溺水、触电。

(三)神经官能症

如癔症性抽搐和惊厥。

此外,尚有小儿惊厥(部分为特发性,部分由于脑部损害所致),高热惊厥多见于小儿,主要由急性感染所引起。

二、发生机制

目前抽搐与惊厥的发生机制尚未完全明了,可能是由于大脑神经元异常放电所致。这种病理性放电主要因神经元膜电位不稳定而引起,并与遗传、免疫、内分泌、微量元素、精神因素等多种因素有关,可由代谢、营养、脑皮质肿物或瘢痕等激发。

三、临床表现

不同病因所致抽搐与惊厥,临床表现各有其特征,通常可分为全身性和局限性两种。

1. 全身性抽搐　以全身性骨骼肌痉挛为主要表现,典型者为癫痫大发作,表现为意识突然丧失,全身肌肉强直,呼吸暂停,继而四肢阵挛性抽搐,呼吸不规则,排尿排便失禁、发绀。发作数分钟自行停止,也可反复发作甚至呈持续状态。发作时可有瞳孔散大、对光反射迟钝或消失、病理反射阳性等。发作停止后不久意识恢复,醒后有头痛、全身乏力、肌肉酸痛等症状。由破伤风引起者表现为持续性的强直性抽搐,伴肌肉剧烈疼痛。

2. 局限性抽搐　以身体某一局部肌肉收缩为主要表现,多见于手足、口角、眼睑等部位。低钙血症所致手足抽搐症发作时腕及手掌指关节屈曲,指间关节伸直,拇指内收,呈"助产士手";踝关节伸直,足趾跖屈,足呈弓状,似"芭蕾舞足"。

惊厥发作可致跌伤、舌咬伤、排便与排尿失禁及肌肉酸痛。短期频繁发作可致高热。伴意识障碍者可因呼吸道分泌物、呕吐物吸入或舌后坠堵塞呼吸道引起窒息。严重惊厥由于骨骼肌强烈收缩,机体氧耗量显著增加,加之惊厥所致呼吸改变可引起缺氧。惊厥发作后病人可因发作失态而致困窘。惊厥发作伴血压增高、脑膜刺激征、剧烈头痛、意识丧失等多见于危重急症。此外,病人健康的不稳定性及照顾情景的不可预测性可导致病人亲属应对能力失调。

四、护理评估要点

1.抽搐与惊厥发作时的情况 起病时间、发作时的表现、发作的频率、持续时间、间隔时间,发作前有无先兆如烦躁不安、口角抽搐、肢体发紧等。

2.伴随的症状 有无高热、头痛、意识障碍等。

3.身体反应 注意有无外伤、窒息、大小便失禁等。

4.心理反应 有无紧张、焦虑等心理反应及程度。

5.诊断、治疗及护理经过 是否应用镇静剂及其名称、剂量和效果。

6.有无与惊厥相关的疾病史,诱发及加重惊厥的因素,有无癫痫病家族史。

五、常用护理诊断

1.有受伤的危险 与惊厥发作所致的不受控制的强直性肌肉收缩和意识丧失有关。

2.潜在并发症 窒息、高热。

3.有窒息的危险 与惊厥发作所致误吸或舌后坠阻塞呼吸道有关。

4.排尿障碍/排便失禁 与抽搐与惊厥发作所致短暂意识丧失有关。

5.恐惧 与不可预知的惊厥发作有关。

6.照顾者角色紧张 与照顾接受者的健康不稳定性及照顾情景的不可预测性有关。

全媒体扫码学习资料

抽搐与惊厥病人的评估

工作任务十三 意识障碍病人的评估

【学习目标】

1.熟悉意识障碍的概念、病因及临床表现,知道意识障碍评估要点。

2.能根据意识障碍的评估要点对病人进行评估,并判断意识障碍的程度。

3.在护理活动中密切观察病人的病情变化。

【预习案例】

案例3-13:病人,男,67岁,退休工人。"突然右侧肢体无力伴意识障碍3h"入院。病人3h前在晨练运动时突感右侧肢体无力,剧烈头痛,伴恶心、呕吐一次,随后意识不清,呼之不应。急送来院。既往有高血压病史近10年,服药不规律。查体:血压 170/100 mmHg,神志不清,双侧瞳孔等大等圆,对光反射灵敏,右侧肢体腱反射亢进,右侧病理征阳性。

试分析:

1. 该病人的突出症状是什么?主要原因是什么?

2. 病人上述症状如何分度?

3. 病人的主要护理诊断有哪些?

意识障碍(disturbance of consciousness)是指人体对周围环境及自身状态的识别和觉察能力出现障碍。多由于高级神经中枢功能活动受损所引起,可表现为嗜睡、意识模糊、昏睡、昏迷。

一、病 因

1. 颅脑疾患

(1)颅内感染 各种脑炎、脑膜脑炎、脑膜炎、脑脓肿。

(2)脑血管病变 脑出血、脑血栓形成、脑栓塞、蛛网膜下腔出血、高血压脑病。

(3)颅脑损伤 脑震荡、颅底骨折、脑挫裂伤、颅内血肿。

(4)颅内占位性病变 脑肿瘤。

(5)感染 中毒性脑病、败血症、中毒性肺炎、中毒性痢疾。

(6)癫痫

2. 内分泌与代谢障碍 如尿毒症、肺性脑病、肝性脑病、低血糖昏迷、糖尿病酮症酸中毒、甲状腺危象。

3. 心血管系统疾病 如 Adams-Stokes 综合征、严重休克。

4. 外源性中毒 如安眠药、有机磷农药、一氧化碳、酒精等中毒。

5. 其他体温调节中枢紊乱 如中暑、高热或体温过低、触电、溺水。

二、发 生 机 制

意识由意识内容和其"开关"系统组成。意识的"开关"系统包括经典的感觉传导路径(特异性上行投射系统)及脑干网状结构(非特异性上行投射系统)。意识"开关"系统激活大脑皮质并使之维持一定水平的兴奋性,使机体处于觉醒状态。意识内容即大脑皮质的功能活动,包括记忆、思维、理解、定向和情感等精神活动,以及通过视、听、语言和复杂运动等与外界保持密切联系的能力。意识内容在觉醒状态的基础上产生。因此,清醒的意识活动有赖于大脑皮质和皮质下网状结构功能的完整性,任何原因导致大脑皮质弥漫性损害或脑干网状结构损害,使意识内容改变或觉醒状态减弱,均可发生意识障碍。

案例 3-13 分析 1

1. 该病人的主要症状是意识障碍。

2. 根据现有病史资料考虑该病人意识障碍的主要原因可能为脑血管疾病。

三、临床表现

意识障碍可有下列不同程度的表现。

(一)嗜睡

嗜睡是最轻的意识障碍,是一种病理性嗜睡。病人呈持续的睡眠状态,但可被轻微的刺激或语言所唤醒,并能正确回答问话和做出各种反应。当刺激去除后很快又再次入睡。

(二)意识模糊

意识模糊是较嗜睡程度深的一种意识障碍。病人能保持简单的精神活动,但对时间、地点、人物的定向能力发生障碍,可出现幻觉、错觉、烦躁不安、谵语或精神错乱。

(三)昏睡

病人处于病理性沉睡状态,不易唤醒,需用强刺激(如压迫眶上神经、用力摇动身体)才能唤醒,回答问题含糊不清,或答非所问,停止刺激很快又入睡。

(四)昏迷

为最严重的意识障碍,按其程度又分为以下3种。

1.浅昏迷　意识大部分丧失,无自主运动,对周围事物及声、光等刺激全无反应,但对强烈的疼痛刺激(如压迫眶上神经)可出现痛苦表情、肢体退缩的防御反应。角膜反射、吞咽反射、咳嗽反射、瞳孔对光反射存在,呼吸、脉搏、血压一般无明显变化,大小便可有潴留或失禁。

2.中昏迷　病人对周围事物以及各种刺激全无反应,但对于强烈刺激可出现防御反应。病人的角膜反射及瞳孔对光反射迟钝,眼球无转动,呼吸、脉搏、血压可有改变。

3.深昏迷　病人意识完全丧失,全身肌肉松弛,对各种刺激甚至是强刺激全无反应。角膜反射、瞳孔对光反射均消失。呼吸不规则,血压可下降,大小便失禁。

此外,还有一种以兴奋性增高为主的高级神经中枢急性活动失调状态,称谵妄。临床上可表现为意识模糊、定向力丧失、感觉错乱、躁动不安。常见于急性感染的发热期,也可见于某些药物中毒(如颠茄类药物中毒)、代谢障碍(如肝性脑病)、循环障碍和中枢神经疾患等。

案例 3-13 分析 2
　该病人意识障碍的临床表现为昏迷,根据现在的病史资料该病人现处于轻度昏迷。

四、护理评估要点

1.意识障碍的情况　询问意识障碍发生的时间、过程、起病急缓、持续时间、表现等。

2.确定意识障碍的程度　可根据病人的语言反应、对答是否切题、对疼痛刺激的反应、肢体活动、瞳孔大小及对光反射、角膜反射等加以判断。也可按格拉斯哥昏迷评分表

(glasgow come scale,GCS)对意识障碍的程度进行测评。GCS 评分项目包括睁眼反应、运动反应和语言反应。分测 3 个项目并予以计分,再将各项目分值相加求其总分,即可得到意识障碍程度的客观评分,见表 3-13-1。GCS 总分为 3~15 分,那些对语言指令没有反应或不能睁眼且 GCS 总分为 8 分或更低的情况被定义为昏迷。评估中应注意运动反应的刺激部位应以上肢为主,以最佳反应记分。通过动态观察或 GCS 动态评分可了解意识障碍的进展。GCS 动态评分是将每日 GCS 三项记录值分别绘制成横向的 3 条曲线,曲线下降示意识障碍程度加重,病情趋于恶化;反之,曲线上升示意识状态障碍程度减轻,病情趋于好转。

表 3-13-1　Glasgow 昏迷评分表

评分项目	反应	得分
睁眼反应	自发性睁眼	4
	言语呼唤时睁眼	3
	疼痛刺激时睁眼	2
	任何刺激无睁眼反应	1
运动反应	按指令动作	6
	对疼痛刺激能定位	5
	对疼痛刺激有肢体退缩反应	4
	疼痛刺激时肢体过屈(去皮层强直)	3
	疼痛刺激时肢体过伸(去大脑强直)	2
	对疼痛刺激无反应	1
语言反应	能准确回答时间、地点、人物等定向问题	5
	能说话,但不能准确回答时间、地点、人物等定向问题	4
	对答不切题	3
	言语模糊不清,字意难辨	2
	对任何刺激无语言反应	1

3.伴随症状和体征　注意询问有无发热、头痛、恶心、呕吐、肢体瘫痪等症状;注意观察有无瞳孔散大或缩小、血压增高或降低、脑膜刺激征等体征。

4.身体反应　有无水、电解质紊乱及营养障碍的表现,有无压疮、运动障碍的表现。

5.诊断、治疗及护理经过　如应用降压药、降血糖药的名称、剂量、用药后的效果。

6.有无与意识障碍有关的疾病病史及诱发因素　注意询问有无外伤、用药史、饮酒史,有无接触煤气;诱因如精神过度紧张或情绪激动、感染、上消化道出血、大量应用利尿剂等。

五、常用护理诊断

1.急性意识障碍　与脑出血有关;与糖尿病酮症酸中毒有关;与肝性脑病有关等。

2.清理呼吸道无效　与意识障碍致咳嗽反射减弱或消失有关。

3.有误吸的危险　与意识丧失致咳嗽和吞咽反射减弱或消失有关。

4.有外伤的危险　与意识障碍所致躁动不安有关。

5.营养失调　与意识障碍不能正常进食有关。

6.有皮肤完整性受损的危险　与意识障碍、长期卧床和/或排泄物刺激有关。

7.有感染的危险　与意识障碍所致咳嗽与吞咽反射减弱或消失有关;与留置导尿管有关。

8.潜在并发症　窒息、电解质紊乱等。

小　　结

意识障碍是指人体对周围环境及自身状态的识别和觉察能力出现障碍的一种精神状态。其发生主要是由于颅脑及全身性疾病导致脑缺血、缺氧、葡萄糖供给不足、酶代谢异常等引起脑细胞代谢紊乱,从而导致网状结构功能减退,产生意识障碍。根据意识障碍的程度临床表现为嗜睡、意识模糊、昏睡、昏迷等。其中昏迷是最严重的意识障碍,除了有体温、脉搏、呼吸、血压等生命体征的改变外,常易并发肺部及尿路感染、口腔炎、结膜炎、角膜炎、角膜溃疡、营养不良、压疮及肢体挛缩畸形等严重并发症。评估意识障碍的重点是,查询相关病因及诱因、确定意识障碍的程度及进展、注意生命体征的变化及对人体功能性健康形态的影响。相关的护理诊断有急性意识障碍、清理呼吸道无效、有误吸的危险、营养失调等。

考 点 导 航

A1 型题

1.以口腔温度为例,超高热是指体温在(　　　)。

　　A.37.3~38℃　　　　　　B.38.1~39℃　　　　　　C.39.1~40℃

　　D.40℃以上　　　　　　　　　　　　　　　　　　E.41℃以上

2.夜间阵发性呼吸困难常见于(　　　)。

　　A.急性左心衰竭　　　B.右心衰竭　　　　　C.支气哮喘

　　D.糖尿病酮症酸中毒　　　　　　　　　　　E.慢性阻塞性肺疾病

3.咯血直接致死的重要原因为(　　　)。

　　A.肺部感染　　　　　B.窒息　　　　　　　C.肺不张

　　D.感染　　　　　　　E.失血性休克

4.中心性发绀主要见于(　　　)。

　　A.药物中毒　　　　　B.心肺疾病　　　　　C.右心衰竭

　　D.严重休克　　　　　E.左心衰竭

5.心源性水肿的特点为(　　　)。

　　A.首先出现在身体下垂部位　　　　　　　　B.初为眼睑水肿

　　C.初为颜面水肿　　　　　　　　　　　　　D.以腹水为主要表现

E.以口唇、眼睑及下肢胫前较明显,呈非凹陷性

6.关于镜下血尿的概念正确的是(　　)。

    A.新鲜尿离心沉渣后红细胞＞3个/HP为镜下血尿

    B.新鲜尿离心沉渣后红细胞＞5个/HP为镜下血尿

    C.尿沉渣Addis计数12 h排泄的红细胞＞30万为镜下血尿

    D.尿沉渣Addis计数12 h排泄的红细胞＞60万为镜下血尿

    E.尿外观呈洗肉水样为镜下血尿

7.呕吐伴上腹节律性、周期性疼痛可见于(　　)。

    A.急性胃炎　　　　　　B.慢性胃炎　　　　　　C.消化性溃疡

    D.胃癌　　　　　　　　E.胃泌素瘤

8.梗阻性黄疸可出现(　　)。

    A.尿胆素阳性　　　　　B.尿胆原增高　　　　　C.尿胆素阴性

    D.粪胆原增高　　　　　E.以上都不是

9.呕血最常见的病因是(　　)。

    A.消化性溃疡　　　　　B.食管静脉曲张破裂　　C.胃癌

    D.急性胃黏膜病变　　　E.急性出血性胃炎

A2型题

1.女性病人,24岁,突然寒战、高热伴尿频、尿急、尿痛,右肾区叩击痛。尿常规白细胞(＋
    ＋＋),红细胞(＋＋),最可能是(　　)。

    A.急性肾炎　　　　　　B.慢性肾小球炎　　　　C.肾病综合征

    D.急性肾盂肾炎　　　　E.肾结核

(李小玲　汪颜霞)

全媒体扫码学习资料

意识障碍病人的评估　　　　　常见症状评估检测

学习项目四　身　体　评　估

身体评估(physical assessment)是评估者运用自己的感官(视、触、叩、听、嗅)或借助于体温表、血压计、叩诊锤、听诊器等一些简单的评估工具对评估对象进行细致的观察和系统的检查,客观地评估病人身体状况的基本检查方法。

工作任务一　身体评估的方法及注意事项

【学习目标】

1.知道身体评估的基本方法以及异常表现的临床意义,熟悉各种评估方法的注意事项和要求。

2.能正确运用身体评估的方法对护理对象进行评估操作。

3.培养学生良好的医德医风,以及认真、严谨的工作态度。

【预习案例】

案例 4-1:张某某,女,29 岁,农民,高中文化。因反复劳力性心悸,气短 5 年,再发加重 2 周入院。体格检查:T 37℃,P 120 次/min,R 20 次/min,Bp 120/78mmHg。端坐呼吸,口唇发绀,颈静脉怒张,气管居中,双下肺可闻小水泡音,心尖搏动左移位,心界向左扩大,HR 130 次/min,心律不齐,S1 增强,P2 亢进、分裂,心尖部闻及中度舒张期递增隆隆样杂音,胸骨左缘 4、5 肋间闻及 2/6 级收缩期杂音。右肋下 2 cm 可触及肝,双下肢轻度凹陷性水肿。

试分析:

1.护士采用了哪些方法对病人进行身体评估?

2.在对病人进行身体评估的各项检查时应注意哪些?

身体评估一般于采集健康史结束后进行,其目的是为了进一步支持和验证问诊中所获得的有临床意义的症状,发现病人所存在的体征及对治疗和护理的反应,为确认护理诊断提供客观依据。

> **小贴士**
> 身体评估的基本方法包括视诊、触诊、叩诊、听诊和嗅诊。

要熟练掌握和运用这些方法,必须反复练习和实践,并与基础医学知识和其他相关知识结合,才能使收集的资料更精确和更有价值。在身体评估时应注意以下几点。

(1)评估者应举止端庄、态度和蔼、操作轻柔。应向评估对象说明评估的目的,以取得其合作。

（2）评估的环境应具有私密性，光线柔和，室温适宜、安静舒适。

（3）评估者应站在病人右侧，一般以右手进行评估。身体评估过程中要做到细致、准确、全面、重点突出、操作规范。

（4）评估应按一定顺序进行。通常先观察一般状况，然后依次评估头、颈、胸、腹、脊柱、四肢及神经系统，由前到后，左右对比，以避免不必要的重复或遗漏。必要时进行生殖器、肛门和直肠的评估。

（5）应根据病情变化随时复查，以及时发现新的体征，不断补充和修正评估结果，调整和完善护理措施。

一、视　诊

视诊（inspection）是用视觉观察评估对象全身及局部状态的评估方法，是身体评估的第一步。全身一般状态及全身和局部的外部表现均可通过视诊观察到。全身一般状态如年龄、性别、发育、营养、面容、表情、体位、步态等，局部状态如皮肤、黏膜、舌苔、头颅大小、胸廓、腹形、骨骼、关节外形等均可通过视诊进行评估。

视诊时光线应柔和、无色。评估对象应充分暴露被检部位，必要时显露对侧相应部位，以资对比。

小贴士

　　视诊最好在自然光线下进行，夜间在普通灯光下常不易辨别黄疸和发绀，苍白和皮疹也不易看清楚。侧面来的光线对观察搏动或肿物的轮廓很有帮助。

视诊可通过评估者的眼睛直接进行观察，也可以利用某些仪器进行观察，如眼底、鼓膜、胃肠道黏膜等分别需要借助眼底镜、耳镜、内镜帮助检查。

视诊方法简便易行，适用范围广，可提供重要的评估资料，但必须有丰富的医学知识和临床经验，并通过深入、细致的观察，才能发现有重要意义的临床征象。

二、触　诊

触诊（palpation）是通过手的触觉来感知评估对象身体某部位有无异常的评估方法。通过触诊可以明确视诊所不能明确的异常征象，如皮肤温度和湿度、震颤、波动感、摩擦感以及包块的部位、大小、轮廓、移动度、硬度、压痛等。手的不同部位对触觉的敏感度不同，其中以指腹和掌指关节的掌面皮肤最为敏感，触诊时多用这两个部位。手背对于温度较为敏感。

触诊适用于全身各部位检查，在腹部评估中尤为重要。

（一）触诊方法

由于触诊目的不同而施加的压力轻重不同，据此可分为浅部触诊和深部触诊。

（1）浅部触诊将手轻轻放在被检查部位，利用掌指关节和腕关节的协同动作，轻柔地进行滑动触摸。触诊的深度为 1～2 cm，主要用于评估浅表器官或包块等的状态，如浅部的动脉、静脉、神经、精索等。浅部触诊一般不引起评估对象的痛苦。

（2）深部触诊用单手或双手重叠，由浅入深，逐步施加压力，以达深部（图4-1-1）。深部触诊可触及的深度常在2 cm以上，有时可达4～5 cm，主要用于察觉腹部病变或脏器的情况。根据检查目的和手法的不同，可分为：深部滑行触诊法、双手触诊法、深压触诊法和冲击触诊法。

1）深部滑行触诊法：检查时嘱评估对象微张口呼吸，使腹壁放松，以并拢的第二、三、四指末端逐渐触向腹腔的脏器或包块，并在其上作上、下、左、右滑动触摸。

2）双手触诊法：将左手置于被检查脏器或包块后面，并将被检查部位推向右手方向，使左手既起到固定作用，又将被检查的脏器或包块推向更接近体表的部位以利于右手触诊，多用于肝、脾、肾及腹部肿块的触诊。

3）深压触诊法：以拇指或中间并拢的2～3个手指逐渐深压，以探测腹腔深处病变的部位或确定腹腔压痛点，如阑尾压痛点、胆囊压痛点等。检查反跳痛时，则是在深压的基础上迅速将手抬起，询问评估对象有无疼痛加剧或观察面部是否出现痛苦表情。

4）冲击触诊法：评估时，右手并拢的食、中、环三个手指取70°～90°角，置于腹壁相应的部位，做数次急速而较有力的冲击动作（图4-1-2），在冲击时即会出现腹腔内脏器在指端浮沉的感觉。这种方法一般只用于大量腹水时肝、脾及腹腔包块难以触及者。因急速冲击可使腹水在脏器表面暂移去，脏器随之浮起，故指端易于触及肿大的肝、脾或腹腔包块。冲击触诊会使病人感到不适，操作时应避免用力过猛。

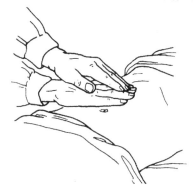
图4-1-1　深部触诊示意图

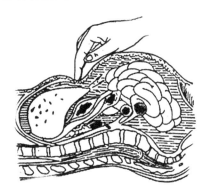
图4-1-2　冲击触诊示意图

（二）触诊注意事项

（1）触诊前应向评估对象解释触诊的目的及可能造成的不适，以免引起不必要的紧张或害怕。

（2）评估者与评估对象均应采取舒适体位。如检查腹部时，评估者应立于评估对象的右侧，面向评估对象，评估对象取仰卧位，双手置于身体两侧，双腿稍屈，以使腹肌放松；检查肝、脾或肾脏时可取侧卧位。

（3）触诊的手要温暖、干燥，触诊时应从健侧开始，渐及疑有病变处。深部触诊要由浅入深，并指导评估对象做好配合动作。

（4）检查下腹部时，应嘱评估对象排空膀胱，有时须排除粪便。

三、叩　诊

叩诊(percussion)是通过手指叩击或手掌拍击被检查部位体表,使之震动而产生音响,根据所感到的震动和所听到的音响特点判别被检查部位脏器状态的评估方法。叩诊多用于确定被检查部位组织或器官的位置、大小、形状及密度,如确定肺下界、心界大小、腹水的有无及量、子宫及膀胱有无胀大等。

(一)叩诊方法

由于叩诊的目的不同,应采取不同的叩诊手法,常用的叩诊方法有以下两种:

1. 间接叩诊法　是临床运用最多的叩诊方法,常用于胸部及腹部的检查。叩诊时评估者以左手中指第二指节紧贴叩诊部位,其他手指稍抬起,勿与体表接触。右手自然弯曲,以中指指端垂直叩击左手中指第二指节前端。叩诊时应以腕关节的活动带动叩指,避免肘关节及肩关节参加活动。叩击力量要均匀,叩击动作要灵活、短促、富有弹性。叩击后立即抬起,每次连续叩 2～3 下,不明确时可再叩 2～3 下(图 4-1-3)。

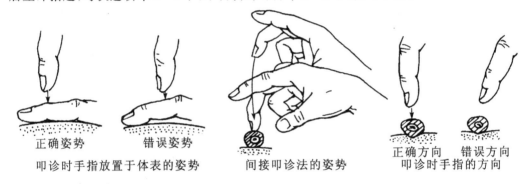

正确姿势　　　错误姿势

叩诊时手指放置于体表的姿势

间接叩诊法的姿势

正确方向　错误方向

叩诊时手指的方向

图 4-1-3　间接叩诊法示意图

2. 直接叩诊法　主要适用于胸部或腹部病变范围较大时的叩诊,如胸膜粘连增厚、大量胸腔积液或腹水等。直接叩诊法是评估者用右手中间 3 个手指掌面直接拍击被检查部位,借拍击的反响和指下的震动感来判断病变情况的方法。用叩诊锤直接叩击被检查部位,观察有无疼痛反应也属于直接叩诊。

(二)叩诊音

叩诊音即被叩击部位产生的音响。由于被叩诊部位的组织、器官的密度、弹性、含气量及其与体表的距离不同,叩击时产生的音响强弱、音调高低及持续时间也不相同。

> **小贴士**
> 　根据音响的强弱、频率等的不同将叩诊音分为清音、浊音、实音、鼓音和过清音五种。

(1)清音是一种音调较低,音响较强,震动持续时间较长的叩诊音。为正常肺部的叩诊音。

(2)浊音与清音相比,是一种音调较高,强度较弱,震动持续时间较短的叩诊音。正常情况下,产生于被含气脏器边缘覆盖的实质脏器,如被肺边缘覆盖的心脏左缘或肝上部。

病理状态下,可见于肺部炎症所致的肺组织含气量减少时,如肺炎、肺不张。

(3)实音是一种音调更高、强度更弱、震动持续时间更短的叩诊音。正常情况下,在叩击未被含气组织覆盖的实质脏器时产生,如心脏无肺组织遮盖的区域、肝、脾等。病理状态下,可见于大量胸腔积液或肺实变等。

(4)鼓音是一种较清音的音响更强,震动持续时间较长的叩诊音。在叩击含有大量气体的空腔脏器时产生,如正常的胃泡区、腹部。病理状态下,可见于肺内空洞、气胸或气腹等。

(5)过清音是一种介于鼓音与清音之间的叩诊音,与清音相比音调较低,音响较强。临床上主要见于肺组织含气量增多、弹性减弱时,如肺气肿。

(三)叩诊注意事项

(1)保持周围环境安静,以免噪音干扰对叩诊音的辨别。

(2)充分暴露被检查部位,放松肌肉,并注意对称部位的比较。

(3)根据叩诊部位的不同,选择叩诊方法和体位。如叩诊胸部可取坐位或卧位,叩诊腹部则常取仰卧位。

(4)叩诊时除注意辨别叩诊音的变化外,还要注意指下震动感的差异。一个部位每次只需连续叩击 2～3 下,如未能获得明确印象,可再连续叩击 2～3 下。叩击力量要均匀适中,使产生的声响一致,才能正确判断叩诊音的变化。叩击力量的轻重应视不同的评估部位、病变组织的性质、范围大小或位置深浅等具体情况而定。

四、听　　诊

听诊(auscultation)是评估者用耳或借助听诊器听取病人身体各部发出的声音进行评估的方法。广义的听诊包括听评估对象发出的语音、咳嗽、呃逆、嗳气、呼吸、肠鸣、关节活动音、呻吟、呼叫等任何声音,这些声音均可为评估提供有价值的线索。狭义的听诊则指借助听诊器或直接用耳经评估对象体表听取体内或有关部位所发出的声音。听诊是身体评估方法中的难点与重点。

听诊器由耳件、体件及软管 3 部分组成。体件常用的有膜型和钟型两种。膜型体件适于听取高调声音,钟型体件适于听取低调声音(图 4-1-4)。

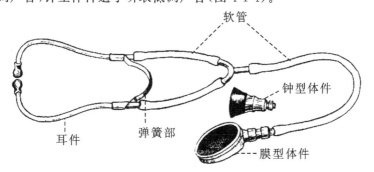

图 4-1-4　听诊器模式图

(一)听诊方法

根据使用听诊器与否可将听诊方法分为直接听诊法和间接听诊法。

1. 直接听诊法 为用耳直接贴附在评估对象体表进行听诊的方法。因此法听得的体内声音微弱,对病变的定位也不准确,目前仅在某些特殊或紧急情况下使用。

2. 间接听诊法 是用听诊器进行听诊的方法。此法方便,可在任何体位时使用,并能减少外界杂音的干扰,对听诊部位的声音有一定的放大作用。间接听诊法使用范围广,除可用于心脏、肺部、腹部听诊外,还可听取血管音、皮下气肿音、关节活动音、骨摩擦音等。

(二)听诊注意事项

(1)环境要安静、温暖、避风,以免外界声音的干扰及寒冷时肌束震颤产生附加音,影响听诊效果。

(2)听诊前应检查听诊器耳件方向是否正确,软管及硬管管腔是否通畅。

(3)根据病情采取适当体位,使肌肉放松。

(4)放置听诊器的体件时要紧贴被检查部位,避免与皮肤摩擦而产生附加音。

(5)听诊时注意力要集中,听呼吸音时要排除心音的干扰,听心音时要排除呼吸音的干扰。

五、嗅 诊

嗅诊(smelling)是用嗅觉来辨别发自评估对象的各种气味的一种评估方法。这些气味多来自皮肤、黏膜、呼吸道、胃肠道、呕吐物、分泌物、排泄物、脓液或血液等。嗅诊时,评估者用手将发自评估对象的气味轻轻扇向自己的鼻部,仔细辨别气味的特点和性质,为临床护理提供有价值的线索。

1. 汗液 正常汗液无强烈的刺激性气味。酸性汗味见于长期服用水杨酸、阿司匹林等解热镇痛药者;狐臭味见于腋臭者;脚臭味见于脚癣伴有感染者。

2. 痰液 正常痰液无特殊气味。痰呈血腥味见于大量咯血者,痰恶臭见于厌氧菌感染。

3. 呕吐物 单纯胃内容物略带酸味。呕吐物呈酸臭味提示食物在胃内滞留时间过久;呕吐物呈粪臭味见于幽门梗阻或腹膜炎。

4. 呼气 浓烈的酒味见于酒后;大蒜味见于有机磷中毒;烂苹果味见于糖尿病酮症酸中毒;氨味见于尿毒症;肝腥味见于肝性脑病。

5. 脓液 有恶臭者提示有气性坏疽的可能。

6. 粪便 粪便带有腐败性臭味见于消化不良;腥臭味见于细菌性痢疾。

7. 尿液 尿液带有浓烈的氨味见于膀胱炎,因尿液在膀胱内被细菌发酵所致。

小 结

身体评估的基本方法包括视诊、触诊、叩诊、听诊和嗅诊。

视诊是用视觉观察评估对象全身及局部状态的评估方法。有时仅凭视诊就能明确存在的健康问题,并做出对被评估者健康状况的初步判断。

触诊是通过手的触觉来感知评估对象身体某部位有无异常的评估方法,以腹部检查多用。根据检查目的和手法的不同,可分为:浅部触诊法、深部滑行触诊法、双手触诊法、深压触诊法和冲击触诊法。

叩诊是通过手指叩击或手掌拍击被检查部位,使之震动而产生音响,根据所感到的震动和所听到的音响特点判别被检查部位脏器状态的评估方法,常用于心、肺和腹部的叩诊。叩诊音分为清音、浊音、实音、鼓音和过清音五种。

听诊是用耳或借助听诊器听取身体各部发出的声音进行评估的方法,以心脏检查多用。

嗅诊是通过用嗅觉来辨别发自评估对象的各种气味的一种评估方法。

考 点 导 航

A1 型题

1.大量腹水病人检查肝脾宜采用( )。

    A.深部滑行触诊法   B.双手触诊法   C.深压触诊法   D.冲击触诊法

2.气胸出现的病理性叩诊音为( )。

    A.清音   B.鼓音   C.过清音   D.浊音

3.检查腹部有无压痛、反跳痛,宜采用( )。

    A.深部滑行触诊法   B.双手触诊法   C.深压触诊法   D.冲击触诊法

4.肺气肿时出现的病理性叩诊音为( )。

    A.清音   B.鼓音   C.过清音   D.浊音

5.叩诊浊音,见于( )。

    A.肺气肿   B.气胸   C.肺空洞   D.肺炎

6.检查腹壁紧张度,宜采用( )。

    A.双手触诊法   B.深部滑行触诊法   C.冲击触诊法   D.浅表触诊法

7.正常人体基本叩诊音不包括( )。

    A 清音   B.鼓音   C.过清音   D.浊音

全媒体扫码学习资料

身体评估方法及注意事项

工作任务二 一般状态评估

【学习目标】

    1.知道发育和体型的判断标准,营养状态的分级;常见面容的特点;体位、步态改变的临床意义。

2.能正确测量并记录生命体征；能观察评估对象的发育、体形、营养、步态、面容、体位等并判断是否正常,作出营养的评估分级。

3.要求学生对护理对象一视同仁,不分高低贵贱,不嘲笑病人,有为人类健康服务的良好素质。

【预习案例】

案例 4-2-1:刘某,男性,40 岁,身高 170 cm,体重 85kg,请利用标准体重和体重指数两种方法,衡量其营养状态。

案例 4-2-2:女性,21 岁,学生。自幼患支气管哮喘,平素一直口服激素(波尼松 15mg/d)维持,3d 前再发作。查体:T 36.7℃,P 120 次/min,R 28 次/min,Bp 100/70mmHg。满月面容,端坐呼吸,双肺可闻及哮鸣音。

试分析:

1.病人存在的阳性体征有哪些?

2.这些阳性体征的临床意义?

一般状态评估,又叫一般检查,其检查方法主要是通过视诊对评估对象全身情况进行概括性评价,必要时辅以触诊等检查方法。一般状态评估的内容包括:年龄、性别、体温、呼吸、脉搏、血压、面容与表情、发育、营养、体型、体位、姿势、步态等。每位同学可模拟进行一般状态的评估。比如:同学们在路上行走,迎面走来一个人,同学们的脑子里就会在判断这个人的性别、高矮、年龄、面容、步态等基本状态,其实这就是最简单的一般状态的评估。

一、年　　龄

人的生长、发育和衰老随年龄的增长而变化。通常通过问诊了解评估对象的年龄,但在某些特殊情况下,如意识障碍、濒死或故意隐瞒真实年龄者,则需要通过询问知情者了解其年龄。年龄的观察是以皮肤的光泽与弹性、肌肉的丰满度与张力、毛发的颜色与分布、面部有无皱纹及其深浅、颈部皮肤有无松弛下垂和牙齿的状态等来判断。但人的外观受多种因素影响,因此,通过观察外观也只能粗略地判断一个人的年龄。

> **小贴士**
>
> 年龄与疾病的发生和预后都有一定关系,如佝偻病、麻疹、百日咳等多见于儿童;结核病、风湿热等多见于青少年;动脉粥样硬化、恶性肿瘤等多见于中老年。除此之外,年龄与疾病的预后也有一定的关系,一般情况下,青年人病后较易恢复,老年人则预后较差。

二、性　　别

性别根据性征特点一般不难辨别,但某些特殊病人,如真、假两性畸形,其性别辨认可有困难,需做专科检查和细胞染色体核型分析来确定。

评估中应注意:性别与疾病的关系,某些疾病可使性发育和体征发生改变,如性染色体的数目和结构异常可导致两性畸形,肾上腺皮质增生或肿瘤可引起女病人男性化和少数男病人女性化等;有些疾病的发病率与性别有关,如甲状腺疾病和系统性红斑狼疮多见于女性,胃癌和食管癌多见于男性,甲型血友病多见于男性。

三、生命体征

生命体征是评价生命活动存在与质量的重要征象。其内容包括体温、呼吸、脉搏、血压,是身体评估必检的项目之一。

(一)体温

1.体温测量与正常值　测量体温通常使用的方法有三种,可根据评估对象的具体情况,选择不同的体温测量方法。

(1)腋测法:擦干腋下汗水,将体温计水银头放在腋窝深处,嘱评估对象用上臂将体温计夹紧,放置 10 min 后取出,观察数值,正常值为 36～37℃。

(2)口测法:将消毒过的体温计水银端置于舌下,紧闭口唇,不用口腔呼吸,以免冷空气进入口腔影响口腔内的温度,放置 5 min 后拿出,观察数值,正常值为 36.3～37.2℃。

(3)肛测法:让评估对象取侧卧位,将肛门体温计头涂以润滑剂,缓缓插入肛门,插入深度到体温计长度的一半为止,放置 5 min 后拿出,观察数值,正常值为 36.5～37.7℃。

一般情况下,肛温较口温高 0.3～0.5℃。口温较腋温高 0.2～0.3℃。体温检测以腋测法较安全、方便,不易发生交叉感染,临床应用广泛;口测法温度虽较可靠,但对婴幼儿及意识障碍者,不能使用;肛测法多用于小儿及意识障碍病人。

2.体温的记录方法　将体温测量结果记录于体温记录单相应的坐标点上,将各点以直线相连,即成体温曲线。

3.体温测量中常见误差的原因　临床上有时见到体温测量结果与病人病情不符时,应重测,并分析引起误差的原因。常见原因如下。

(1)测量前未将体温计的水银柱甩到 36℃以下,致使体温计没有上升到实际高度。

(2)消瘦、病情危重或意识障碍的病人不能将体温计夹紧,致使体温计没有上升到实际高度。

(3)体温计附近有影响局部体温的冷热物体,如冰袋、热水袋等。

(4)测量前如以热水漱口或以湿热毛巾擦拭腋窝,亦可使测量结果高于评估对象的实际体温。

(二)呼吸

观察记录每分钟呼吸频率、节律及深度变化,有助于了解病情。正常成人静息状态下,呼吸节律规整,深浅适度;频率 16～20 次/min,呼吸与脉搏之比为 1∶4。婴幼儿较成人稍快。

(三)脉搏

脉搏即脉率,检查时记录每分钟脉搏的次数及节律。脉率可因年龄、性别、体力活动和精神情绪因素而有一定范围的变动。正常成人在安静状态下的脉率为 60～100 次/min,平均 72 次/min;儿童较快,平均约 90 次/min,婴幼儿可达 130 次/min;老年人偏慢;女性较男性为快;日间较快,夜间睡眠时较慢;餐后、活动后或情绪激动时增快。病理情况下,脉率可增快或减慢。

(四)血压

动脉血压,简称血压(blood pressure,BP),是重要的生命体征之一,是健康评估的必检项目。

1.血压的测量 目前广泛采用的血压测量方法为袖带加压法,即间接测量法,又称 Korotkoff 听音法。此法采用血压计测量。血压计有汞柱式、弹簧式和电子血压计,其中汞柱式血压计较准确、可靠,最为常用。

(1)测量方法:评估对象安静休息 5~10 min,采取仰卧位或坐位,全身放松,被测的上肢裸露,自然伸直并外展,血压计零点、肘窝处肱动脉、右心房三者应在同一水平线上,袖带的气囊部分对准肱动脉,紧贴皮肤缚于上臂,袖带下缘应在肘窝横纹上方 2~3 cm 处。将听诊器体件置于肘窝处肱动脉上。然后,向袖带的气囊内充气,同时注视血压计的汞柱高度,待肱动脉搏动消失,继续充气使汞柱升高 2.6~4.0 kPa(20~30 mmHg),随后以恒定速度缓慢放气,持续注视汞柱的下降。当听到第一次声响时的汞柱数值为收缩压,随着汞柱下降,声音逐渐增强,然后声音突然变小而低沉,最终声音消失,声音消失时的汞柱数值为舒张压。收缩压与舒张压之差为脉压。

(2)血压的记录方法:血压的计量单位为 kPa(千帕)或 mmHg(毫米汞柱),二者的换算公式为:1.33 kPa=10 mmHg,即 1.0 kPa=7.52 mmHg。血压记录以"收缩压/舒张压 kPa(或 mmHg)"表示,如 18.6/12 kPa(140/90 mmHg)。

2.注意事项

(1)测压条件:①测压前,评估对象停止吸烟或饮用咖啡。②核对血压计,使汞柱顶端位于零点。③测压时血压计不能倾斜,汞柱保持垂直。④袖带与被测肢体间不应隔有衣物,袖带上方衣服不能过紧。⑤听诊器体件不可塞在袖带里面。

(2)正确使用袖带:袖带的宽度会影响血压的测量结果;袖带的宽度为所测肢体周径的 40% 为宜,袖带过宽测出的血压偏低,过窄则血压偏高。临床使用的标准普通成人袖带宽度为 12 cm,儿童为 9 cm(肥胖、过瘦、幼儿另有规定)。

(3)正确操作:测量血压时,向袖带内充气的速度要快,使汞柱迅速达到预计高度,放气的速度应缓慢均恒,使汞柱以 2~3 cm/s 的速度下降。如需重测血压,应将袖带内气体放尽并等待 30s 以上再重新测量。

(4)听诊间歇:在第一音响之后出现的无音阶段,即听诊间歇(auscultatory gap)。听诊间歇可导致血压测量的错误,如果将间歇的起始音误为舒张压,则明显高估舒张压;如果将间歇期后的动脉音误为收缩压,则明显低估收缩压。为避免此类错误,应结合动脉触诊确定收缩压;在确定舒张压时,如果发现舒张压异常高或与收缩压差距过小,则应在血管音消失后,继续向下测量一段时间。

四、发育与体型

(一)发育

发育(development)是否正常,通常以年龄与智力、体格成长状态(如身高、体重及第二性征)之间的关系来判断。发育正常时,年龄与智力、体格成长状态之间的关系是均衡的。正常的发育与种族遗传、内分泌、营养代谢、生活条件、体育锻炼等内外因素有密切联系。一般判断成人发育正常的指标是:胸围等于身高的一半;两上肢展开的长度约等于身高;坐高等于下肢长度。正常成人身高与体重之间的关系可按下列简易公式推算:

身高(cm)－105＝体重(kg)

女性按上式所得再减 2～3 kg。

发育异常与内分泌的关系最为密切,如在发育成熟之前,腺垂体功能亢进,生长激素分泌过多,则身材(体格)异常高大,称为巨人症;腺垂体功能减退,体格异常矮小,称为垂体性侏儒症。如小儿患甲状腺功能低下,则体格矮小,智力低下,称为呆小症。如结核、肿瘤破坏性腺功能导致第二性征改变,可表现为男性"阉人症",女性男性化。

(二)体型

体型(habitus)是身体各部发育的外观表现,包括骨骼、肌肉的生长与脂肪的分布状态等。临床上将成人的体型分为如下 3 种。

1. 正力型(均称型)　身体的各部分匀称适中,符合正常成人的发育标准。

2. 无力型(瘦长型)　身高肌瘦,颈细长,肩窄下垂,胸廓扁平,腹上角小于 90°。

3. 超力型(矮胖型)　身短粗壮,颈粗短,肩宽平,胸围增大,腹上角大于 90°。

不同的体型不仅在外形上各不相同,而且在生理和病理上也各具特点。如无力型者血压往往偏低,消化吸收能力较差,易患内脏下垂、肺结核等病;超力型者血压有偏高倾向,消化吸收能力较强,易发生肥胖症、胆石症、动脉硬化等疾病。

五、营养状态

营养(nutrition)状态可根据皮肤、毛发的光泽度、皮下脂肪厚薄、肌肉丰满程度等综合判断。最简便而迅速的方法是查看皮下脂肪充实的程度。判断脂肪充实程度最方便、最适宜的部位是前臂屈侧或上臂背侧下 1/3。营养与饮食、消化、吸收及代谢有关,也受心理、社会、环境等因素的影响。营养状态的好坏,通常可作为评价健康或疾病程度的标准之一。

(一)营养状态的评估

(1)通过与评估对象交谈了解每日的饮食情况、活动量、心理及精神、社会等因素。

(2)测量一定时间内的体重增减情况。理想体重(kg)＝[身高(cm)－100]×0.9(男性);[身高(cm)－100]×0.85(女性)。在标准体重±10%范围内为正常。当体重低于标准体重的 10%时为消瘦,当超过标准体重的 20%时为肥胖。亦可计算体重指数(BMI),BMI＝体重(kg)/身高的平方(m²)。我国成人 BMI 正常范围为 18.5～24,男性＞27,女性＞25 为肥胖,＜18.5 为消瘦。

案例 4-2-1

分析病例

标准体重＝(170－100)×0.9＝63kg,(85－63)÷63×100%＝34.9%,体重＞标准体重 20%为肥胖。体重指数＝85/1.7²(kg/m²)＝29.4,体重指数＞27,为肥胖。

(3)测量皮下脂肪厚度可作为评价营养状态的参考,常用测量部位如下:

1)肱三头肌皮脂厚度测量:评估对象手臂放松下垂,掌心对着大腿侧面,评估者站在评估对象背面,以拇指与示指在肩峰和鹰嘴的中点捏起皮脂,捏时两指间的距离为 3 cm,用皮脂卡测量,重复 2 次取其平均值。标准厚度男性为 12.5mm,女性为 16.5mm。

2)肩胛骨下皮脂厚度测量:评估对象取坐位或俯卧位,手臂及肩部放松,评估者以拇指与示指捏起肩胛下方皮脂。测量方法及标准厚度同前。

3)脐旁皮脂厚度测量:在腹部锁骨中线平脐的部位测量。方法及标准厚度同前。

(二)营养状态分级

营养状况临床上习惯用良好、中等、不良 3 个等级来描述。

1.良好 皮肤红润、弹性良好,皮下脂肪丰满,指甲、毛发润泽,肌肉结实。

2.不良 皮肤萎黄、干燥、弹性减低,皮下脂肪菲薄,指甲粗糙无光泽,毛发稀疏易脱落,肌肉松弛无力。

3.中等 介于两者之间。

(三)常见的营养异常

1.营养不良 分两种。

(1)长期摄食不足:如食管、胃肠道、肝、胆、胰腺的慢性病变,摄食及消化障碍;严重的胃肠神经官能症引起的恶心、呕吐导致的摄食障碍;消化液或酶的生成减少引起的消化与吸收障碍。

(2)消耗增多:恶性肿瘤、活动性结核病、代谢性疾病、内分泌疾病等,均可引起消耗过多而导致营养不良。长期消耗增多,体重较标准体重下降 10% 以上者称为消瘦,极度消瘦称恶病质。

2.肥胖 肥胖是体内脂肪过多积聚的表现。超过标准体重 20% 以上者为肥胖。肥胖的主要原因是摄食过多,摄入量超过消耗量,过剩的营养物质转化为脂肪积存于体内所致。此外,遗传、生活方式、内分泌、运动以及精神因素等对肥胖也有影响。肥胖一般可分为单纯性肥胖和继发性肥胖。

单纯性肥胖:全身脂肪分布均匀,一般无异常表现,常有一定的遗传倾向。

继发性肥胖:多由某些内分泌疾病引起。如下丘脑病变所致的肥胖性生殖无能综合征(Frohlich 综合征),女性表现为生殖器发育障碍、闭经;男性则表现为女性体型。肾上腺皮质功能亢进症(Cushing 综合征),表现为向心性肥胖,以面部(满月脸)、肩背部(水牛肩)、腰腹部为主,而四肢不明显。胰岛细胞瘤、功能性低血糖症等均可导致继发性肥胖。

六、意识状态

意识(consciousness)是大脑高级神经中枢功能活动的综合表现,即对环境的知觉状态。正常人意识清晰。凡能影响大脑功能活动的疾病均会引起不同程度的意识障碍。意识障碍可分为嗜睡、意识模糊、昏睡、昏迷等。

临床上检查意识状态的方法常用问诊,通过与评估对象的对话了解其思维、反应、情感活动、定向力(即对时间、人物、地点的分析能力),必要时还要做痛觉试验、角膜反射、瞳孔对光反射等检查,以判定其意识状态。

七、面容与表情

健康人表情自如,双目有神。患病后,常可出现痛苦、忧虑或疲惫的面容(facial features)与表情(expression)。某些疾病出现特殊的面容与表情,对诊断颇有帮助。

病理情况下,常见面容表现如下。

1.急性病容　表现为面色潮红、兴奋不安,表情痛苦,可伴鼻翼扇动,口唇疱疹等。常见于急性发热性疾病,如肺炎球菌性肺炎、疟疾、流行性脑脊髓膜炎等。

2.慢性病容　面色灰暗或苍白,面容憔悴,双目无神。见于慢性消耗性疾病,如恶性肿瘤、肝硬化、严重结核病等。

3.贫血面容　面色苍白,唇舌色淡,表情疲惫。见于各种原因所致的贫血。

4.甲状腺功能亢进面容　眼裂增大,眼球突出,瞬目减少,兴奋不安,烦躁易怒或惊愕表情(图4-2-1)。见于甲状腺功能亢进。

5.二尖瓣面容　面色晦暗,双颊紫红,口唇发绀(图4-2-2)。见于风湿性心脏病二尖瓣狭窄。

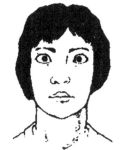
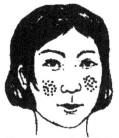

图4-2-1　甲状腺功能亢进面容　　　　　图4-2-2　二尖瓣面容

6.肢端肥大症面容　头大面长,下颌增大并向前突出,眉弓及两颧隆起,耳鼻增大,唇舌肥厚(图4-2-3)。见于肢端肥大症。

7.满月面容　面如满月,皮肤发红,常有痤疮,女性可有小须(图4-2-4)。见于肾上腺皮质功能亢进症及长期应用糖皮质激素的病人。

8.黏液性水肿面容　颜面水肿苍白,睑厚面宽,目光呆滞,反应迟钝,表情淡漠,眉毛、头发稀疏(图4-2-5)。见于甲状腺功能减退症。

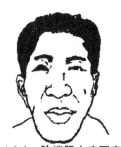
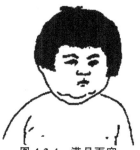
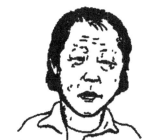

图4-2-3　肢端肥大症面容　　图4-2-4　满月面容　　图4-2-5　黏液性水肿面容

9.苦笑面容　发作时牙关紧闭,面肌痉挛,呈苦笑状。见于破伤风。

10.肝病面容　表现面色晦暗,额部、鼻背、双颊有褐色色素沉着。见于慢性肝脏疾病。

11.面具面容　表现为面部呆板无表情,似面具样。见于震颤麻痹、脑炎等。

八、体　　位

体位(position)是指评估对象身体所处的状态。体位对某些疾病的诊断具有一定意义。常见体位如下。

1.自主体位　身体活动自如,不受限制,见于正常人或患一般轻症及疾病早期者。

2.被动体位　病人不能自己调整或变换身体的位置,见于瘫痪、极度衰弱或意识丧失的病人。

3.强迫体位　为了减轻疾病的痛苦,病人常被迫采取的体位。临床常见的强迫体位有下列几种:

(1)强迫仰卧位:为减轻腹肌紧张而仰卧,且双腿常屈曲。见于急性腹膜炎等。

(2)强迫俯卧位:病人俯卧以减轻脊背肌肉的紧张。常见于脊柱疾病。

(3)强迫侧卧位:病人患侧卧位,以减轻疼痛,并有利于健侧代偿呼吸。见于一侧胸膜炎和大量胸腔积液。

(4)强迫坐位(端坐呼吸):病人坐于床边,两手置于膝盖或扶持床边,以使膈肌下降,增加肺容量,减少下肢回心血量,减轻心脏负担或改善肺功能。见于有严重呼吸困难的心脏病或肺疾病。

(5)强迫蹲位:病人在步行或其他活动的过程中,由于感到呼吸困难和心悸而采取蹲踞体位或膝胸位以缓解症状。见于发绀型先天性心脏病。

(6)辗转体位:病人腹痛时,辗转反侧,坐卧不安。见于胆石症、胆道蛔虫症、肠绞痛等。

(7)角弓反张位:病人颈及背部肌肉强直,头向后仰,胸腹前凸,背过伸,躯干呈弓形。见于破伤风、小儿脑膜炎。

九、步　　态

步态(gait)即走路时所表现的姿态。健康人步态稳健,当患某些疾病时,可使步态发生改变,并且有一定的特征性。常见异常步态如下。

1.蹒跚步态　行走时身体左右摇摆(称鸭步),见于佝偻病、进行性肌营养不良或双侧先天性髋关节脱位等。

2.醉酒步态　行走时躯干重心不稳,步态紊乱,似醉酒状,见于酒精中毒、巴比妥中毒或小脑疾患。

3.偏瘫步态　由于瘫痪侧肢体肌张力增高,行走时患侧上肢屈曲、内收及旋前,下肢伸直、外旋、足跖屈,步行时下肢向下划圆圈(图 4-2-6)。见于脑血栓及脑出血后遗症引起的偏瘫。

4.共济失调步态　起步时一脚高抬,骤然垂落,且双目向下注视,两脚间距增宽,以防身体倾斜。闭目时则不能保持平衡。见于亚急性脊髓联合变性。

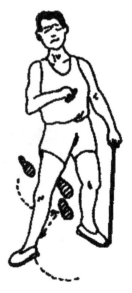

图 4-2-6　偏瘫步态

5.慌张步态　由于肌张力增高,起步后小步急速趋行,身体前倾,有难以止步之势。见于震颤性麻痹。

6.跨阈步态　由于踝部肌腱、肌肉弛缓,患足下垂,行走时必须高抬下肢才能起步。见于腓总神经麻痹。

7.剪刀式步态　两下肢痉挛性瘫痪病人步行时,由于两下肢肌张力增高,故移步时下肢内收过度,两腿前后互相交叉呈剪刀状。见于脑性瘫痪与截瘫病人。

案例 4-2-2

分析病例

对该病人生命体征进行评估:正常人 P 60～100 次/min,R 16～20 次/min,BP 正常高值为 120～139/80～89 mmHg,该病人生命体征异常(P、R 超过正常范围),应考虑与支气管哮喘急性发作有关。

对该病人面容进行评估:病人满月面容考虑与其长期服用皮质激素有关。

对该病人体位进行评估:病人端坐呼吸是因为其本身疾病所致呼吸困难而采取的强迫体位。

小　结

　　一般状态检查是对被评估者全身状态的概括性观察。生命体征是评价生命活动存在与质量的重要指标,包括体温、脉搏、呼吸、血压。体型是身体发育有外观表现,可分为正力型、无力型、超力型。营养状态是评估健康和疾病程度的指标,常用测量体重和皮下脂肪厚度来衡量。根据皮肤黏膜、毛发、皮下脂肪、肌肉发育情况、体重变化等综合判断分为:营养良好、营养不良、营养中等。在发生某些疾病后可以出现特征性改变,如特殊面容和表情、体位、步态。

全媒体扫码学习资料

一般状态评估

工作任务三　皮肤、黏膜、浅表淋巴结评估

【学习目标】

　　1.知道皮肤检查的内容;常见皮疹的表现及意义;蜘蛛痣产生的机制及意义;皮肤颜

色改变的意义;淋巴结肿大的临床意义。

2.能用正确的方法检查皮肤、黏膜各项内容;能按规范化程序触诊全身浅表淋巴结。

3.具备移情理念,由所学疾病想到病人的疾苦,具有团队精神和组织协调能力。

【预习案例】

案例 4-3-1:病人,女,身体评估时发现上胸部多个红色斑点,2~3 mm。

试分析:

1.皮肤出现2~3mm红色斑点,其可能的病变有哪些?

2.如何区分玫瑰疹、淤点、蜘蛛痣?

一、皮肤、黏膜评估

皮肤的评估包括对皮肤及其附属物(汗腺、毛发)以及可见黏膜的检查,主要通过视诊对皮肤黏膜进行全面的检查,必要时可结合触诊。因此,应在良好自然光线下进行,强光、暗光、灯光均会影响检查结果。

皮肤、黏膜的异常改变不仅可见于皮肤、黏膜本身的病变,还可由多种内脏及全身性疾病引起。一般检查项目如下。

(一)颜色

皮肤颜色与种族有关。还与毛细血管的分布、血管的充盈度、色素量、皮下脂肪的厚薄等因素有关。临床常见的皮肤颜色改变如下。

1.苍白 皮肤黏膜苍白可由贫血、末梢毛细血管痉挛或充盈不足所引起,如寒冷、惊恐、休克等。四肢末端的局限性苍白常由于局部动脉痉挛或阻塞,如雷诺病、血栓闭塞性脉管炎等。

2.发红 皮肤发红是由于毛细血管扩张充血、血流加速及红细胞增多所致。生理情况下见于运动、饮酒、日晒或情绪激动等;病理情况下见于发热性疾病(肺炎球菌性肺炎、猩红热)以及某些中毒(如阿托品、一氧化碳中毒)。皮肤持久性发红可见于库欣(Cushing)综合征及真性红细胞增多症。

3.发绀 皮肤黏膜呈紫蓝色,主要为单位容积内还原血红蛋白量增多引起,肢端、口唇等末梢最明显。

4.黄染 见于胆红素代谢紊乱,导致血液中胆红素浓度超过17.1 mol/L,使皮肤黏膜呈黄染现象。轻者见于巩膜、软腭,重者见于皮肤。

5.色素沉着 由于表皮基底层的黑色素增多,导致部分或全身皮肤色泽加深,称为色素沉着。正常人身体的外露部位以及乳头、腋窝、外生殖器、关节、肛门周围等处色素较深,如果这些部位的色素明显加深,或其他部位出现色素沉着,则具有临床意义。明显的色素沉着常见于慢性肾上腺皮质功能减退症(Addison病)、肝硬化、肝癌晚期以及长期使用某些药物(如砷剂)等。妊娠妇女面部、额部可出现棕褐色对称性色素斑片,称为妊娠斑。老年人全身或面部也可出现散在的色素斑片,称为老年斑。

6.色素脱失 皮肤丧失原有的色素,形成脱色斑片称为色素脱失。色素脱失是由于酪氨酸酶缺乏导致体内的酪氨酸不能转化为多巴胺而形成黑色素。常见的有白癜风、白斑和白化症。

(1)白癜风：为形状不一、大小不等、进展缓慢、逐渐扩大的色素脱失斑片，没有自觉症状，也不引起生理功能改变。

(2)白斑：色素脱失斑片多为圆形或椭圆形，面积一般不大，常发生在口腔黏膜和女性外阴部，有可能发生癌变。

(3)白化症：由于先天性酪氨酸酶合成障碍，引起全身皮肤和毛发色素脱失，为遗传性疾病。

(二)温度

评估者以指背触摸评估对象皮肤温度。全身皮肤发热见于高热、甲状腺功能亢进；发凉见于休克、甲状腺功能减退等。局部皮肤发热见于疖肿、丹毒等炎症。肢端发冷可见于雷诺病。

(三)湿度

皮肤的湿度(moisture)与出汗有关，出汗多者皮肤比较湿润，出汗少者比较干燥。正常人在气温高、湿度大的环境里出汗增多是生理的调节反应。在病理情况下，出汗可增多、减少或无汗。出汗增多见于风湿病、甲状腺功能亢进和布氏杆菌病等；睡眠中出汗为盗汗，是结核病的重要征象；手脚皮肤发凉而大汗淋漓，称为冷汗，见于休克和虚脱；皮肤干燥无汗见于维生素 A 缺乏、甲状腺功能减退、尿毒症、脱水、硬皮病等。

(四)弹性

皮肤弹性(elasticity)与年龄、营养状态、皮下脂肪及组织间隙所含液体量有关。儿童与青年皮肤紧张富有弹性；老年人皮肤组织萎缩，皮下脂肪减少，弹性减退。

知识链接：

检查方法

以左手握住评估对象右腕，将其上臂轻度外展，右手拇指与示指捏起其上臂内侧肘上 3～4 cm 处皮肤，片刻后松手，正常人皱褶迅速平复称为皮肤弹性良好；弹性减弱时皱褶平复缓慢，见于长期消耗性疾病或严重脱水的病人。

(五)皮疹

皮疹(skin eruption)可见于多种疾病，如传染病、皮肤病、药物过敏等。疾病不同，皮疹的形态特点各不相同，检查时应仔细地观察其出现部位、形态、大小、颜色、分布，了解出疹顺序、持续及消退时间、有无痛痒和脱屑等情况，触摸皮疹平坦或隆起，压之是否褪色等。

常见皮疹类型。

1.斑疹　局部的皮肤发红，一般不隆起皮肤。见于斑疹伤寒、风湿性多形性红斑、丹毒等。

2.丘疹　高出皮肤，表面可扁平、尖顶或凹陷。见于药物疹、麻疹、猩红热、湿疹等。

3.斑丘疹　在丘疹周围有皮肤发红的底盘，称为斑丘疹。见于药物疹、风疹、猩红热。

4.玫瑰疹　一般直径为 2～3 mm，鲜红色圆形斑疹，因病灶周围的血管扩张所致，手指按压可褪色，松开再现，多出现于胸腹部，是对伤寒或副伤寒具有诊断意义的特征性皮疹。

5.荨麻疹　又称风团,为稍隆起皮面苍白色或红色的局限性水肿,大小不等,形态各异。常见于各种食物或药物过敏。

(六)皮下出血

直径不超过 2 mm 为出血点;直径在 3~5 mm 之间为紫癜;直径 5 mm 以上为淤斑。片状出血并伴有皮肤隆起者为血肿。小的出血点应与红色皮疹或小红痣相鉴别,皮疹在加压时可褪色,出血点于加压时不褪色,小红痣则表面光亮,高出皮面。皮肤及黏膜出血常见于血液系统疾病、重症感染、某些血管损害的疾病以及工业毒物或药物中毒等。

(七)蜘蛛痣与肝掌

蜘蛛痣(spider angioma)是皮肤小动脉末端分支扩张所形成的血管痣,形似蜘蛛,故称为蜘蛛痣(图 4-3-1)。出现的部位多在上腔静脉分布的区域内,如面、颈、手背、上臂、前臂、前胸和肩部等处,大小不等,直径可由 1 毫米至数毫米。检查时用钝针或火柴杆头压迫蜘蛛痣的中心,其辐射状小血管网褪色,去除压力后又复出现。其发生原因一般认为与体内雌激素增高有关,常见于慢性肝炎或肝硬化。某些人出现一两个不一定具有临床意义,健康妇女在妊娠期间也可出现。

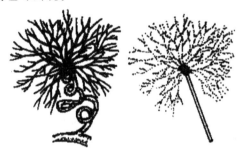

图 4-3-1　蜘蛛痣

慢性肝病病人手掌大、小鱼际处常发红,加压后褪色,称肝掌,其发生及临床意义与蜘蛛痣相同。

(八)压疮

压疮又称压力性溃疡,为局部组织长期受压,持续性缺血、缺氧、营养不良引起的皮肤损害。易发生于枕部、耳部、肩胛部、脊柱、肘部、髋部、骶尾部、膝关节内外侧、内外踝、足跟等身体受压较大的骨突部位。

压疮分为以下 4 期。

淤血红肿期:此期皮肤红肿,有触痛。

炎性浸润期:红肿扩大、变硬,表面由红转紫,并有水泡形成。

浅表溃疡期:水泡逐渐扩大、溃破、继发感染。

坏死溃疡期:坏死组织侵入真皮下层和肌肉层,感染向深部扩展,可破坏深筋膜,继而破坏骨膜及骨质。

(九)水肿

过多的液体潴留在组织间隙称为水肿(edema)。根据水肿的范围及其特点,将水肿分为三度。

轻度水肿:仅见于皮下组织疏松处与下垂部位,如眼睑、踝部、胫前以及卧位时的腰骶部等,指压后凹痕较浅,平复较快。

中度水肿:全身水肿,指压后凹痕明显,平复缓慢。

重度水肿:全身组织严重水肿,低垂部位皮肤绷紧而光亮,甚至有液体渗出,同时伴有浆膜腔积液。

二、浅表淋巴结评估

淋巴结是淋巴细胞定居和适应性免疫应答产生的场所,主要作用是滤过淋巴液,产生淋巴细胞和浆细胞,参与机体的免疫反应。淋巴结分布全身,分为深部淋巴结与浅表淋巴结,体格检查时只能查到接近体表部位的淋巴结。正常淋巴结体积很小,直径多不超过0.5 cm,质地柔软,表面光滑,单个散在,触无压痛,与相邻组织无粘连,一般不易触及。在炎症或肿瘤时,可引起局部淋巴结肿大,此时淋巴结增大变硬,相互粘连成团,可以触及。

(一)浅表淋巴结的分布

浅表淋巴结呈组群分布(图 4-3-2),一个组群的淋巴结收集一定区域内的淋巴液,局部炎症或肿瘤往往引起相应区域的淋巴结肿大。不同淋巴结收集不同范围的淋巴液(表 4-3-1)。

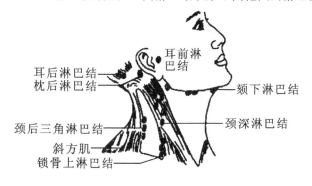

图 4-3-2 颈部淋巴结群

表 4-3-1 不同淋巴结收集淋巴液范围

淋巴结	收集淋巴液范围
耳后、乳突淋巴结	头皮范围内
颌下淋巴结	口腔、牙龈、颊黏膜等处
颏下淋巴结	颏下三角区内组织、唇、舌部
颈深淋巴结上群	鼻咽部
颈深淋巴结下群	咽喉、气管、甲状腺等处
左侧锁骨上淋巴结	食管、胃等器官
右侧锁骨上淋巴结	气管、胸膜和肺
腋窝淋巴结	乳房、前后胸壁及臂部
腹股沟淋巴结	会阴部及下肢

(二)检查方法和顺序

检查淋巴结时主要采用触诊。评估对象采取坐位或卧位,受检部位充分暴露及放松,评估者站在其对面,四指并拢,放在检查部位,由浅入深滑动触摸。

检查颈部淋巴结时可站在评估对象背后,让其头稍低,或偏向检查侧,以便使皮肤或肌肉放松,用手指紧贴检查部位,由浅入深进行滑动触诊。检查锁骨上窝淋巴结时,让评估对象取坐位或卧位,头部稍向前屈,用双手进行触诊,左手触诊右侧,右手触诊左侧,由浅部逐渐触摸至锁骨后深部。检查腋窝时,医生面对评估对象,先左侧后右侧。左手握住评估对象左腕向外上屈肘外展抬高约45°,右手指并拢,掌面贴近胸壁向上逐渐达腋窝顶部(图 4-3-3)。检查右滑车上淋巴结时,用左手握住评估对象左手腕,抬至胸前,右手掌向上,小指抵在肱骨内上踝上,无名指、中指、示指并拢在肱二头肌与肱三头肌沟中纵行、横行滑动触摸(图 4-3-4)。

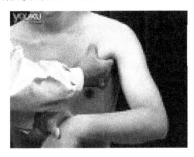
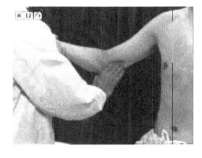

图 4-3-3　腋窝淋巴结的评估　　　　图 4-3-4　滑车淋巴结的评估

淋巴结肿大时,应注意部位、大小、数目、硬度、压痛、活动度、有无粘连、局部皮肤有无红肿、瘢痕、瘘管等。并同时注意寻找引起淋巴结肿大的原发病灶。

(三)肿大淋巴结的临床意义

1.局部淋巴结肿大

(1)非特异性淋巴结炎:相应部位的某些急、慢性炎症,如化脓性扁桃体炎、牙龈炎引起颈部淋巴结肿大,初起时柔软,有压痛,表面光滑,肿大到一定程度即停止。慢性期较硬,但仍可缩小或消退。

(2)淋巴结结核:肿大的淋巴结多发生于颈部血管周围,呈多发性,质地稍硬,大小不等,可互相粘连,或与周围组织粘连,如发生干酪性坏死,则可触到波动。晚期破溃后形成瘘管,经久不愈。或愈合后形成瘢痕。

(3)恶性肿瘤淋巴结转移:转移淋巴结质地坚硬或有橡皮样感,与周围组织粘连,不易推动,一般无压痛。胸部肿瘤如肺癌可向右侧锁骨上窝或腋部淋巴结群转移;胃癌、食管癌多向左侧锁骨上淋巴结群转移,此处为胸导管进颈静脉的入口,这种肿大的淋巴结称魏尔啸(Virchow)淋巴结,是胃癌、食管癌转移的标志。

2.全身性淋巴结肿大　肿大淋巴结的部位可以遍及全身,大小不等,无粘连。可见于淋巴瘤,急、慢性白血病等。

案例 4-3-2

男性,67岁,吸烟。刺激性干咳伴痰中带血2周,无发热。查体:一般状态正常,右锁骨上可触及2 cm×2 cm的淋巴结,质硬、固定、无压痛,双肺呼吸音正常。

分析病例

对该病人锁骨上肿大的淋巴结进行评估,该病人肿大的淋巴结表现为质硬、固定、无压痛,应考虑为肿瘤转移;结合病史特点,病人为老年人,有吸烟史,出现刺激性干咳伴痰中带血症状,很有可能为原发性支气管肺癌。

小　结

皮肤黏膜的评估包括皮肤颜色、温度、湿度、弹性、皮疹、皮下出血、水肿、蜘蛛痣等,不同疾病时可出现相应的改变。对皮肤黏膜的观察应在自然光线下进行,正确鉴别皮疹、出血点和蜘蛛痣。

浅表淋巴结应按顺序评估,一般顺序为:耳前、耳后、乳突区、枕骨下区、颌下、颏下、颈前三角、颈后三角、锁骨上窝、腋窝、滑车上、腹股沟、腘窝等。

全媒体扫码学习资料

皮肤黏膜浅表淋巴结评估

一般状态、皮肤、淋巴结评估

工作任务四　头部、面部和颈部评估

【学习目标】

1.知道头部、面部和颈部评估的内容;瞳孔变化的临床意义;扁桃体肿大的分度;甲状腺肿大分度的标准,颈静脉充盈的意义及气管移位的临床意义。

2.能用正确的方法检查头部、面部和颈部各项内容,并能正确判断身体评估阳性结果的意义。

3.关心和爱护病人;护理工作过程中要求严谨、诚实、慎独。

【预习案例】

案例 4-4-1:病人,女,12 岁。主诉:发热伴咽部疼痛 3 d 就诊。查体:T 39℃,咽部充血,扁桃体增大、超过咽腭弓,表面有黄色的分泌物。

试分析:

1. 请为该病人进行头部、面部、颈部评估。

2. 通过检查发现的阳性体征有哪些? 程度如何?

头部及面部器官的检查主要靠视诊,必要时配合触诊。检查时评估对象宜取坐位,头部高度低于评估者的头部,或与评估者的头部平行。进行五官检查时环境应安静,不受干扰,在可调节光线的房间进行。应按一定顺序从外向内进行检查。

一、头 部 评 估

1. **头发** 注意头发颜色、疏密度、分布、质地,有无脱发。脂溢性皮炎、斑秃、甲状腺功能减退、伤寒等可致头发脱落;肿瘤放射治疗和化学治疗后也可引起脱发,但停止治疗后头发可逐渐长出。

2. **头皮** 观察有无头皮屑、头癣、炎症、外伤及瘢痕等。

3. **头颅** 注意头颅大小、外形及有无异常运动。头颅大小以头围来衡量,测量时以软尺自眉间开始到颅后通过枕骨粗隆绕头一周。成人头围平均≥53 cm。头颅大小异常及畸形常见有以下几种:①小颅:因囟门过早闭合引起,常伴智力障碍。②巨颅:表现为头颅大,颜面很小,头皮静脉充盈,双目下视(落日眼)(图 4-4-1),常见于脑积水。③方颅:头顶平坦呈方形(图 4-4-2),多见于佝偻病。④尖颅:由于矢状缝和冠状缝过早闭合所致(图 4-4-3),常见于先天性尖颅并指(趾)畸形。

头部运动受限见于颈椎病;头部不随意颤动见于帕金森病;与颈动脉搏动一致的点头运动称缪塞征(Musset sign),见于重度主动脉瓣关闭不全。

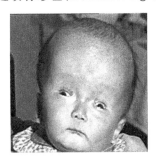

图 4-4-1 巨颅

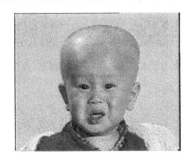

图 4-4-2 方颅

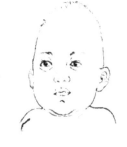

图 4-4-3 尖颅

二、面 部 评 估

(一)眼

1. **眼眉** 正常人眼眉的颜色与头发相似,内侧与中部较浓密,外侧较稀疏。若外侧眉毛过分稀疏或脱落,见于黏液性水肿、麻风病、腺垂体功能低下。若有鳞屑,见于脂溢性皮炎。

2.眼睑

(1)眼睑水肿:因眼睑组织疏松,轻度水肿即可在眼睑表现出来,因此某些疾病引起体液潴留时,首先出现眼睑水肿。临床常见于肾炎、贫血、营养不良、血管神经性水肿等。

(2)眼睑闭合障碍:双侧眼睑闭合障碍见于甲状腺功能亢进引起的突眼;单侧眼睑闭合障碍见于面神经麻痹及球后肿瘤。

(3)上眼睑下垂:双侧眼睑下垂见于重症肌无力;单侧眼睑下垂提示动眼神经麻痹;一侧上眼睑下垂,眼球下陷,瞳孔缩小及同侧面部无汗称霍纳综合征(Honer syndrome),为该侧颈交感神经麻痹所致。

3.结膜　检查时需将眼睑外翻,充分暴露眼睑结膜及穹隆部结膜。检查上眼睑结膜时,嘱评估对象向下看,用示指和拇指捏起上睑中部边缘,轻轻向前下方牵拉,同时示指轻轻向下压,配合拇指将睑缘向上捻转,即可使上眼睑外翻。检查下眼睑结膜时,嘱评估对象向上看,用拇指将下眼睑向下翻开,暴露下眼睑结膜。结膜苍白见于贫血;充血见于结膜炎;出血见于亚急性感染性心内膜炎、败血症;颗粒与滤泡见于沙眼。

4.巩膜　巩膜为不透明瓷白色。黄疸时巩膜出现黄染。

5.角膜　用笔形手电筒由角膜斜方照射进行视诊,观察角膜的光泽、透明度、有无白斑、云翳、溃疡、软化及新生血管。发生在瞳孔部位的白斑和云翳可影响视力;角膜干燥、无光、软化见于维生素 A 缺乏;角膜周围血管增生见于严重沙眼;角膜边缘出现灰白色混浊环,是类脂质沉着的结果,多见于老年人,又称老年环;角膜边缘出现棕褐色环称凯-佛(Kayser-Fleischer)环,为铜代谢障碍所致,见于肝豆状核变性。

6.虹膜　正常虹膜呈正圆形,纹理呈放射状排列。虹膜炎症或水肿时纹理模糊。虹膜粘连、外伤或先天性缺损时,出现形态异常。

7.眼球

(1)眼球突出与下陷:双侧眼球下陷见于严重脱水;单侧眼球下陷见于霍纳综合征。双侧眼球突出见于甲状腺功能亢进;单侧眼球突出多见于局部炎症或眶内占位性病变。

(2)眼球运动:评估者将示指置于评估对象眼前 30～40 cm 远处,嘱其头部固定,眼球随评估者手指所指示方向向左—左上—左下—右—右上—右下 6 个方向运动,观察眼球有无斜视、复视或震颤。当动眼神经、滑车神经、展神经麻痹时,出现眼球运动障碍伴复视。支配眼肌运动的神经麻痹所致的斜视,称麻痹性斜视,多见于颅内炎症、肿瘤、脑血管病变。眼球震颤是指眼球有节律地快速往返运动,运动方向以水平方向多见,垂直和旋转方向少见。引起眼球震颤的原因很多,自发的眼球震颤见于耳源性眩晕、小脑疾患。

8.瞳孔　瞳孔为重危病人的重要监测项目,可提示中枢神经的一般功能状况。检查时要注意瞳孔大小、形状,双侧是否等大、同圆,对光反射是否敏捷、迟钝或消失,集合反射是否存在。

(1)瞳孔大小和形状:正常人两侧瞳孔等大,呈圆形,直径 3～4 mm。瞳孔缩小见于吗啡、氯丙嗪等药物过量或有机磷、毒蕈中毒;瞳孔扩大见于阿托品、可卡因等药物反应;双侧瞳孔大小不等,提示颅内病变,如脑外伤、脑肿瘤、脑疝等。

(2)瞳孔对光反射:检查时光源从侧方照入瞳孔,观察瞳孔的收缩情况。正常人瞳孔经光照射后立即缩小,移开光源后瞳孔迅速复原,称直接对光反射。当光源照射一侧瞳孔时,对侧瞳孔也立即缩小,称间接对光反射(检查时用一手挡住光源,以免对侧瞳孔受光线的直接照射)。瞳孔对光反射迟钝或消失,见于昏迷病人;两侧瞳孔散大并伴对光反射消失见于濒死状态的病人。

(3)集合反射(调节与会聚反射):嘱评估对象注视 1 m 外评估者的手指,然后将手指逐渐移近眼球约 10 cm 处,正常人瞳孔缩小(调节反射),同时双侧眼球向内聚合(会聚反射)。甲状腺功能亢进时集合反射减弱;动眼神经功能受损时,集合反射消失。

9.视力　视力检查包括远视力和近视力。检查远视力用远距离视力表,在距视力表 5 m 处能看清"1.0"行视标者为正常视力。若视力达不到正常,需通过凹透镜可矫正者为近视,通过凸透镜可矫正者为远视。检查近视力用近视力表,在距近视力表 33 cm 处能看清"1.0"行视标者为正常近视力。随年龄增长,晶状体弹性逐渐降低,造成视力减低者称老视。

10.眼底检查　需在暗室或光线暗处用眼底镜进行观察。检查时注意观察视网膜、视神经盘、视神经乳头、黄斑、视网膜血管。视神经乳头水肿见于颅内压增高。视网膜上有点、片状出血,或有软性或硬性渗出物见于原发性高血压、糖尿病、慢性肾炎及白血病等。

(二)耳

1.外耳和乳突　注意外耳有无畸形及分泌物,乳突有无压痛。外耳道有黄色液体流出并有痒痛者为外耳道炎;外耳道内有局限性红、肿、疼痛,并有耳郭牵拉痛为疖肿;外耳道如有脓性分泌物为中耳炎;有血液或脑脊液流出,提示颅底骨折。化脓性中耳炎引流不畅时,可蔓延至乳突引起乳突炎,此时乳突有明显压痛,严重时可继发耳源性脑膜炎。痛风病人可在耳郭上触及痛性小而硬的白色结节,为尿酸钠沉积所致,称痛风结节。

2.听力　听力检查方法有粗略法和精确法两种。

(1)粗略法:在静室内评估对象坐于椅上,用手指堵塞非受检耳,评估者立于背后手持滴答表或用捻指声从 1 m 以外逐渐移向耳部,直至听到为止。约在 1 m 处听到滴答声或捻指声为听力正常。

(2)精确法:使用规定频率的音叉或电测听器设备进行的测试,对明确诊断有重要的价值。听力减退见于外耳道耵聍或异物、局部或全身动脉硬化、听神经损害等。

(三)鼻

检查时注意鼻部皮肤颜色、外形、鼻道是否通畅,有无鼻翼扇动,有无脓、血性分泌物,鼻窦有无压痛。

1.鼻外形　鼻尖和鼻翼皮肤发红,伴毛细血管扩张和组织肥厚称酒渣鼻。鼻梁部皮肤出现红色水肿斑块,并向两侧面颊部扩展,呈蝶状,见于系统性红斑狼疮。鼻腔部分或完全阻塞,外鼻变形,鼻梁宽而平,称蛙状鼻,见于鼻息肉。鼻梁塌陷称马鞍鼻,见于鼻骨骨折或先天性梅毒。

2.通畅性　压住一侧鼻孔,让评估对象闭口用另一鼻孔呼吸,正常人空气流通无阻。呼吸不畅见于鼻中隔重度偏曲、鼻息肉、鼻炎及鼻黏膜肿胀。

3.鼻翼扇动(nasal ale flap)　吸气时鼻孔开大,呼气时回缩,称鼻翼扇动。见于高度呼吸困难者,如支气管哮喘或心源性哮喘发作及小儿肺炎等。

4.鼻腔分泌物　鼻腔黏膜受刺激时可致分泌物增多。分泌物清稀无色为卡他性炎症,黏稠发黄的脓性分泌物为鼻或鼻窦化脓性炎症。

5.鼻出血　多为单侧,常见于外伤、鼻腔感染、局部血管损伤、鼻腔肿瘤等。双侧出血多见于全身性疾病,如高血压、出血性疾病、某些发热性传染病如流行性出血热、伤寒等。

6.鼻窦　鼻窦包括上颌窦、额窦、筛窦、蝶窦共四对(图4-4-4)。各对鼻窦口均与鼻腔相通,引流不畅时易发生鼻窦炎。检查上颌窦时,双手拇指置于鼻侧左右颧部向后按压,其余四指固定在两侧耳后。检查额窦时,评估者双手拇指置于左右眶上缘内侧,用力向后向上按压,其余四指固定在头颅颞侧作为支点。检查筛窦时,双侧拇指分置于鼻根部与眼内眦之间向后按压,其余四指固定在两侧耳后。也可用中指指腹在额窦或上颌窦区叩击。如评估对象有压痛或叩击痛,提示为鼻窦炎。因蝶窦的解剖位置较深,不能在体表进行检查。

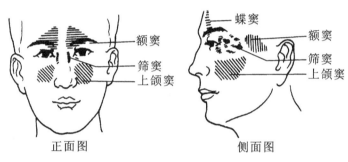

正面图　　　　　　　　侧面图

图4-4-4　鼻窦位置示意图

（四）口

口的检查包括口唇、口腔内器官及组织、口腔气味等。检查时从外向内顺序如下:口唇→口腔黏膜→牙齿和牙龈→舌→口咽→口腔气味→腮腺。

1.口唇　视诊时注意口唇颜色,有无疱疹、肿块、口角糜烂或㖞斜。口唇苍白,见于贫血、虚脱、主动脉瓣关闭不全;口唇发绀,见于心肺功能不全;口唇呈樱桃红色,见于一氧化碳中毒。急性发热性疾病者常有口唇疱疹,为发生在口唇黏膜与皮肤交界处的成簇小水泡,伴痒痛感,1周左右结痂,为单纯疱疹病毒感染所致。口唇肥厚,见于黏液性水肿、肢端肥大症等。口角糜烂,见于核黄素缺乏。口角㖞斜见于面神经麻痹或脑血管意外。

2.口腔黏膜　检查时评估者用压舌板撑开评估对象的口腔,用手电筒照明,观察口腔黏膜。注意口腔黏膜的颜色,有无出血点、溃疡及真菌感染。正常口腔黏膜平滑、湿润呈粉红色。黏膜苍白,见于贫血,有蓝黑色斑片状色素沉着,见于肾上腺皮质功能减退。黏膜淤点、淤斑、血泡,见于损伤、感染、维生素C缺乏及血小板减少症。若在相当于第二磨牙的颊黏膜处出现帽头针大小的白色斑点,为麻疹黏膜斑,是麻疹的早期征象。黏膜溃疡,见于口腔炎。黏膜上有白色或白色乳凝块样物,见于白色念珠菌感染。

3.牙齿及牙龈　视诊时注意牙齿的颜色、形状、数目、序列、有无龋齿、缺齿、残根或义齿。有牙齿疾患时应按下列格式标记部位:

上

右 8 7 6 5 4 3 2 1	1 2 3 4 5 6 7 8 左
8 7 6 5 4 3 2 1	1 2 3 4 5 6 7 8

下

1.中切牙　　2.侧切牙　　3.尖牙　　4.第一前磨牙　　5.第二前磨牙　　6.第一磨牙

7.第二磨牙　　8.第三磨牙

知识链接

若在相当于第二磨牙的颊黏膜处出现帽头针大小的白色斑点，为麻疹黏膜斑，对麻疹的早期诊断极有意义。黏膜上有白色乳凝块膜样物，见于白色念珠菌感染。

正常牙齿呈瓷白色。黄褐色牙齿常见于饮水中含氟量过高。若中切牙切缘凹陷呈月牙状且齿缝增宽，称哈钦森齿（Hutchinson），是先天性梅毒的重要体征之一。单纯齿缝增宽见于肢端肥大症。

正常牙龈呈粉红色。牙龈的游离缘出现蓝黑色铅线为慢性铅中毒的表现，牙龈红肿、龈乳头变钝、刷牙时易出血，见于慢性牙龈炎。

4.舌　让评估对象将舌伸出，舌尖翘起，左右侧移，以观察舌质、舌苔及舌的运动情况。正常人舌质淡红，表面湿润，覆有薄白苔，伸舌居中，活动自如无颤动。舌面干燥，舌体缩小见于严重脱水、使用阿托品或放射线治疗等。舌乳头萎缩，舌面呈光滑的粉红色或红色，见于贫血或营养不良。舌呈紫色见于心肺功能不全。舌呈鲜红色，舌乳头肿胀、凸起，见于猩红热或长期发热性疾病。伸舌时有细震颤，见于甲状腺功能亢进，伸舌偏斜见于舌下神经麻痹。

5.咽部及扁桃体　评估对象坐于椅上，头稍后仰，张口发"啊"音。评估者用压舌板将舌前2/3与后1/3的交界处迅速下压，此时软腭上抬，在照明的配合下即可看到软腭、腭垂、舌腭弓、咽腭弓、扁桃体、咽后壁等。注意其颜色、对称性，有无充血、肿胀、分泌物，以及扁桃体的大小。急性咽炎时，咽部充血、红肿、分泌物增多。慢性咽炎时，咽黏膜表面粗糙，可见呈簇状增生的淋巴滤泡。急性扁桃体炎时，扁桃体肿大、充血，表面有黄白色的分泌物，易剔除，此可与咽白喉鉴别。扁桃体肿大分三度（图4-4-5）：扁桃体未超出咽腭弓为Ⅰ度肿大；超出咽腭弓为Ⅱ度肿大；达到或超出咽后壁正中线为Ⅲ度肿大。

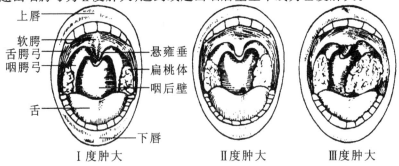

图4-4-5　扁桃体肿大分度

6.口腔气味　健康人口腔无异味,局部或全身疾病时口腔可出现特殊气味。牙龈炎、牙周炎、龋齿、消化不良可致口臭。其他疾病所致口腔特殊气味有:尿毒症者有尿味;糖尿病酮症酸中毒者有烂苹果味;肝坏死者有肝臭味;有机磷农药中毒有大蒜味。

7.腮腺　正常时腮腺腺体薄软,不能触及其轮廓。急性腮腺炎时,腮腺肿大,视诊可见以耳垂为中心的隆起,有压痛,腮腺导管口可红肿。腮腺混合瘤时,腮腺质韧呈结节状,边界清楚,可移动。恶性肿瘤时质硬,固定,可伴有面瘫。

二、颈　　部

颈部检查方法主要是视诊和触诊,有时需要听诊。诊室环境应安静,光线充足。评估对象宜取坐位,也可取半坐位或卧位。检查时应松解颈部衣扣,充分暴露颈部和肩部。

(一)颈部外形与活动

正常人坐位或立位时颈部两侧对称,活动自如。颈部向一侧偏斜称为斜颈,见于外伤、瘢痕收缩、先天性颈肌挛缩或斜颈。颈向前倾,甚至头不能抬起,见于严重消耗性疾病晚期、重症肌无力等。颈部活动受限伴有疼痛,见于软组织炎症、颈椎病变、颈肌扭伤等。颈项强直为脑膜刺激征,见于脑膜炎、蛛网膜下腔出血等。

(二)颈部血管

重点观察有无颈静脉怒张、颈动脉搏动和颈静脉搏动。

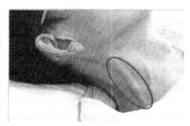

图 4-4-6　颈静脉怒张

1.颈静脉怒张　正常人立位或坐位时颈外静脉不显露,平卧位时可稍见充盈,但充盈的水平限于锁骨上缘至下颌角连线的下 2/3 以内。若取 30°～45°半卧位,颈静脉充盈超过正常水平,或坐位、立位时见颈静脉充盈,称为颈静脉怒张(图 4-4-6)。颈静脉怒张提示静脉压增高,见于右心衰竭、心包积液、缩窄性心包炎、上腔静脉阻塞综合征。

2.颈动脉搏动　正常人颈动脉搏动仅在剧烈活动后可见到。如在静息状态下出现明显的颈动脉搏动,提示脉压增宽。常见于高血压、主动脉瓣关闭不全、甲状腺功能亢进及严重贫血。

3.颈静脉搏动　正常情况下不会出现颈静脉搏动,仅在三尖瓣关闭不全伴颈静脉怒张时,才可见到颈静脉搏动。

(三)甲状腺

甲状腺位于甲状软骨下方和两侧,正常时表面光滑、柔软不易触及,在做吞咽动作时可随吞咽上下移动。检查过程中凡能看到或能触及甲状腺均示甲状腺肿大。甲状腺检查按视、触、听诊的顺序进行。

> **知识链接**
> 甲状腺肿大与颈前包块的鉴别要点:做吞咽动作时肿大的甲状腺可随吞咽上下移动。

1.视诊　评估对象取坐位,头稍后仰,做吞咽动作,观察甲状腺大小及对称性。女性在青春发育期可略增大,属正常现象。

2.触诊　单手触诊时,评估者位于评估对象前面,若触左叶,右手拇指置于环状软骨下气管右侧向左轻推右叶,其余手指触摸甲状腺左叶(图 4-4-7)。换手检查右叶。双手触诊时,评估者位于评估对象背后,双手置于颈部。检查右叶时,左手示指及中指在甲状软骨下气管的左侧将甲状腺轻推至右侧,右手拇指在右胸锁乳突肌的后缘向前推挤甲状腺,其余手指在其前缘触摸甲状腺的右叶(图 4-4-8)。用同法检查左侧。检查过程中同时嘱评估对象做吞咽动作。触及肿大的甲状腺时,注意观察肿大的程度、质地、表面是否光滑、有无震颤及压痛。

> **知识链接**
>
> 甲状腺肿大可分为三度:不能看到但能触及者为Ⅰ度;能看到又能触及,但肿大的甲状腺在胸锁乳突肌以内者为Ⅱ度;超过胸锁乳突肌外缘者为Ⅲ度。

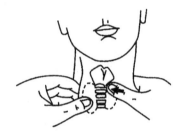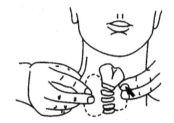

图 4-4-7　甲状腺触诊(从前面)　　　　图 4-4-8　甲状腺触诊(从后面)

3.听诊　触及肿大的甲状腺时应以钟型听诊器置于肿大的甲状腺上进行听诊。甲状腺功能亢进时,可闻及连续性血管杂音。甲状腺肿大常见于单纯性甲状腺肿、甲状腺功能亢进或甲状腺肿瘤等。

(四)气管

正常气管位于颈前正中部。评估对象取坐位或仰卧位,评估者将右手示指与无名指分置于两侧胸锁关节上,中指置于气管之上,观察中指与示指及中指与无名指之间的距离(图 4-4-9)。正常人两侧距离相等,气管居中。两侧距离不等表示气管移位。一侧胸腔积液、积气或纵隔肿瘤时,气管向健侧移位;肺不张、肺纤维化、胸膜增厚粘连时,气管向患侧移位。

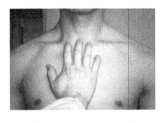

图 4-4-9　气管位置评估

小 结

头颅主要评估大小、外形变化和有无异常运动。面部评估按眼、耳、鼻、口、咽依次进行，以眼睑、瞳孔、鼻窦、扁桃体等为主。危重病人注意观察瞳孔变化，包括大小、形状，双侧是否等圆，对光及调节反射。头颅外伤病人注意外耳道内有无血液或脑脊液。口唇苍白常见于贫血、发绀示血氧不足，重症衰弱或长期使用广谱抗生素病人注意观察口腔黏膜有无白色凝乳块状物。颈部检查包括外形与活动、血管、甲状腺及气管。颈静脉怒张是右心衰竭的重要体征。评估甲状腺按视、触、听的次序检查，检查气管时注意有无移位。

实训项目 一般状况、头面、颈部评估

【操作准备】

1.操作者准备 护士着装整洁，洗手、戴口罩，物品准备齐全，推检查车到病室，向病人解释检查目的和要求，解除病人的紧张。

2.物品准备 听诊器。听诊器体件要温暖。

【评估】

1.判断 根据健康史判断病情危重与否，意识及肢体活动能力。

2.环境 安静、温暖、光线充足，能保护隐私（清场或用屏风遮挡）。

【操作流程】

1.生命体征的测量

（1）体温：擦腋汗—将体温计放于病人腋下—嘱病人夹紧屈肘于胸前—计时（5～10 min后取出）擦干—读数—甩下体温计—消毒。

（2）脉搏：示、中、无名指放于病人桡动脉下—计数（一般病人测30 s×2，心脏病及危重病人应计数1 min）。

（3）呼吸：测脉搏后手指不动—观察病人胸或腹部起伏—计数30 s×2（呼吸不规则或婴儿计数1 min）。

（4）血压：病人取坐位或卧位，一般测右上肢，肘部置于心脏同一水平—将未夹体温计臂侧衣袖卷于肩部（必要时脱袖）—肘部伸直，手掌向上—打开血压计—缠袖带于上臂中部（下缘距肘窝2～3 cm）—取凳坐下—连接血压计—开汞槽开关—戴听诊器—听头放于肱动脉搏动明显处，用手固定—加压充气（使汞柱上升到动脉搏动音消失后20—30 mm-Hg）—缓慢放松气门—倾听第一音为收缩压，减弱或消失为舒张压—排尽袋内余气—分管—血压计倾斜45°—关汞槽开关—取下袖带缠好放妥—关好血压计。

记录体温、脉搏、呼吸、血压结果。

2.皮肤检查

检查皮肤弹性，最常用的部位为上臂内侧肘上3～4 cm处。检查者以左手握住病人右腕部并将其手臂轻度外展，右手拇指与示指（相距3～4 cm）捏起该处皮肤，片刻后松手，观察皮肤皱褶平复的情况。松手后迅速平复为皮肤弹性良好；松手后平复缓慢为皮肤弹性减弱。

3.淋巴结检查

(1)检查部位及顺序:耳前 耳后—乳突区—枕骨下—颈后三角—颈前三角—颌下—颏下—锁骨上窝—腋窝—滑车上—腹股沟—腘窝。

(2)检查手法:双手的示指和中指指尖于各部位的皮肤上按顺序由浅入深滑行触诊,两侧同时进行。

4.头部检查 头部检查内容及顺序:头发—头皮—头颅—眼—耳—鼻—口。

(1)观察:头发色泽、分布、密度及脱发情况。

(2)测量头围:以软尺自眉间绕到颅后通过枕骨粗隆,再从对侧绕回到眉间。

(3)结膜检查:检查上睑结膜时需翻眼睑,注意检查者手要干净。其要领为:嘱被检查者下视,用示指和拇指捏住上睑中部边缘,轻轻向前下牵拉,然后示指向下压迫睑板上缘并与拇指配合将睑缘向上捻转上眼睑。观察睑结膜和穹隆结膜。检查后提起上眼睑皮肤,同时嘱病人向上看,翻转复原。检查下睑结膜时,用双手拇指置于下眼睑中部,请受检查者向上看,同时向下牵拉下眼睑边缘,观察下眼睑结膜、球结膜及巩膜。

(4)眼球检查:病人坐位,告知病人头保持不动,检查者将目标物放在距受检查者眼前约40 cm,嘱其注视。手指按以下顺序移动,按左—左上—左下,右—右上—右下 6个方向。检查时注意眼球转动幅度、灵活性、两眼是否同步、有无眼球震颤、斜视、复视等。

(5)瞳孔检查:观察瞳孔直径,双侧瞳孔是否等大等圆。对光反射有直接对光反射和间接对光反射。取手电筒,聚光并将手电光由外向内移动,直接照射瞳孔,瞳孔缩小,称为直接对光反射。用手于鼻根部隔开双眼,用手电光直接照射一侧瞳孔并观察对侧瞳孔,如缩小,称为间接对光反射。集合反射:嘱被检者注视1 s以外的示指,然后将示指逐渐向眼球方向移动至距眼球5~10 cm处,正常人双眼内聚,瞳孔缩小。

(6)耳的检查:检查耳郭有无畸形、结节或触痛,粗测听力:嘱被检者闭目,并用手指堵塞未被检测的外耳。检查者站在被检查者后面以拇指与示指相摩擦,自1 s以外逐渐移近被检耳部,直到被检者听到声音或接近耳部为止。以同法测对侧听力,并与正常人做比较。

(7)鼻的检查:拇指将鼻尖上推,借手电光观察鼻前庭和鼻腔、分泌物、鼻中隔有无偏曲、鼻息肉或肿瘤等→查鼻通气时,分别用拇指和示指压闭一侧鼻翼,检查另一侧的通气情况。同法检查另一侧。

(8)鼻窦的检查:检查顺序为额窦、筛窦、上颌窦。

1)额窦:检查者双手置两侧颞部,双手拇指分别置于左右眼眶上方稍内,用力向后按压,观察并询问有无疼痛现象。

2)筛窦:检查者双手置于两侧颈部耳郭部,双手拇指分别置于鼻根部与眼内角处向后方按压。

3)上颌窦:检查者双手置于两侧耳后,双手拇指分别于左右颧部向后按压。

(9)扁桃体的检查:嘱病人张大口并发"a"音,手持压舌板在舌前2/3与后1/3交界处将舌迅速下压,借助手电光观察硬腭、软腭弓、腭垂、扁桃体。如扁桃体肿大则应注意分度(分为3度:Ⅰ度肿大之扁桃体不超过咽腭弓;Ⅱ度超过咽腭弓,未达到咽后壁中线;Ⅲ度处于或超过咽后壁中线)。

5.颈部检查

(1)颈静脉:被检查者分别取平卧位、30°～45°的卧位,观察锁骨上缘至下颌角颈静脉充盈的情况。

(2)甲状腺:视诊观察甲状腺的大小和对称性。

触诊如下部位。①峡部:位于病人前面用拇指从胸骨上切迹向上触摸,若触到气管前软组织并随吞咽在手指下滑动,进一步判断有无增厚和肿块。②侧叶:被检者采取坐位,检查者位于被检者前面检查。先检查左叶,左手拇指轻推环状软骨及气管向对侧,右手拇指在气管旁,示指、中指在左胸锁乳突肌后缘,使甲状腺左叶在此三指间,以拇指滑动触摸来确定甲状腺状态。检查右叶时,右手拇指轻推环状软骨及气管向右侧,左手拇指在气管旁,示指、中指在右胸锁乳突肌后缘,方法同左叶检查。检查中亦嘱其做吞咽动作。检查时注意甲状腺大小、质地、有无结节、是否对称、有无压痛及震颤等。检查动作宜轻柔,避免过于重压引起疼痛、咳嗽、憋气等。注意甲状腺肿大的分度及描述。如甲状腺肿大,应注意听甲状腺有无血管杂音。

(3)气管:将示指与无名指分别放在两侧胸锁关节上;将中指置于气管上,判断气管是否移位。

【考核评价】

(1)提问:①一般状态评估及头颈部评估所包括的内容有哪些?②成人发育正常的标准有哪些?③瞳孔大小改变的临床意义?④扁桃体肿大如何分度?⑤甲状腺肿大的分度?

(2)抽查3名学生分别进行生命体征评估、瞳孔对光反射评估、气管位置评估操作。

(3)要求学生课后选3～5名同学充当评估对象继续进行一般状态评估操作技能练习,下次课抽查。

考　点　导　航

A1/A2 型题

1.强迫坐位见于(　　　　)。

　A.心绞痛　　　　B.胆道蛔虫症　　　　C.心、肺功能不全　　D.脊椎疾病

2.引起颈静脉怒张常见原因中不包括(　　　　)。

　A.肺水肿　　　　B.右心衰竭　　　　C.缩窄性心包炎　　D.心包积液

3.一般检查内容不包括(　　　　)。

　A.面容表情　　　B.神经反射　　　　C.意识状态　　　　D.生命体征

4.面色晦暗,双颊紫红,口唇轻度发绀为(　　　　)。

　A.病危面容　　　B.肝病面容　　　　C.肾病面容　　　　D.二尖瓣面容

5.关于蜘蛛痣的描述不正确的是(　　　　)。

　A.大小不等　　　　　　　　　　　　B.是皮肤小动脉末端扩张所致

　C.多见于下腔静脉分布区　　　　　　D.是雌激素增高所致

6.肺癌最易向下列哪组淋巴结转移（　　）。

    A.滑车上淋巴结   B.右锁骨上窝淋巴结

    C.腋窝淋巴结   D.腹股沟淋巴结

A3 型题

1.女,25岁,诉2年前患过急性肝炎,现妊娠7个月,颈部皮肤见一个直径为4 mm大小的红色斑块,呈辐射状血管网,中央有一小红点,压此处血管网褪色。应诊断为（　　）。

    A.紫癜   B.蜘蛛痣   C.斑丘疹   D.淤斑

2.某女性病人,咳嗽、左侧胸痛、气促3个月,诊断左侧大量胸腔积液。该病人多采取何种体位（　　）。

    A.自主体位   B.被动体位   C.强迫左侧卧位   D.端坐呼吸

3.某病人60岁,咳嗽、咳痰20年,气促5年,下肢水肿半个月,诊断为慢性支气管炎,阻塞性肺气肿,肺心病,心功能3级。该病人多采取何种体位（　　）。

    A.自主体位   B.被动体位   C.强迫仰卧位   D.端坐呼吸

4.某患儿,22个月,前额左右突出,头顶平坦呈方形,出汗较多,夜间哭闹,该患儿最可能患了下列哪种疾病（　　）。

    A.脑积水   B.佝偻病   C.小颅畸形   D.肢端肥大症

5.某病人,因肾病长期使用激素治疗,来院检查时面如满月,肩背宽厚,皮肤发红伴痤疮。该病人的面容为（　　）。

    A.二尖瓣面容   B.甲亢面容   C.满月面容   D.肾病面容

6.某患儿,4岁,分娩时难产导致新生儿缺氧,在行走时两腿前后互相交叉呈剪刀状。该病人的步态为（　　）。

    A.蹒跚步态   B.醉酒步态   C.剪刀步态   D.跨域步态

7.李某,60岁,风湿性心脏病20余年,3 d前,发现身体水肿,他最先出现水肿的部位应该是在（　　）。

    A.身体下垂部位   B.眼睑   C.颜面   D.腹水

（曹　宇）

全媒体扫码学习资料

头面颈部评估   四颈部评估

工作任务五 胸部评估

【学习目标】

1. 知道胸部评估的内容,胸壁、肺部和心脏正常、异常体征的临床特点及意义。

2. 能用正确的方法检查胸廓,指出胸部的体表标志及划线;观察呼吸运动、频率和节律及临床意义;能正确进行肺部和心脏的视、触、叩、听,判断有无异常。

3. 检查过程中认真、细致,具备对病人关怀关爱之心。

胸部是指颈部以下和腹部以上的区域。胸部检查主要包括胸廓、胸壁、支气管、肺、心脏、血管等。胸廓由 12 个胸椎和 12 对肋骨、锁骨及胸骨组成。胸部评估时要求环境安静、温暖、光线充足。根据病情或评估需要,评估对象取坐位或卧位,并充分暴露被检查的部位。为了避免重要体征的遗漏,胸部检查按视、触、叩、听顺序进行,并先检查前胸及侧胸,再检查后背,两侧对比检查。

一、胸部的体表标志

为了便于描述和标记胸部的症状和体征,检查者应熟知胸廓上的自然标志和人为划线。一些重要的胸部体表标志如下。

(一)骨骼标志 (图 4-5-1)

1. 胸骨 位于胸壁前正中,由上而下可分为胸骨柄、胸骨体、剑突。

2. 胸骨上切迹 位于胸骨柄上方,正常气管位于其后正中。

3. 剑突 位于胸骨体下端的三角形部分。

4. 胸骨角 又称 Louis 角。由胸骨柄与胸骨体连接处向外突起所形成。其两端与第二肋软骨相连,可由此开始计数肋间隙和肋骨。

> **知识链接**
>
> 胸骨角相当于气管分叉部,主动脉弓上缘和第四胸椎水平。

5. 第七颈椎棘突 第七颈椎棘突最长,是自上而下最为向后突起的棘突,其下即为胸椎的起点,常以此处作为计数胸椎的标志。

> **知识链接**
>
> 第七颈椎棘突低头时容易见到和触到,左右转动头部时可摸到棘突随关节转动而动。

6. 肩胛骨 位于背部左、右两侧的上方,肩胛冈及其肩胛峰均易触及,其最下端称肩胛下角。被检查者取直立位两上肢自然下垂时,肩胛下角为第七肋间隙水平,或相当于第八胸椎的水平。

7. 腹上角 左右肋弓在胸骨下端汇合所形成的夹角,所以也称胸骨下角。正常人约 70°~110°,体型瘦长者稍小,矮胖者稍大。其后为肝左叶、胃、胰腺。

（二）垂直线标志

1. **前正中线** 通过胸骨正中（上缘通过胸骨上缘中点，下缘通过剑突正中）的垂直线。

2. **锁骨中线** 通过锁骨胸骨端和肩峰端中点的垂直线。

3. **胸骨线** 通过胸骨边缘的垂直线。

4. **胸骨旁线** 为位于胸骨线和锁骨中线中间的垂直线（图4-5-2）。

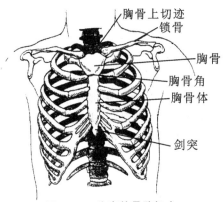

图4-5-1 胸廓的骨骼标志

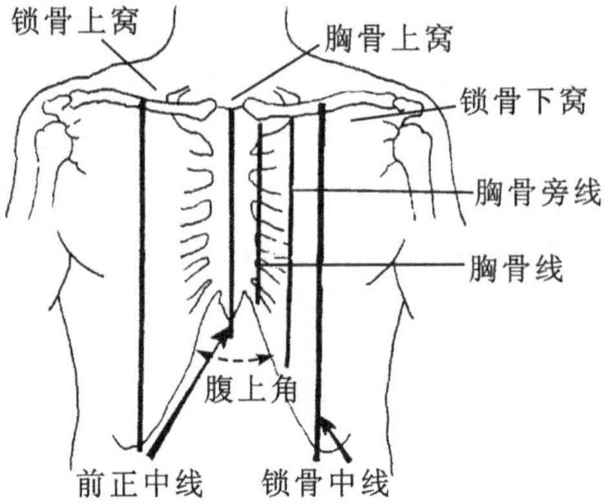

图4-5-2 前胸壁的垂线标志及陷窝

5. **腋前线** 通过腋窝前皱襞向下的垂直线。

6. **腋后线** 通过腋窝后皱襞向下的垂直线。

7. **腋中线** 位于腋前线和腋后线中间自腋窝顶端向下的垂直线（图4-5-3）。

8. **肩胛下角线** 双臂自然下垂时通过肩胛下角向下的垂直线。

9. **后正中线** 通过脊柱棘突，沿脊柱正中向下的垂直线（图4-5-4）。

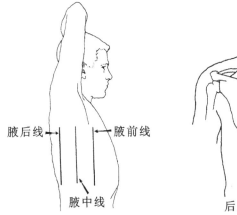

图4-5-3 侧胸壁的垂线标志

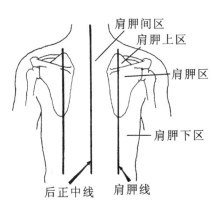

图4-5-4 后胸壁的垂线标志及分区

（三）自然陷窝和人工分区

1. **腋窝** 上肢内侧与胸壁相连的凹陷部。

2. **胸骨上窝** 胸骨柄上方的凹陷部，正常气管位于其后。

3. **锁骨上窝** 锁骨上方的凹陷部。

4. **锁骨下窝** 为锁骨下方的凹陷部，下界为第3肋骨下缘，也是两肺上叶肺尖的下部所在部位。

5.肩胛上区　肩胛冈以上的区域,斜方肌的上缘为其外上界。

6.肩胛下区　两肩胛下角的连线与第12胸椎水平线之间的区域,后正中线将其分为左右两部。

7.肩胛间区　为两肩胛骨内缘之间的区域,以后正中线为界,分为左右两部。

二、胸壁、胸廓和乳房

(一)胸壁

胸壁主要通过视诊和触诊检查。检查时除应注意病人的营养状态、皮肤、淋巴结和骨骼肌发育情况外,还应注意如下情况。

1.静脉　正常胸壁无明显静脉的显露。若上腔静脉或下腔静脉阻塞时,由于血流受阻可见胸壁静脉充盈或曲张。血流方向自上而下为上腔静脉阻塞,反之为下腔静脉阻塞。

2.皮下气肿(subcutaneous emphysema)　胸壁的皮下气肿多由肺、气管、胸膜破裂后气体逸至皮下所致,以手按之会出现握雪感和捻发音。

3.胸壁压痛　正常情况下胸壁无压痛。白血病病人骨髓异常增生,胸骨下端常有明显压痛和叩击痛;肋骨骨折、肋软骨炎、肋间神经炎、胸壁软组织炎等病变的局部也常有压痛。

4.肋间隙　肋间隙凹陷多见于呼吸道阻塞病人吸气时;肋间隙膨隆见于大量的胸腔积液、张力性气胸或严重肺气肿病人用力呼气时。

(二)胸廓(thorax)

正常胸廓两侧大致对称,呈椭圆形。成人的胸廓前后径与左右径的比例约为1:1.5;小儿和老年人胸廓前后径略小于左右径或等于左右径,故其胸廓呈圆柱形。

常见胸廓外形改变如图4-5-5所示。

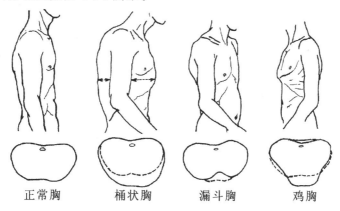

正常胸　　桶状胸　　漏斗胸　　鸡胸

图 4-5-5　胸廓外形的改变

1.扁平胸(flat chest)　胸廓前后径小于左右径一半,呈扁平状。常见于体型瘦长者,也可见于慢性消耗性疾病如肿瘤晚期、肺结核等。

2.桶状胸(barrel chest)　胸廓前后径约等于左右径,呈圆柱状,常伴有肋骨斜度减小,肋间隙饱满,腹上角增大。见于严重肺气肿病人,亦可见于老年人和矮胖体型者。

3.佝偻病胸(rachitic chest) 为佝偻病所致的胸廓外形改变,多见于儿童。①鸡胸(pigeon chest):胸廓上下距离较短,胸骨下端前突,胸廓前侧壁肋骨凹陷。②漏斗胸(funnel chest):胸骨剑突处向内凹陷使胸廓呈漏斗状。③佝偻病串珠(rachitic rosary):病变引起胸骨两侧各肋骨和肋软骨交界处隆起呈串珠状。④肋膈沟(Harrison's groove):病变致下胸部前面的肋骨常外翻,膈肌附着部位的胸壁内陷形成的沟状带。

4.胸廓局部隆起 常见于主动脉瘤、心脏明显增大、心包大量积液及胸壁炎症、肿瘤等。

5.胸廓一侧变形 大量胸腔积液、积气或一侧严重代偿性肺气肿常致胸廓一侧膨隆;肺纤维化、肺不张、广泛胸膜增厚或粘连常致胸廓一侧平坦或凹陷。

6.脊柱畸形引起胸廓的改变(图4-5-6) 常见于外伤、脊柱结核等。脊柱前凸、后凸或侧凸畸形会致胸廓两侧不对称,肋间隙增宽或变窄,胸腔内脏器与胸部的体表标志关系发生改变。,严重畸形会导致呼吸、循环功能障碍。

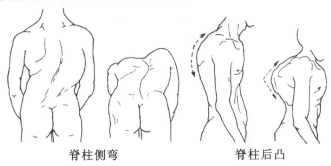

脊柱侧弯　　　　　脊柱后凸

图 4-5-6　脊柱畸形所致胸廓的改变

(三)乳房

乳房检查时应有良好的照明,病人取坐位或卧位并充分暴露胸部。检查应按正确的程序进行,以免发生漏诊。除检查乳房外,还应包括检查引流乳房部位的淋巴结。为了方便叙述,可将乳房分为四个象限或视为一个钟面(图4-5-7)。

1.视诊

(1)对称性:正常女性坐位时,乳房两侧基本对称。有轻度不对称者是由于两侧乳房发育程度不同引起,通常左侧会大于右侧,坐位时明显,但乳头应位于对称部位。一侧乳房明显缩小多由于发育不全引起。一侧乳房明显增大多见于囊肿、炎症、肿瘤、先天畸形等。

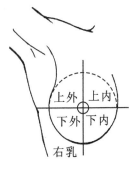

上外　上内
下外　下内
右乳

图 4-5-7　乳房的分区

(2)乳房皮肤:应注意观察乳房皮肤的颜色,有无皮肤回缩或凹陷、水肿、溃疡,有无局部血管出现及其分布情况,乳头及乳晕有无过度色素沉着等。乳癌或炎症均可致乳房皮肤发红,但炎症常伴局部肿、热、痛,而癌症常不伴热痛且皮肤常呈深红色;淋巴系统受阻会导致乳房皮肤发生水肿,乳房皮肤变厚且毛囊及毛囊孔明显下陷致乳房皮肤呈橘皮或猪皮样改变,见于乳房肿瘤;乳房回缩或凹陷通常是由于纤维组织变短或库柏氏韧带活动性降低所造成,病人双手上举过头或叉腰造成胸大肌收缩时明显,见于乳房肿瘤;孕妇或哺乳期妇女乳房常可见乳晕增大,色素加深,浅表静脉曲张同时乳房增大。

（3）乳头（nipple）：应注意观察乳头的大小、位置、对称性，有无回缩及其分泌物情况。若自幼乳头回缩则为发育异常，若为近期发生则提示癌变的可能。正常在怀孕或哺乳时乳房会出现分泌物，其他情况乳头出现分泌物可由乳头受到机械刺激、药物影响、乳房的良恶性病变等引起。

2. 触诊　触诊乳房时可取坐位或卧位。当病人坐位时，先两臂下垂，然后上举过头或双手叉腰再行检查。当病人仰卧位时，检查者应置一小垫枕于病人肩下以便充分暴露乳房进行仔细检查。评估者将手指和手掌平放于乳房上，用指腹轻施压力逐渐向胸壁按压作浅部旋转或来回滑动触诊，一般先触诊健侧再触诊患侧。

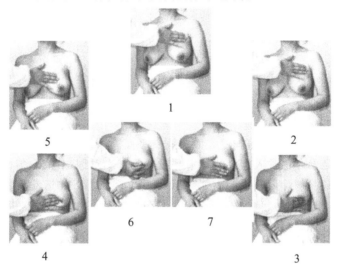

图 4-5-8　乳房的触诊方法

> **小贴士**
> 　　乳房检查一般按外上象限、外下象限、内下象限、内上象限及尾部的顺序，由浅入深触诊，最后检查乳头（图 4-5-8）。

（1）质地与弹性：正常乳房触诊时有弹性颗粒感和柔韧感。随着女性生理周期的改变，乳房的质地会有所改变；月经期由于小叶充血，乳房呈紧张感；妊娠期增大饱满呈柔韧感；哺乳期呈结节感。乳房硬度增加、弹性消失常提示皮下组织有炎症或有新生物浸润。

（2）压痛：乳房局部压痛提示局部有炎症存在。由于月经期乳房敏感亦有可能出现压痛，而乳房恶性病变则很少出现压痛。

（3）包块：触及包块时应注意其大小、外形、部位、质地、活动度、有无压痛及其程度、边界是否规则、与周围组织是否粘连等。

> **小贴士**
> 　　乳房触诊后还应仔细触诊腋窝、锁骨上窝及颈部淋巴结是否肿大或有其他异常，因为这些部位常为乳房炎症或恶性肿瘤扩散和转移的所在。

三、肺 和 胸 膜

【预习案例】

案例 4-5-1:病人,女,29 岁。发热、咳嗽、胸痛 10d。查体:T 39.5℃,P 100 次/min,R 23 次/min,BP 110/80 mmHg。意识清楚,右侧呼吸运动减弱、语音震颤增强,叩诊呈实音,呼吸音减弱,可闻及管状呼吸音。

试分析:

1.请为该病人目前主要症状有哪些?

2.通过检查发现的阳性体征有哪些?

3.根据症状、体征判断其临床意义。

检查时室内环境应舒适、温暖,有良好的照明。评估对象一般取坐位或卧位并充分暴露胸部。肺和胸膜的检查按视、触、叩、听的顺序进行。

(一)视诊

观察呼吸运动时,视线应与胸壁表面在同一平面。

1.正常呼吸运动 正常人静息状态下呼吸两侧基本对称,节律均匀而整齐,成人约每分钟 16～20 次,呼吸与脉搏之比约为 1:4。一些生理状态下如运动后,呼吸可增快。男性及儿童呼吸时,膈的运动起重要作用,胸廓下部及上腹部的动作比较明显,称腹式呼吸;女性呼吸时,肋间肌的运动较为重要,称胸式呼吸。

2.呼吸运动的变化

(1)呼吸运动类型的变化:胸式呼吸增强,腹式呼吸减弱,可见于大量腹水、肝脾极度肿大、妊娠晚期、腹腔巨大肿瘤等;胸式呼吸减弱,腹式呼吸增强,可见于肺、胸膜或胸壁疾病如肺炎、重症肺结核、肋间神经痛、肋骨骨折等。

(2)呼吸速率的变化:呼吸过速(tachypnea)是指呼吸频率超过 24 次/min,常见于发热、甲状腺功能亢进、疼痛、贫血、心力衰竭等。呼吸过缓(bradypnea)是指呼吸频率低于12 次/min,常见于颅内压增高、吗啡等药物引发的呼吸抑制等。

(3)呼吸深度的变化:呼吸浅快,常见于肺炎、胸膜炎、胸腔积液和气胸以及严重鼓肠、腹水及肥胖者。呼吸深快,常见于剧烈运动、情绪激动。由严重代谢性酸中毒引起深大而稍快的深长呼吸又称为库氏呼吸(Kussmaul 呼吸),见于糖尿病酮症酸中毒和尿毒症。

(4)呼吸节律的变化(图 4-5-9):①潮式呼吸(Cheyne-Stokes 呼吸)是由浅慢呼吸变为深快呼吸再变为浅慢呼吸,随之出现一段呼吸暂停,如此周而复始的呼吸型态,见于脑炎、脑膜炎、巴比妥中毒等。②间停呼吸(Biot 呼吸)是表现为规律的呼吸几次后,突然呼吸停止一段时间,然后又开始呼吸,如此周而复始的呼吸型态。潮式呼吸与间停呼吸发生的机制都是由于呼吸中枢兴奋性降低,使调节呼吸的反馈系统失常所致。间停呼吸较潮式呼吸严重。③叹息样呼吸:呼吸中常出现叹息。常属功能性改变,见于神经衰弱、精神紧张、抑郁症等。

(二)触诊

1.胸廓扩张度(chest expansion) 指呼吸时两侧胸部的运动度。当测量前胸时,检

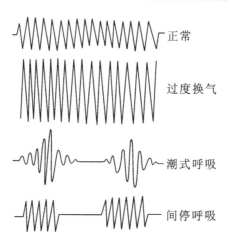

正常

过度换气

潮式呼吸

间停呼吸

图 4-5-9 常见的异常呼吸型态

查者左右拇指指向剑突,手掌和其余手指置于前侧胸壁(图 4-5-10)。当测量后胸时,检查者左右拇指与后正中线平行,手掌和其余手指平置于背部约第十肋水平的位置,并将两侧皮肤向中线轻推,同时让评估对象做深呼吸运动,观察比较两手动度是否一致。一侧胸腔大量积液、气胸、胸膜增厚、肺不张、肺纤维化等常可导致患侧胸廓扩张受限。

2.语音震颤(Vocal fremitus) 评估对象说话时语音的声波,经气管、支气管传导至胸壁,由检查者的手触及到的振动,所以也称触觉语颤(tactile fremitus)。检查者双手尺侧轻放于评估对象胸廓两侧,同时嘱评估对象重复发"1"长音,自上而下,从内到外比较两侧相应部位震颤的异同(图 4-5-11)。

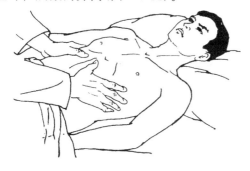

图 4-5-10 前胸壁检查胸廓扩张度的方法 **图 4-5-11 语音震颤的评估方法**

(1)正常语音震颤:触觉震颤强弱会受声音强度、胸壁的厚度、支气管与胸壁的距离等因素影响,还与评估对象的年龄、性别、体型及检查部位有关。一般男性较女性为强,成人较儿童为强,瘦者较胖者为强。同一胸廓的不同部位,语颤的强弱亦有所不同。前胸右上部较左上部略强,前胸上部较下部略强,后胸下部较上部为强,肩胛间区的语颤较强。但这些差别很小,常无临床意义。

(2)语音震颤增强,主要见于:①炎症浸润使肺组织实变。②肺内有巨大空腔且空腔位置接近胸壁,尤其当空腔周围有炎症浸润时,空腔内声波会产生共鸣,炎症致实变组织则有利于声波传导。如空洞型肺结核、肺脓肿等。

(3)语音震颤减弱,主要见于:①肺内含气过多,如肺气肿。②支气管阻塞,如阻塞性

99

肺不张。③大量的胸腔积液或气胸。④胸膜广泛增厚。⑤胸壁皮下气肿。

3.胸膜摩擦感(pleural friction fremitus)　当胸膜有炎症时,由于炎症渗出物使胸膜变得粗糙,随呼吸运动脏层胸膜和壁层胸膜相互摩擦,可由检查者感觉到。一般在前胸下侧壁容易被触及。

(三)叩诊

1.叩诊方法　胸部叩诊有直接叩诊法和间接叩诊法,以间接叩诊法多用。

(1)直接叩诊法(direct percussion):检查者手指并拢用指腹对胸壁进行叩击,主要用于评估胸部大面积的病变。

(2)间接叩诊法(indirect percussion):一般以检查者左手中指的第一、二指节作为叩诊板指,置于要叩诊的部位,左手其余手指稍稍翘起,不与体表接触。以检查者右手中指指端为叩诊锤,以垂直方向叩击于板指上,判断胸壁及其下方组织发出的声音。

```
知识链接
                    胸部叩诊记忆口诀
    胸部叩诊要注意,肌肉放松匀呼吸。
    板指平贴肋间隙,左右上下内外比。
    前侧背部为顺序,自上向下查逐一。
    清浊实鼓和过清,仔细辨别听分明。
```

胸部叩诊时被检查者取坐位或仰卧位,两臂自然下垂,肌肉放松,均匀呼吸。先检查前胸,胸部稍向前挺,从锁骨上窝开始至第一肋间隙,再逐一肋间隙向下叩诊。再检查侧胸壁,嘱评估对象举起上臂置于头部,自腋窝开始向下叩诊至肋缘。最后检查背部,评估对象身体前倾,双手交叉抱肘,头略低,尽量使肩胛骨移向外侧,自肺尖开始向下叩诊。

2.影响叩诊音的因素　胸壁组织的厚薄:胸壁组织增厚会使叩诊音变浊,如肥胖、肌肉较厚、乳房较大、胸壁水肿等;胸廓骨骼支架的变化:肋软骨钙化、胸廓变硬等可使震动范围向周围扩大,会影响定界叩诊的结果;肺内含气量增多,肺泡张力增加,叩诊音调较高;胸腔积液会影响震动及声音的传播,使叩诊音变浊。

3.正常叩诊音(图 4-5-12)　正常肺部叩诊呈清音。其音调的高低,音响的强弱受肺内含气量多少,胸壁的厚薄及邻近器官的影响。前胸上部较下部叩诊音稍浊,右肺上部较左肺上部叩诊音稍浊,背部叩诊音较前胸部稍浊,右侧腋下部受肝脏影响叩诊呈浊音,左侧腋前线受胃影响叩诊音呈鼓音。

4.异常胸部叩诊音　正常肺脏的清音区出现浊音、实音、过清音或鼓音则为异常胸部叩诊音。

(1)浊音或实音:见于肺内含气量大面积减少或肺内不含气的占位病变,如肺炎、肺结核、肺梗死、肺肿瘤、胸腔内积液、胸膜增厚等。

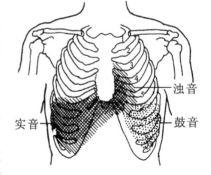

图 4-5-12　正常前胸部叩诊音

(2)过清音或鼓音:肺张力减弱或含气量增多时,如肺气肿,叩诊呈过清音;肺内空腔病变(空腔直径大于3~4 cm且空腔靠近胸壁),如空洞型肺结核、液化的肺脓肿等,叩诊呈鼓音;大量胸腔积气时,叩诊亦会呈鼓音。

5.肺界的叩诊(图4-5-13)

(1)肺上界:即肺尖的上界。叩诊方法:自斜方肌前缘中央部开始向外叩诊,当叩诊音由清音变浊时为肺上界的外侧终点,再自斜方肌的中央部向内叩诊,当叩诊音变浊时为肺上界的内侧终点。该清音带的宽度即肺尖的宽度,正常为4~6 cm,右侧较左侧稍窄。肺上界变窄通常见于肺结核肺尖浸润;肺上界变宽,叩诊稍呈过清音,见于肺气肿。

(2)肺前界:右肺前界相当于右胸骨线的位置,左肺前界相当于左胸骨旁线自第四至第六肋间隙的位置。心脏扩大时,两肺前界间的浊音区扩大,肺前界缩小。肺气肿时,两肺前界间的浊音区缩小,肺前界扩大。

(3)肺下界:两肺下界在平静呼吸时约位于锁骨中线第六肋间隙,腋中线第八肋间隙,肩胛线第十肋间隙。正常人肺下界的位置可受体型、发育情况等影响,瘦长体型者肺下界可下移,矮胖者肺下界可上移。病理情况下,肺下界下移见于:肺气肿,腹腔内脏器下垂等;肺下界上移见于鼓肠、腹水、肝脾肿大、腹腔内巨大肿瘤、气腹等。

(4)肺下界的移动范围:相当于膈肌的移动范围。叩诊方法为:平静呼吸时,沿肩胛线叩出肺下界的位置并做一标记,再嘱评估对象深吸气后屏住呼吸,沿肩胛线向下叩出此时肺下界,做一标记,此为肺下界最低点。在评估对象恢复平静呼吸后,再嘱其深呼气后屏住呼吸,沿肩胛线向下叩出此时的肺下界,做一标记,此为肺下界最高点。肺下界最低点与最高点距离即肺下界的移动范围,正常为6~8 cm。肺下界移动范围变小见于肺气肿、肺不张、肺纤维化、肺组织炎症和水肿等。当大量胸腔积液、积气,广泛的胸膜增厚粘连,膈神经麻痹时,肺下界移动范围将无法叩出。

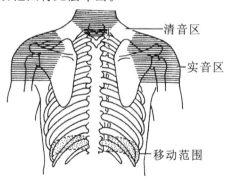

图4-5-13　肺尖清音带及肺下界的移动范围

(四)听诊

1.听诊的方法　肺部听诊的顺序与叩诊相同。为了提高听诊效果,应注意下列几点:①体位:最好采取坐位或卧位,姿势端正、肌肉放松。②让评估对象作均匀的微张口呼吸,必要时做深呼吸或咳嗽几声后立即听诊,以利于察觉呼吸音及附加音的改变。③注意排除杂音的干扰,如衣服、听诊器与皮肤的摩擦音及寒冷引起的肌肉震颤声等。

2. 正常呼吸音(normal breath sound)(图 4-5-14)

(1)支气管呼吸音(bronchial breath sound):为吸入的空气在声门、气管、主支气管形成的湍流所发出的声音。颇似抬舌后经口腔呼气所发出的"ha"音。该呼吸音强而高调，吸气相较呼气相短。正常人于喉部、胸骨上窝、背部的第六、七颈椎及第一、二胸椎附近可闻及。

(2)支气管肺泡呼吸音(bronchovesicular breath sound):为混合性呼吸音,兼有支气管呼吸音和肺泡呼吸音的特点。吸气音的性质与正常的肺泡呼吸音相似,但音调较高且较响亮。呼气音的性质与支气管呼吸音相似,但强度稍弱。吸气相与呼气相大致相等。正常人于胸骨两侧第一、二肋间隙,肩胛间区第三、四胸椎水平以及肺尖前后可闻及。

(3)肺泡呼吸音(vesicular breath sound):是由于空气进出细支气管和肺泡产生的声音。类似柔和的吹风样的"fu—fu"声。吸气相较呼气相长,音响也较强。在大部分肺野均可闻及。肺泡呼吸音的强弱与性别、年龄、呼吸深浅、肺组织的弹性及胸壁组织的厚薄有关:男性的肺泡呼吸音较女性强,儿童的较老年人的强,乳房下部、肩胛下部较强,肺尖及肺下缘较弱。矮胖者较瘦长者弱。

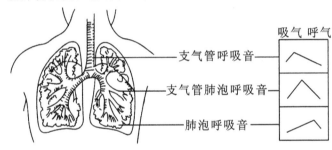

图 4-5-14　正常呼吸音及其分布特点

3. 异常呼吸音

(1)异常的肺泡呼吸音

1)肺泡呼吸音减弱或消失:由于肺泡内空气流量减少,进入肺内的空气流速减慢,呼吸音传导障碍等原因引起。常见原因有:①胸廓活动受限,如胸痛、肋间神经痛、肋骨骨折等。②呼吸肌疾病,如重症肌无力、膈肌麻痹等。③支气管阻塞,如慢性支气管炎、支气管狭窄等。④压迫性肺膨胀不全,如胸腔积液、积气等。⑤腹部疾病,如大量的腹水,腹腔巨大肿瘤等。

2)肺泡呼吸音增强:双侧肺泡呼吸音增强多由于呼吸运动或通气功能增强,使进入肺内的空气流量增多或流速增快引起。发生的原因有:①机体需氧量增加,如运动、发热、代谢功能亢进等。②缺氧、血液中酸度增高等刺激呼吸中枢,使呼吸运动增强,如贫血、酸中毒等。

3)呼气音延长:多由于下呼吸道部分阻塞、痉挛或狭窄所致。如支气管炎、支气管哮喘等。亦见于肺组织弹性减退,如慢性阻塞性肺气肿等。

4)呼吸音粗糙:由于支气管黏膜轻度水肿或炎症浸润造成支气管壁不光滑或狭窄,致使气流进出不畅引起。常见于支气管或肺部炎症早期。

(2)异常支气管呼吸音:在正常的肺泡呼吸音部位闻及支气管呼吸音,即为异常的支气管呼吸音,也称管样呼吸音。常见于①肺组织实变:使支气管呼吸音易于传至体表,如大叶性肺炎的实变期。②肺内有大空腔:当大空腔与支气管相通,且空腔周围有实变组织时,音响在空腔内共鸣,通过实变组织传至体表,如空洞型肺结核和肺脓肿。③压迫性肺不张:胸腔积液时,肺组织被压迫而变得致密,有利于支气管音的传导,在积液区的上方可闻及支气管呼吸音,但声音较弱且遥远。

(3)异常的支气管肺泡呼吸音:在正常的肺泡呼吸音部位能闻及的支气管肺泡呼吸音,称异常支气管肺泡呼吸音。为肺实变范围较小且与含气组织混合存在,或实变的部位较深为含气肺组织覆盖所致。常见于支气管肺炎、大叶性肺炎早期、肺结核或胸腔积液上方肺膨胀不全的区域。

4.啰音(rale) 是呼吸音以外的附加音(adventitious sound)。有干啰音和湿啰音两种。

(1)湿啰音(moist rale)

1)产生机制:是由于吸气时气流通过气道内稀薄分泌物使形成的水泡破裂所产生的声音,也称水泡音;或者是由于小支气管壁因分泌物黏着而陷闭,当吸气时,气流使其突然张开而产生的爆裂音。

2)特点:一次常连续多个出现,断续而短暂,于吸气时较明显,也可出现于呼气早期,部位较恒定,性质不易变化,中小水泡音常同时存在,咳嗽后可减轻或消失。

3)湿啰音的分类:

①粗湿啰音:也称大水泡音,多发生在气管、主支气管或空洞部位,多出现于吸气早期。常见于支气管扩张,肺脓肿、肺结核空洞。昏迷或濒死的病人因痰液等呼吸道分泌物积聚于气管处产生的大水泡音称痰鸣音,有时不用听诊器亦可闻及。②中湿啰音:也称中水泡音,发生在中等大小的支气管,多出现在吸气中期。见于支气管炎、支气管肺炎等。③细湿啰音:也称小水泡音,发生在小支气管,多在吸气后期出现。见于细支气管炎、支气管肺炎、肺梗死等。④捻发音:是一种极细且均匀的湿啰音,多出现在吸气末期,颇似用手指在耳边捻动一束头发发出的声音。常发生在细支气管和肺泡炎症或充血时,如肺淤血和肺炎早期。正常老年人和长期卧床者也可于肺底闻及捻发音,但在数次深呼吸和咳嗽后可消失,一般无临床意义。

4)临床意义:局限性湿啰音仅见于局部肺组织有病变;两侧肺底部的湿啰音,多见于心力衰竭所致的肺淤血及支气管肺炎等;若两肺野布满湿啰音,则见于急性肺水肿或严重的支气管肺炎。

(2)干啰音(rhonchi)

1)产生机制:是由于气管、支气管或细支气管狭窄或部分阻塞,导致呼吸时气流进出产生湍流所发出的声音。常见于气管、支气管炎症使气道壁黏膜水肿和分泌物增加;支气管平滑肌痉挛;管内肿瘤、异物或分泌物部分阻塞;管壁外肿大淋巴结或纵隔肿瘤压迫气道引起的管腔狭窄。

2)特点:持续时间较长,音调较高,吸气时和呼气时均可闻及,但以呼气时明显,强度和性质容易改变,部位容易变换,在瞬间内数量可明显增减。

3)干啰音的分类：根据音调高低可分为高调干啰音和低调干啰音。①高调干啰音也称哮鸣音，多发生在较小的支气管或细支气管。音调较高，类似飞箭、鸟鸣发出的"丝丝"声。②低调干啰音也称鼾音，多发生在气管或主支气管，类似呻吟、打鼾音。

4)临床意义：发生于双侧的干啰音常见于支气管哮喘、慢性阻塞性肺疾病等；局限性干啰音常见于局部支气管狭窄，如支气管内膜结核或肿瘤等。

5.语音共振（vocal resonance） 与语音震颤产生的机制相同，让评估对象发"1"长音时用听诊器放在胸壁上听诊，较触觉震颤敏感。听诊时也应左右、上下进行比较。正常语音共振音节含糊难辨，在某些病理情况下，语音共振会增强、减弱或消失，其临床意义同语音震颤。

6.胸膜摩擦音（pleural friction rub） 正常胸膜表面光滑，胸膜腔内存在微量液体，呼吸运动时脏、壁两层胸膜相互滑动并不产生声响。炎症等因素导致胸膜表面变得粗糙时，随着呼吸运动可以产生胸膜摩擦音。通常在吸气和呼气时均可闻及，但以吸气末和呼气初最为明显，屏气时消失，深呼吸时增强。前下侧胸壁最易听到。常见于纤维素性胸膜炎、尿毒症、肺梗死、胸膜肿瘤等。

案例 4-5-1

分析病例

该病人目前主要症状为发热、咳嗽、胸痛等呼吸道疾病症状。

胸部异常体征是右侧呼吸运动减弱、语音震颤增强，叩诊呈实音，呼吸音减弱，可闻及管状呼吸音。

分析其胸部异常体征应考虑与右侧大叶性肺炎相关，其与胸腔积液体征最重要的区别点是语音震颤的变化，大叶性肺炎常因肺部实变使语音传导更佳面出现语音震颤增强，而胸腔积液却因语音传导距离增加而出现语音震颤减弱。其他异常体征两者均相似。

全媒体扫码学习资料

教学视频

实训项目 胸壁、胸廓、肺及胸膜的评估

【操作准备】

1.操作者准备 洗手、着装规范，必要时戴口罩，手要温暖滑润。

2.物品准备 听诊器、心肺模拟听诊仪、正常人、典型病人。听诊器体件要温暖。

【评估】

1.被评估者　根据健康史判断病情危重否,意识及肢体活动能力。

2.环境　安静、温暖、光线充足,能保护隐私(清场或用屏风遮挡)。

【操作流程】

1.查对　使用称谓做好查对,告知被评估者本次检查的目的及注意事项,取得配合。

2.告知情况　嘱被评估者取平卧位,必要时坐位、侧卧位配合。根据检查需要依次暴露被检查部位,充分暴露胸部,注意保暖。

3.检查顺序　检查由前胸、侧胸及背部,先卧位后坐位,按视、触、叩、听顺序进行。

4.视诊

(1)胸廓形状:观察胸廓有无异常,是否有一侧或局部变形(凸起或凹陷)。

(2)胸壁静脉:有无曲张内陷,隆起等。

(3)乳房的检查:注意两乳房形状是否对称,有无局部凹陷,皮肤有无红肿、橘皮样变,乳头是否在一水平上,有无内陷,隆起等。

(4)肺部检查:观察呼吸类型,呼吸频率、深度及节律,两侧胸廓活动度是否对称。

5.触诊

(1)乳房(必要时)用手指掌面平放于乳房上,自外上、外下、内下、内上及尾部的顺序轻轻向胸壁按压进行滑动触诊,检查有无压痛、肿块、按压乳晕看乳头有无溢液。

(2)胸壁、胸廓及呼吸运动按挤胸壁胸廓看有无压痛。然后将两手掌平放在检查者胸部的两侧对称部位,嘱病人做深呼吸,观察两侧活动度是否对称。

(3)触觉语颤　检查者将两手掌或手掌尺侧缘,轻轻平放在胸壁的对称部位,不需太用力,按压太紧会减弱胸壁的振动,嘱被检查者用同样的强度重复发低调的"一、二、三"音或低调拉长发"一"音,注意有无双侧、单侧、局部增强或减弱。

6.叩诊

(1)嘱被评估者平静均匀呼吸,自上而下,左右对比地进行叩诊,由前胸-侧胸-背部,检查是否是清音,有无实音、浊音、鼓音、过清音等。

(2)叩肺下界:平静呼吸时,分别沿锁骨中线、腋中线和肩胛下角线,各叩出肺下界。嘱受检者深吸气屏住呼吸,重新叩出肺下界,用笔标记。再嘱受检者作深呼气后屏住呼吸,这时肺下界上升,叩出肺下界,再以笔做标记,两个标记间的距离是否为 $6\sim8$ cm。

7.听诊　正常呼吸音、异常呼吸音、啰音、胸膜摩擦音。

被检查者宜采取坐位或卧位。听诊顺序一般由肺尖开始,自上而下,由前胸部到侧胸部和背部,且要上下对比和左右对称部位对比。嘱被检查者微张口做均匀的呼吸,则更有利于听诊,必要时可做较深的呼吸或咳嗽几声后立即听诊。

应注意:注意力集中,仔细辨别并不顾及其他的音响(胃蠕动音、心音、肌肉收缩发生的杂音等)。

(1)注意肺泡呼吸音的听诊特点,注意在正常肺泡呼吸音听诊区域内有无支气管呼吸音、支气管肺泡呼吸音及其他异常呼吸音,干、湿啰音和胸膜摩擦音。

(2)注意听诊语音有无强弱与性质的改变。

8.结束检查　盖好被检查者的衣被,对被检查者的配合表示感谢。

【考核评价】

1.提问

(1)语音震颤异常有何临床意义?

(2)肺和胸膜听诊的注意事项有哪些?

(3)说出三种正常呼吸音的特点和听诊部位。

(4)肺部闻及湿啰音有何临床意义?

2.抽查下列操作 ①指出胸骨角的位置。②触诊语音震颤。③在肩胛下角线上叩出肺下界。④听诊支气管呼吸音。

3.要求 每个学生课后对3~5名同学进行肺部听诊,进一步练习肺及胸膜评估技能操作,下次课抽查。

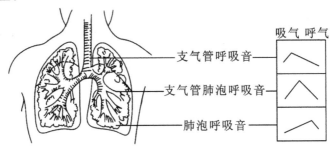

四、心 脏 评 估

【预习案例】

案例 4-5-2:病人,男,59 岁。发热、心前区闷痛、呼吸困难 10d。查体:T 39.5℃,P 118 次/min,R 26 次/min,BP 110/80 mmHg。意识清楚,心界向两侧扩大,心音遥远,肝右肋下 2.5 cm,下肢压陷性水肿。

试分析:

(1)请问该病人目前主要症状有哪些?

(2)通过检查发现的阳性体征有哪些?

(3)根据症状、体征判断其临床意义。

心脏检查是全身体检的重要部分。心脏检查应具备的条件是:环境安静、温暖、有充足的照明(最好光线来自左侧)。评估对象一般取仰卧位,充分暴露胸壁。检查步骤:检查者站于评估对象右侧,按视、触、叩、听顺序进行检查。

(一)视诊

1.心前区隆起 正常人前胸左右对称。某些先天性心脏病或风湿性心脏病导致心脏增大时,可见心前区隆起。大量心包积液挤压胸壁也可致胸壁隆起。

2.心尖搏动 心尖搏动是由于心脏收缩时,心尖向前冲击胸壁肋间的软组织形成的向外搏动。

(1)正常的心尖搏动:正常心尖搏动位于第五肋间隙,左锁骨中线内侧 0.5~1.0 cm,搏动范围的直径为 2.0~2.5 cm,通常明显可见。胸壁肥厚或女性乳房遮盖可使心尖搏动不明显。

知识链接

　　小儿、矮胖体型及妊娠者,心脏常呈横位,心尖搏动向上外方移位,可达第4肋间;瘦长体型者,心脏呈垂直位,心尖搏动向内下移位,可达第6肋间。深吸气时,横膈下降,心尖搏动可向下移位;深呼气时,横膈上升,心尖搏动可向上移位。

　　(2)异常心尖搏动:

　　1)心尖搏动移位:心尖搏动位置可受生理和病理因素影响。如生理状态下,妊娠、肥胖、小儿的心尖搏动会向外上移动;左侧卧位心尖搏动会向左移2.0～3.0 cm,右侧卧位心尖搏动会右移1.0～2.5 cm。病理情况下,一侧的胸膜增厚或肺不张均可使心尖搏动移向患侧;大量的胸腔积液或气胸,心尖搏动移向健侧。右心室增大可使心尖搏动顺钟向左移位,左心室增大可使心尖搏动向左下移位。当心尖搏动移至锁骨中线以外即可认为是心脏增大。

　　2)心尖搏动强度与范围的改变:生理状态下心尖搏动增强、范围变大见于胸壁较薄或肋间隙较宽者,剧烈运动和情绪激动时心尖搏动也增强;心尖搏动减弱、范围变小见于胸壁较厚或肋间隙较窄的评估对象。病理状态下甲状腺功能亢进、严重贫血、发热及左室肥大均可致心尖搏动增强;扩张型心肌病、心包积液、肺气肿、左侧大量气胸等致心肌收缩力下降,心脏与前胸壁距离增加均可使心尖搏动减弱;心功能不全者心尖搏动范围常增大且弥散。

　　(3)心前区异常搏动:胸骨左缘第3～4肋间有时可见弥散性搏动;如伴有肺气肿时,心脏搏动可在剑突下出现。常提示右心室肥大。

小贴士

　　负性心尖搏动:是指心脏收缩时,心尖搏动向内凹陷。见于粘连性心包炎等。

　　(二)触诊

　　心脏触诊往往与视诊同时进行,能起到互补的效果。心脏触诊方法:检查者用右手的全掌开始检查,逐渐缩小到手掌尺侧(小鱼际)或示指、中指、无名指的指腹触诊。检查震颤手掌尺侧最敏感,检查心尖搏动指腹最敏感。

　　1.心尖搏动及心前区搏动　触诊确定心尖搏动范围较视诊更为准确,有助于确定第一心音。

小贴士

　　抬举性心尖搏动:心尖搏动能将触诊的指端抬起片刻,并感到强而有力且较持久的搏动,是左心室肥厚的可靠体征。

　　2.震颤(thrill)　为心脏跳动时可以用手掌尺侧触到的一种快而细小的震动感,因其感觉类似猫在呼吸时在其颈部所摸到的颤动感,故又称"猫喘"。其产生的机制同杂音。一般情况下触诊有震颤者多有杂音,临床上凡触及震颤者均可认为心脏有器质性改变,见

表 4-5-1。

3.心包摩擦感 在心前区的胸骨左缘第 3、4 肋间隙,于心脏收缩期和舒张期均可触及的类似于胸膜摩擦感的粗糙感,但以收缩期较明显,前倾坐位时或在深呼气之末期更易触及。多见于急性心包炎,但随着心包内渗液增多,心包脏层和壁层分离,摩擦感可消失。

表 4-5-1 心前区震颤的临床意义

部位	时相	常见病变
胸骨右缘第二肋间	收缩期	主动脉瓣狭窄
胸骨左缘第二肋间	收缩期	肺动脉瓣狭窄
胸骨左缘 3-4 肋间	收缩期	室间隔缺损
心尖区	收缩期	重度二尖瓣关闭不全
心尖区	舒张期	二尖瓣狭窄
胸骨左缘第二肋间	连续性	动脉导管未闭

（三）叩诊

心脏的叩诊主要用于判断心脏的形状、大小。心脏左右缘被肺覆盖的部分,叩诊时呈相对浊音;心脏不被肺覆盖的部分,叩诊呈绝对浊音。叩诊心界是指叩诊心脏的相对浊音界,反映心脏的实际大小。

1.叩诊方法及顺序 评估对象取仰卧位时,叩诊板指与肋间平行。评估对象取坐位时,叩诊板指与肋间垂直。叩诊顺序为先左界后右界,左界从心尖搏动外侧 2～3 cm 开始向内叩诊,直至叩诊音由清音变为浊音时,示已达心界,做一标记,再逐一肋间向上叩诊,直至第二肋间。叩诊右界时,先叩出肝上界,再从肝上界上一肋间开始由外向内叩出浊音界,做好标记,如此逐一肋间向上叩诊,直至第二肋间。测量各肋间叩得的浊音标记与前正中线间的垂直距离,进行记录。

2.正常心浊音界 正常心左界自第二肋间至第五肋间呈一逐渐向外突起的弧形。右界几乎与胸骨右缘一致,仅于第四肋间稍超出胸骨右缘 1～2 cm。正常人心相对浊音界距离前正中线的垂直距离如表 4-5-2 所示(左锁骨中线距离前正中线为 8～10 cm)

表 4-5-2 正常人心脏相对浊音界

右界（cm）	肋间隙	左界（cm）
2～3	Ⅱ	2～3
2～3	Ⅲ	3.5～4.5
3～4	Ⅳ	5～6
	Ⅴ	7～9

3.心浊音界改变及其临床意义 心脏本身病变和心脏以外因素均可使心脏浊音界发生改变。

（1）心浊音界扩大

1）左心室增大：心浊音界向左下增大，心腰加深，心界呈靴形，称靴形心。常见于主动脉瓣病变或高血压性心脏病，故也称主动脉型心（图4-5-15）。

2）左心房扩大：左心房显著扩大时，胸骨左缘第二、三肋间心浊音界增大，心腰消失，心浊音界外形呈梨形，称梨形心。常见于较重的二尖瓣狭窄故又称二尖瓣型心（图4-5-16）。

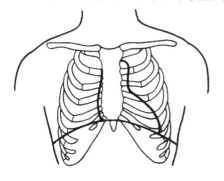 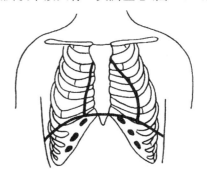

图4-5-15　主动脉型心（靴形心）　　　图4-5-16　二尖瓣型心（梨形心）

3）右心室增大：轻度增大时仅出现心绝对浊音界增大。显著增大时，相对浊音界向左右两侧增大，以向左增大显著，但不向下增大。常见于肺心病或单纯性二尖瓣狭窄。

4）左、右心室增大：心浊音界向左右两侧扩大，且左界向左下扩大，称普大型心。常见于扩张型心肌病、全心衰竭、克山病。

5）心包积液：心浊音界于坐位时向两侧增大呈三角烧瓶样，仰卧位时心底部浊音界增宽，这种心界向两侧扩大并随体位改变是心包积液的特征性体征（图4-5-17）。

（2）心浊音界缩小或消失：左侧气胸、肺气肿等均可使心浊音界显著缩小或消失。

（3）心浊音界位置的改变：①肺不张、肺组织纤维化及胸膜粘连增厚等可使心浊音界向病侧移位。②一侧胸腔积液、气胸可使心浊音界向健侧移位。③大量腹水、腹腔巨大肿瘤、妊娠晚期等可使心浊音界向左上移位。

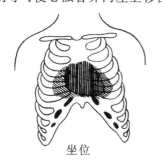 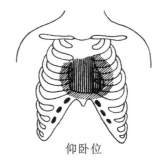

坐位　　　　　　　　　　仰卧位

图4-5-17　心包积液的心脏浊音界

（四）听诊

心脏听诊是心脏评估中最重要的一种方法，也是最难掌握的方法。听诊须有合适的听诊器（备钟型和膜型两种胸件），环境必须安静，检查者应高度集中注意力。评估对象取平卧位，也可取坐位。

1.**心瓣膜听诊区** 心脏各瓣膜开放和关闭所产生的音响常沿血流的方向传导到前胸壁,在前胸壁最易听清的部位称该瓣膜的听诊区。瓣膜听诊区与该瓣膜的解剖位置并不完全一致。传统有 5 个瓣膜听诊区。①二尖瓣听诊区:正常在心尖部。心脏扩大时,则为心尖搏动最强点。②肺动脉瓣听诊区:胸骨左缘第二肋间。③主动脉瓣区:胸骨右缘第二肋间隙。④主动脉瓣第二听诊区:胸骨左缘第三、四肋间处。⑤三尖瓣听诊区:胸骨下端左缘第四、五肋间(图 4-5-18)。

2.**听诊顺序** 常始于二尖瓣听诊区,随之依次检查肺动脉瓣听诊区、主动脉瓣听诊区、主动脉瓣第二听诊区、三尖瓣听诊区。

3.**听诊内容** 包括心率、心律、心音、额外心音、杂音及心包摩擦音等。

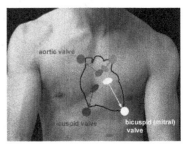

图 4-5-18 心脏瓣膜听诊区

(1)心率(heart rate):指每分钟心脏搏动次数。心率的快慢受生理、病理、药物等因素的影响。正常成人心率为 60～100 次/min。成人心率若少于 60 次/min 称为心动过缓;成人心率超过 100 次/min,婴幼儿心率超过 150 次/min 者称为心动过速。

(2)心律(cardiac rhythm):指心脏跳动的节律。正常人心律规则整齐。部分青年人心率随呼吸有周期性的改变,吸气时加快,呼气时减慢,称窦性心律不齐(sinus arrhythmia),无临床意义。常见的异常心律有以下几种。

1)期前收缩:听诊时可听到在规则的心律基础上突然出现一次提前的心跳,其后有一较长的间歇(代偿间歇)。若期前收缩有规律地出现,如每一个窦性搏动后出现一个期前收缩,称二联律;若每两个正常心搏后出现一个期前收缩,称三联律,以此类推。期前收缩偶然出现者多无重要性,但若发作频繁或形成二联律、三联律则应进一步检查有无器质性病因。

2)心房颤动(atrial fibrillation):听诊特点有 3 个。①心律完全不规则。②第一心音强弱不等。③心跳与脉搏次数不等,脉率少于心率。心房颤动常见于风湿性心脏病、冠状动脉硬化性心脏病。

(3)心音(cardiac sound):正常情况下心音图可记录到每一心动周期有四个心音,按其出现的先后分别称第一心音(S_1)、第二心音(S_2)、第三心音(S_3)和第四心音(S_4)。正常情况下只能听到第一心音、第二心音,在部分健康儿童及青少年中可听到第三心音,若听到第四心音多属病理情况。

第一心音:第一心音主要由心室收缩时二尖瓣、三尖瓣突然关闭,瓣膜紧张度突然增强所产生,第一心音的发生标志着心脏收缩的开始。其听诊的特点为音调低钝,强度较响,持续时间较长(约 0.1 s),与心尖搏动同时出现,在心前区各部均可听到,而以心尖部为最强。

第二心音:第二心音的发生主要与心室舒张时半月瓣的突然关闭引起瓣膜振动、主动脉和肺动脉内血流突然减速有关,第二心音的发生标志着心室舒张的开始。其听诊的特点为音调高而清脆,强度较第一心音弱,持续时间较短(约 0.08 s),在心前区各部均可听到,但以心底部为最强。

第一心音出现与第二心音出现之间所占时限为心脏的收缩期,第二心音与下一心动周期的第一心音之间距为舒张期。只有正确地判定心室的收缩期和舒张期,才能正确地判定异常心音和杂音是出现在收缩期还是舒张期。

第三心音:多数人认为第三心音的发生是在心室舒张早期房室瓣开放,血液自心房快速流入心室冲击室壁产生振动发生音响所致。第三心音的特点为音调低、短而弱,在第二心音之后 0.12～0.18 s 出现,通常于评估对象仰卧位时,在心尖部及其右上方听得较清楚。

(4)心音的改变及其临床意义:

1)第一心音的改变:

第一心音强度的改变:第一心音强度的变化与心肌收缩力的强弱,心室充盈程度及瓣膜的弹性与位置有密切的关系。①第一心音增强:高热、甲状腺功能亢进及心室肥大,因心肌收缩力加强会致第一心音亢进。当二尖瓣狭窄时,血液于舒张期从左心房流入左心室受阻,左心室充盈减少,舒张晚期二尖瓣位置较低且紧张度差,当左心室收缩时,由于左心室血容量较少,收缩期相应缩短,左心室内压力上升速度快,弛缓而低位的二尖瓣突然紧张、关闭会致第一心音增强。期前收缩、阵发性心动过速或心房扑动时,左室充盈度较低。第一心音均增强。②第一心音减弱:心肌炎、心肌梗死,因心肌收缩力减弱,第一心音亦减弱。二尖瓣关闭不全时,左心室的充盈度大,因而瓣膜位置较高,紧张度亦高,关闭时振幅减小会导致第一心音减弱,甚至可以消失。③第一心音强弱不等:常见于心房颤动和完全性房室传导阻滞。

第一心音性质的改变:当心肌有严重病变时,心肌收缩无力,使第一心音的低钝性音调发生改变而极似第二心音,心室收缩与舒张时间几乎相等,心率增快,听诊时如钟摆"di-da"声,故称钟摆律(Pendular rhythm)。又因此音性质与节律类似胎儿心音,故又称胎心律(embryocardia)。常见于重症心肌炎、急性心肌梗死等。

2)第二心音的改变:

第二心音强度改变:第二心音有主动脉成分(A_2)和肺动脉成分(P_2),通常 P_2 在肺动脉瓣区最清晰,A_2 在主动脉瓣区最清晰。①第二心音增强:P_2 增强见于肺动脉压力增高时,如二尖瓣狭窄,肺源性心脏病,某些先天性心脏病伴有肺动脉高压;A_2 增强表示主动脉内压力增高,主要见于高血压病,主动脉硬化等。②第二心音减弱:P_2 减弱见于严重的肺动脉瓣狭窄,肺动脉内压力减低等;A_2 减弱见于左心室排血量减少,如低血压、主动脉瓣狭窄及主动脉瓣关闭不全等。

(5)额外心音:指在正常心音之外听到的附加心音,多属病理性。额外心音大部分出现在舒张期即 S_2 后,与原有 S_1、S_2 构成三音律(triple rhythm);也可出现在收缩期即 S_1 之后。少数病例 S_1、S_2 后均出现附加心音构成四音律(quadruple rhythm)。

舒张期的额外心音:在每一心动周期中舒张期出现的响亮的额外心音,心率增快时常与原第一、二心音所组成的韵律如奔驰的马蹄声,称为奔马律(gallop rhythm)。按其出现的时间可分为舒张早期奔马律、收缩期前奔马律和重叠型奔马律三种类型。舒张早期奔马律最常见,是病理性的 S_3。产生的机制是由于心室舒张期负荷过重,心肌张力减低与顺应性减退,以致心室舒张早期心房血液快速充盈心室引起心室壁振动所产生的声音。听诊特点为:音调低、强度较弱、以心尖部及其内侧最清晰。常提示心肌严重损害如心肌炎、心肌病、心力衰竭等。

收缩期的额外心音:也可出现于收缩早期、中期、晚期,临床意义相对较小。

(6)心脏杂音(cardiac murmurs):出现在心音与额外心音之外,由于血流在心脏或血管内发生湍流而使心壁、瓣膜或血管壁发生振动而产生的声音。产生机制同震颤(图 4-5-19)。

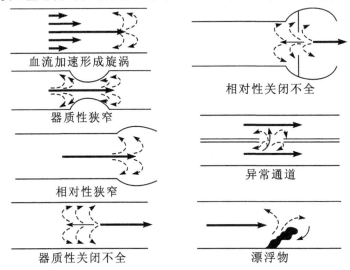

图 4-5-19 心脏杂音及震颤产生的机制

1)心脏杂音的听诊注意事项:

最响部位:杂音在某瓣膜听诊区最响,往往提示该区瓣膜有病变。如二尖瓣的病变,杂音往往在心尖区最响;主动脉瓣的病变,杂音在主动脉瓣听诊区最响。

杂音出现的时间:不同时期的杂音反映不同病变。一般认为舒张期杂音和连续性杂音为器质性杂音,收缩期杂音则为器质性也有可能为功能性杂音。

杂音的性质:临床上常将杂音按其音色不同描述为:吹风样、隆隆样、机器样、叹气样、乐音样,按其音调高低描述为柔和、粗糙。功能性杂音较柔和,器质性杂音较粗糙。根据杂音的性质常可推断不同的病变:主动脉瓣区舒张期叹气样杂音为主动脉关闭不全;心尖部舒张期隆隆样杂音为二尖瓣狭窄;心尖部粗糙的全收缩期杂音为二尖瓣关闭不全。

杂音的强度:亦即杂音的响度。一般杂音的强度与瓣膜口的狭窄程度、血流速度、狭窄口两侧的压力差成正比。在二尖瓣狭窄的程度极其严重时,通过的血流极少,杂音反而可消失。杂音的强度一般用 Levine6 级分级法,主要用于收缩期杂音(表 4-5-3)。记录杂音强度时,以杂音响度为分子,以 6 为分母,如杂音响度为 1 级,记录为 1/6 级杂音。3/6级及其以上的收缩期杂音多为病理性。

表 4-5-3 杂音响度分级

响度级别	听诊特点	震颤
1/6	非常模糊,安静环境集中注意力方可听到	无
2/6	小声,较易听到	无
3/6	较响亮	可能有
4/6	响亮	有
5/6	很响亮,但听诊器离开胸壁听不到	明显
6/6	响亮震耳,听诊器离开胸壁一定距离也能听到	强烈

杂音与呼吸、体位及运动的关系:通过改变呼吸、变换体位、运动等方法可使杂音响度增强易于听诊。三尖瓣和肺动脉瓣的狭窄与关闭不全在深吸气时杂音增强,而与左心相关的杂音则于深呼气时增强;左侧卧位时可使二尖瓣狭窄杂音增强,前倾坐位可使主动脉瓣关闭不全的舒张期杂音增强;运动后血流加速、心搏增强可使杂音增强。

2)杂音的临床意义:收缩期杂音见表 4-5-4。①二尖瓣区:生理性收缩期杂音可见于运动后、发热、甲状腺功能亢进等,杂音强度多在 2/6 级,性质柔和、吹风样;相对性杂音可因左心增大引起相对性二尖瓣关闭不全所引起;器质性杂音主要见于风湿性二尖瓣关闭不全,杂音为吹风样,较粗糙,多在 3/6 级以上,常为全收缩期,遮盖第一心音,且向左腋下传导。②主动脉瓣区:多为病理性。如主动脉狭窄可在此区听到响亮粗糙的收缩期杂音,沿大血管向颈部传导,常伴有细微震颤及主动脉瓣区第二心音减弱。③三尖瓣区:大多数是由于右心室扩大所致的相对性三尖瓣关闭不全引起的,为吹风样,强度在 3/6 级以下,吸气时增强。仅极少数为器质性。④肺动脉瓣区:以生理性杂音较为常见,多见于部分健康儿童及青年。病理性杂音可见于先天性肺动脉瓣狭窄、肺动脉高压(二尖瓣狭窄、房间隔缺损)致肺动脉瓣口相对狭窄。

表 4-5-4 收缩期杂音的临床意义

杂音部位	性质	杂音性质	临床意义
二尖瓣区	功能性	吹风样,2/6 级,柔和	运动、发热、贫血、甲亢
	相对性	不明显	左心室扩大,如高血压、冠心病、扩张型心肌病
	器质性	粗糙、响亮、3/6 级以上,向左腋下传导	二尖瓣关闭不全
主动脉瓣区	相对性杂音	杂音柔和,A2 亢进	升主动脉扩张,如高血压、动脉硬化
	器质性杂音	喷射性、粗糙响亮、常伴有震颤,向颈部传导,A2 减弱	主动脉瓣狭窄
肺动脉瓣区	生理性杂音	多见,柔和、吹风样、2/6 级以下	青少年及儿童
	相对性杂音	肺动脉高压所致的相对性肺动脉狭窄,杂音伴有 P2 亢进	二尖瓣狭窄、房间隔缺损
	器质性杂音	喷射性、粗糙、3/6 级以上,常伴有震颤,P2 减弱	肺动脉瓣狭窄

杂音部位	性质	杂音性质	临床意义
三尖瓣区	相对性杂音	吹风样、柔和、吸气增强,3/6级以下	右心室扩张,如肺心病、二尖瓣狭窄伴心力衰竭
	器质性杂音	少见	三尖瓣关闭不全,极少见
胸骨左缘3、4肋间	器质性杂音	响亮、粗糙、有时呈喷射样的收缩期杂音伴震颤	室间隔缺损、肥厚型梗阻性心肌病

舒张期杂音:见表4-5-5。①二尖瓣区:相对性的二尖瓣狭窄和器质性二尖瓣狭窄均可引起二尖瓣区舒张期杂音。相对性可见于重度的主动脉瓣关闭不全导致二尖瓣呈相对狭窄状态,而产生的杂音(也称Austin-Flint杂音),不伴震颤和开瓣音。器质性杂音主要见于风湿性二尖瓣狭窄,杂音呈隆隆样常伴有震颤。②主动脉瓣区:常见于各种原因引起的主动脉瓣关闭不全。杂音呈柔和叹气样,于前倾位、主动脉瓣第二听诊区最清楚。③三尖瓣区:器质性极少见,偶见于三尖瓣狭窄。④肺动脉瓣区:器质性病变引起的杂音较为罕见。二尖瓣狭窄致肺动脉高压、肺动脉扩张引起相对性的肺动脉瓣关闭不全,可以出现柔和、吹风样杂音(也称Graham－steell杂音)。

表4-5-5　舒张期杂音的临床意义

杂音部位	性质	杂音性质	临床意义
二尖瓣区	相对性	因二尖瓣处于半关闭状态,而出现心尖部舒张期杂音,称为Austin-Flint	重症主动脉瓣关闭不全引起的相对性二尖瓣狭窄
	器质性	舒张中、晚期,低调,隆隆样,可伴震颤,S1亢进,一般不传导	二尖瓣狭窄
主动脉瓣区	器质性杂音	舒张早期叹气样,向胸骨左缘及心尖部传导	主动脉瓣关闭不全,常见病因为风湿性、先天性、梅毒性等
肺动脉瓣区	相对性杂音	可出现柔和、吹风样、递减型杂音,伴有P2亢进,此类杂音称为Graham－Steell杂音	肺动脉扩张导致相对性关闭不全,常见于二尖瓣狭窄所致的肺动脉高压病人
胸骨左缘第二肋间	连续性杂音	粗糙、响亮、机器转动样、连续占整个收缩期与舒张期,常伴有震颤	常见动脉导管未闭

连续性杂音:常见于动脉导管未闭。持续于整个心动周期而不间断,听诊为粗糙、响亮的机器样杂音,常伴有震颤。

(7)心包摩擦音(pericardial friction sound):心包脏层、壁层因炎症渗出等原因使表面变得粗糙,在心脏搏动时发生摩擦而产生的声音。声音粗糙、高音调,其发生与心跳一致,收缩期与舒张期均能听到,与呼吸无关,屏气时仍然存在。当心包积液增多时,心包摩擦音可减弱甚至消失。常见于各种感染性心包炎,也可见于风湿性心脏病、尿毒症、系统性红斑狼疮等。

案例 4-5-2

　　分析病例

　　该病人目前主要症状为发热、心前区闷痛、呼吸困难。

　　胸部异常体征是心界向两侧扩大，心音遥远，出现 Ewart 征。

　　分析其胸部异常体征应考虑为心包积液所致，其肝明显增大和下肢压陷性水肿与心包积液有关。

五、周围血管评估

（一）视诊

颈动脉与颈静脉视诊参阅工作任务四颈部评估。

周围血管视诊时应注意肢体皮肤及甲床的颜色，静脉分布的形式、肢体有无水肿等。正常肢体发育匀称，皮肤颜色与身体其他部位相似，甲床呈粉红色，静脉无扭曲、无水肿。乳房根治术上臂淋巴结摘除的病人常有上肢的淋巴水肿。若上肢静脉阻塞时，病人手臂水肿且静脉明显浮现。大（小）隐静脉曲张时下肢前内方静脉扭曲、扩张，严重者呈囊状突起，扭曲成团。血栓性静脉炎的病人常有下肢肿胀、浅静脉扩张、有时可见肢体发绀。

（二）触诊

血管的触诊主要是动脉的触诊。检查时应注意血管的硬度、有无压痛、脉搏等，检查脉搏时，应注意脉搏的速率、节律、紧张度、强弱或大小、脉搏的型态及动脉壁的情况。

1. 脉率　正常成人安静时，脉率为 60～100 次/min。生理情况下，脉率受性别、年龄、运动、情绪、昼夜节律等因素影响。病理情况下，脉率增快可见于发热、贫血、甲状腺功能亢进、心肌炎、心功能不全、休克、阵发性心动过速、心房纤维颤动；脉率减慢可见于颅内压增高、阻塞性黄疸、完全性房室传导阻滞、甲状腺功能减退等。

2. 脉律　正常脉搏的节律是规则的。部分人有窦性心律不齐时，也可出现脉律改变。各种心律失常，在脉搏上也可反映出来。如期前收缩时二联律或三联律，可出现有一定规律的不整脉。不完全性房室传导阻滞时可出现脉搏脱漏，房颤时的脉搏完全无规律。

3. 强弱　脉搏的强弱与心搏出量、脉压、外周阻力的大小有关。心搏出量增加、脉压增大、外周阻力降低时脉搏增强，称为洪脉。见于发热、甲状腺功能亢进、主动脉瓣关闭不全等。心搏出量减少、脉压差小、外周阻力增大时，脉搏减弱，称细脉。见于心力衰竭、休克、主动脉瓣狭窄、周围循环衰竭等疾病。

4. 脉波　当血流通过动脉时，动脉内压力上升和下降通过脉波计记录出来的波形称脉波。也可通过触诊对脉波进行粗略估计。

（1）水冲脉（water hammer pulse）：脉搏骤起骤降，急促有力，犹如潮水涨落般的脉波。检查时嘱病人前臂抬高过头后触诊。主要由于脉压差增大所致。常见于主动脉瓣关闭不全、动脉导管未闭，也可见于重症发热性病，甲状腺功能亢进、情绪激动时。

（2）交替脉（pulses alternans）：其特点为节律正常而脉搏的强弱交替出现。此乃左心室收缩强弱交替引起，是心力衰竭的一个重要体征。可见于高血压性心脏病、冠状动脉硬化性心脏病。

（3）奇脉（paradoxical pulse）：吸气时脉搏明显减弱或消失称为奇脉。正常人吸气时由于胸腔内负压增大,体循环血液向右心的灌注相应会增加,此时肺循环流量亦随之增加,因此,左心搏出量没有明显改变,脉搏也没有明显变化。心包积液或缩窄性心包炎病人吸气时由于心脏受束缚,体循环的血液向右心回流不能相应地增加,结果是肺静脉血流入左心的血量较正常时减少,左心室搏出量亦因之减少,脉搏变弱甚至不能触及。

(4)无脉(pulseless):触不到脉搏。可见于严重休克、多发性大动脉炎等。

5.周围血管征 周围血管征指的是在某些疾病条件下,检查周围血管时所发现的血管搏动或波形的改变。周围血管征有多种表现形式,其发生机理也不尽相同,导致周围血管征出现的最常见疾病为主动脉瓣关闭不全。当主动脉瓣关闭不全时,心脏代偿性地收缩增强,以便在收缩期有足够的血液射入主动脉乃至全身小动脉,使收缩压上升,脉搏强而有力,出现洪脉。而在心脏舒张期时,由于主动脉瓣关闭不全,主动脉内大量血液反流入左心室,使主动脉及小动脉、毛细血管发生代偿性收缩,因而动脉的收缩压与舒张压之差增大,形成水冲脉、枪击音、Duroziez 双重音及毛细血管搏动征等一系列周围血管征。

(1)毛细血管搏动征(capillary pulsation syndrome):又称 Quincke 征,用手指轻压病人甲床末端或以清洁的玻璃片轻压其口唇黏膜,如见到红白交替的节律性微血管搏动现象称为毛细血管搏动征。

(2)水冲脉(water hammer pulse):水冲脉也叫做陷落脉、速脉或 Corrigan 脉。检查时将病人手臂抬高过头并紧握其手腕掌面可感到病人脉搏骤起骤降,急促有力,有如水浪冲过,故称为水冲脉。

(3)枪击音(pistol shot sound):也叫 Traube 征,正常时在颈动脉或锁骨下动脉可听到相当于第一心音与第二心音的两个声音而在其他动脉处听不到。在病理情况下,将听诊器的胸件轻放在病人的肱动脉或股动脉处,可听到"Ta—Ta"的声音称为枪击音。

(4)杜(Duroziez)氏双重杂音:用听诊器钟体型的胸件稍加压力放于病人的股动脉根部,并使体件开口方向稍偏向近心端,听到随心脏收缩出现的收缩声与回声的双重音称为 Duroziez 双重音。

(三)听诊

血管杂音的产生机制同心脏杂音,主要由于血流加速或血流紊乱,形成湍流,致血管壁震动而引起。由于静脉压力低,不易出现湍流,静脉杂音多不明显。临床上较为多见的是动脉杂音,如甲状腺功能亢进症病人,在其肿大的甲状腺上,可闻及连续性动脉杂音;部分多发性大动脉炎病人,可在其两侧锁骨上及颈后三角区闻及收缩期动脉杂音;肾动脉狭窄所致原发性高血压病人,可在其腹部及腰背部闻及收缩期动脉杂音。

小　结

胸部评估包括胸廓与胸壁、肺和胸膜以及心脏的检查,分别按视诊、触诊、叩诊、听诊进行。主要掌握的内容包括胸廓形状,乳房的检查方法及常见病变,呼吸运动的变化,语颤的变化,有无异常叩诊音,呼吸音的变化,有无干、湿性啰音。心尖搏动的位置,心前区有无震颤,心脏听诊中的心率、心律、心音、杂音。重点要掌握肺和心的听诊部分。难点是心音和杂音的听诊,特别是两个心音(S_1 与 S_2)的鉴别与变化必须练习听诊才能真正掌握。并以此为基础才能进一步学习杂音的听诊,此为心脏病听诊的基础。

实训项目 心脏和血管评估

【操作准备】

1.操作者准备 洗手、着装规范,必要时戴口罩,手要温暖润滑。

2.物品准备 听诊器、心肺模拟听诊仪、正常人、典型病人。听诊器体件要温暖。

3.听诊时室内要安静。

【评估】

1.被评估者 根据健康史判断病情危重否,意识及肢体活动能力。

2.环境 安静、温暖、光线充足,能保护隐私(清场或用屏风遮挡)。

【操作流程】

1.查对 使用称谓做好查对,告知被评估者本次检查的目的及注意事项,取得配合。

2.告知情况 嘱被评估者取平卧位,必要时坐位、侧卧位配合。根据检查需要依次暴露被检查部位,充分暴露胸部,注意保暖。

3.检查顺序 先卧位后坐位,按视、触、叩、听顺序进行。

4.视诊

(1)心前区是否隆起。

(2)心尖搏动的位置、强度及范围。

(3)心前区其他部位的搏动。

(4)颈动脉搏动情况与毛细血管搏动征有关。

5.触诊

(1)进一步核实心尖搏动的位置、强度和范围。

(2)震颤。

(3)心包摩擦感。

(4)桡动脉搏动的频率、节律、水冲脉、奇脉、交替脉,其他浅表动脉的搏动情况。

6.叩诊

(1)叩诊方法:取仰卧位或坐位,平静呼吸。面对被评估者,采用指指叩诊法,沿肋间隙由外向内、自下而上的顺序;用力要均匀,应尽可能地轻叩,板指应紧贴肋间隙,与所测定的心脏边缘平行或垂直均可。

(2)叩诊心脏的相对浊音界 叩诊心脏左界时,则自心尖搏动的肋间开始,从心尖搏动外2~3 cm处由外向内进行叩诊,待确定心界后,再依次上移至第2肋间为止;叩诊心脏的右界时,自肝浊音的上一肋间开始,依次按肋间上移至第2肋间为止。当叩诊音由清音开始变为相对浊音时(以叩打的正下方为准),表示已达心脏边界,并依次测量至前正中线的距离,此界称为心脏的相对浊音界,它相当于心脏在前胸壁的投影,反映心脏的实际大小和形状。

(3)注意有无心界增大的形状:梨形心、靴形心、烧瓶样心及心底部改变等。

7.听诊

(1)传统的听诊顺序通常由二尖瓣开始,沿逆时针方向依次进行,即:二尖瓣—肺动脉瓣区—主动脉瓣区—主动脉瓣第二听诊区—三尖瓣区。

(2)心率:正常、心动过速、心动过缓。

(3)心律:节律不齐,有无期前收缩、心房颤动。心律不齐时一定要同时触摸脉搏。

(4)心音:注意鉴别第一心音与第二心音,有无心音增强、减弱、强弱不等,心音分裂、奔马律等。

(5)杂音:有无收缩期、舒张期和连续性杂音。注意其传导方向。

(6)有无心包摩擦音。

(7)有无周围血管征:枪击音、杜氏双重音。

8.血压测量 血压测量方法、血压读数及记录方法。安静环境下在有靠背的椅子安静休息至少 5 min。病人取仰卧位或坐位,上肢裸露伸直并轻度外展,肘部置于心脏同一水平。一般测右上肢。缚袖带:将袖带紧贴皮肤缚于上臂,使其下缘在肘窝以上 2~3 cm,袖带中央位于肱动脉上,袖带松紧度以能放进 1 个手指为宜。

9.结束检查 盖好被检查者的衣被,对被检查者的配合表示感谢。

【考核评价】

1.提问

(1)正常心尖搏动的位置如何?

(2)心尖部触及心脏震颤有何临床意义?

(3)房颤的听诊特点有哪些?

(4)如何区别第一心音、第二心音?

(5)心脏杂音的听诊要点有哪些?

2.抽查下列操作 ①心脏震颤的触诊。②指出各心脏瓣膜听诊区的位置。③心率、心律的听诊。④第一心音、第二心音的听诊。

3.要求 每个学生课后对 3—5 名同学进行心脏听诊,进一步熟练心率、心律和正常心音的听诊。

考 点 导 航

A1/A2 型题

1.诊断主动脉瓣关闭不全最重要的体征是(   )。

  A.心尖区第一音减弱 B.靴形心   C.主动脉瓣区舒张期杂音

  D.心尖区 Austin Flint 杂音   E.水冲脉

2.Graham Steell 杂音是指(   )。

  A.器质性二尖瓣狭窄引起的心尖区舒张期杂音

  B.主动脉瓣关闭不全引起的主动脉瓣区舒张期杂音

  C.肺动脉瓣相对关闭不全引起的肺动脉瓣区舒张期杂音

  D.二尖瓣相对性狭窄引起的心尖区舒张期杂音

  E.三尖瓣相对性狭窄产生的舒张期杂音。

3.频发的间歇脉见于(   )。

  A.房室传导阻滞 B.窦性心律不齐 C.洋地黄中毒

  D.心动过缓   E.心动过速

4. 失血性休克病人的脉搏特征是(　　　)。

    A. 间歇脉　　　　　　B. 绌脉　　　　　　　　C. 奇脉

    D. 洪脉　　　　　　　E. 细脉

5. 使血压测量值相对准确的措施不包括(　　　)。

    A. 被测病人坐位时,肱动脉平第4肋软骨　　　　B. 缠袖带松紧放入一指为宜

    C. 重测血压必须使汞柱降至"0"　　　　　　　　D. 偏瘫病人在健侧肢体测量

    E. 须密切观察血压的病人,应固定测量者

6. 下列收集的资料哪项属于客观资料(　　　)。

    A. 头痛　　　　　　　B. 咽部充血　　　　　　C. 感到头晕

    D. 睡眠不好,多梦　　E. 感到恶心

7. 下列因素除哪项外,可使血压值升高(　　　)。

    A. 睡眠不佳　　　　　B. 寒冷环境　　　　　　C. 高热环境

    D. 兴奋　　　　　　　E. 精神紧张

8. 一般体检测量脉搏的方法中,正确的是(　　　)。

    A. 可用拇指诊脉　　　　　　　　　　　　　　　B. 病人剧烈活动后立即测量

    C. 有脉搏短绌,应两人同时分别测量心率,脉率

    D. 测量部位只有桡动脉　　　　　　　　　　　　E. 测量前不必做解释工作

9. 正确测量,记录心脏病病人脉搏的方法是(　　　)。

    A. 每次计数半分钟　　　　　　　　　　　　　　B. 脉搏短绌应先测脉率后听心率

    C. 用拇指诊脉　　　　　　　　　　　　　　　　D. 记录脉率符号用红点

    E. 短绌脉记录为脉率/心率

10. 下列有关心尖搏动位置的改变哪项是错误的(　　　)。

    A. 左心室增大时,心尖搏动向左下移位

    B. 右心室增大时,心尖搏动向左移位

    C. 凡能使纵隔及气管移位的胸部疾病,均可使心尖搏动移位

    D. 凡能使腹压增加而影响膈位置改变的腹部疾病,均可使心尖搏动的位置改变

    E. 大叶性肺炎时,可使心尖搏动位置改变。

11. 在心尖部触及舒张期震颤,其临床意义是(　　　)。

    A. 二尖瓣关闭不全　　B. 主动脉瓣关闭不全　　C. 二尖瓣狭窄

    D. 主动脉瓣狭窄　　　E. 室间隔缺损

12. 下列哪项体征对诊断二尖瓣狭窄最具特征性(　　　)。

    A. 心尖部收缩期吹风样杂音　　　　　　　　　　B. 心尖部舒张期隆隆样杂音

    C. 心尖部第一心音亢进　　　　　　　　　　　　D. 二尖瓣开放性拍击音

    E. 心尖部第一心音减弱

13. 下列哪项体征对诊断主动脉瓣关闭不全最具特征性(　　　)。

    A. 主动脉瓣区收缩期粗糙杂音　　　　　　　　　B. 主动脉瓣区舒张期叹息样杂音

    C. 毛细血管搏动征　　D. 水冲脉　　　　　　　E. 心尖搏动向左下移动

14. 下列哪项体征对诊断二尖瓣关闭不全最具特征性（　　）。

    A. 心尖搏动向左下移位

    B. 心尖部听到收缩期吹风样杂音,向左腋下传导

    C. 叩诊心浊音界向左下扩大

    D. 肺动脉瓣区第二心音亢进

    E. 心尖部第一心音减弱

15. 心尖搏动向左移位最可能由下列哪种病变引起（　　）。

    A. 二尖瓣关闭不全　　　　B. 高血压性心脏病　　　　C. 主动脉瓣关闭不全

    D. 二尖瓣狭窄　　　　　　E. 心包积液

16. 叩诊反映心脏实际大小的心浊音界是（　　）。

    A. 绝对浊音界　　　　　　　　　　　　B. 绝对浊音界加相对浊音界

    C. 相对浊音界　　　　　　　　　　　　D. 心底（上）浊音界

17. 奇脉可见于下列哪种疾病（　　）。

    A. 急性左心衰　　　　　　　　　　　　B. 胸腔积液

    C. 心包积液　　　　　　　　　　　　　D. 肺气肿

18. 心尖部触及舒张期震颤,这时心尖部听到的杂音是（　　）。

    A. 粗糙吹风样收缩期杂音　　　　　　　B. 舒张期叹气样杂音

    C. 舒张期隆隆样杂音　　　　　　　　　D. 连续性机器样杂音

19. 心尖搏动向左下移位,搏动强而有力呈抬举性,应考虑是（　　）。

    A. 右心室增大　　　　　　　　　　　　B. 左心室增大

    C. 左心房肥大　　　　　　　　　　　　D. 右心房肥大

20. 下列哪项体征最有助于诊断右心衰（　　）。

    A. 眼睑水肿　　　　　　　　　　　　　B. 下肢水肿

    C. 颈静脉怒张　　　　　　　　　　　　D. 奇脉

21. 心房纤颤最常见于（　　）。

    A. 高血压性心脏病　　　　B. 二尖瓣狭窄　　　　　　C. 洋地黄中毒

    D. 慢性缩窄性心包炎　　　E. 心肌炎

22. 男,36岁,有劳力性心悸、胸闷、气促、双下肢间歇性水肿5年。查体:心尖部闻及舒张期隆隆样杂音;胸骨左缘第四肋间可闻及收缩期吹风样杂音,吸气时增强;P2亢进、分裂。胸片提示:左房、右室肥大。最可能的诊断是（　　）。

    A. 二尖瓣狭窄并关闭不全

    B. 二尖瓣狭窄并相对性三尖瓣关闭不全

    C. 二尖瓣狭窄并器质性三尖瓣关闭不全

    D. 二尖瓣狭窄并主动脉瓣狭窄

    E. 特发性肥厚性主动脉瓣狭窄

23. Austin-Flint杂音可见于（　　）。

    A. 高度主动脉瓣关闭不全　　　　　　　B. 二尖瓣关闭不全

    C. 主动脉瓣狭窄　　　D. 右心室扩张　　　E. 肺动脉高压

24. 以下哪项提示左心功能不全(　　)。

  A. 水冲脉   B. 交替脉   C. 奇脉

  D. 平脉   E. 脉搏短绌

25. 病人,女性,26 岁,因乏力,心悸半年就诊,十年前有关节疼痛史,检查发现心尖搏动向左下移位,有抬举感,心尖部 S_1 减弱,可闻及全收缩期 IV/6 级吹风样杂音,粗糙,向左腋部传导,胸骨左缘第二肋间 S_2 亢进,可闻及轻度叹气样舒张期杂音、局限,你认为最可能的诊断是(　　)。

  A. 风湿性心瓣膜病—二尖瓣狭窄

  B. 风湿性心瓣膜病—二尖瓣关闭不全

  C. 风湿性心瓣膜病—主动脉瓣关闭不全

  D. 风湿性心瓣膜病—主动脉瓣狭窄

  E. 原发性肺动脉高压

A3 型题

李先生,自感全身不适前来就诊。门诊护士巡视时发现他面色苍白,出冷汗,呼吸急促,主诉腹痛剧烈。

1. 门诊护士应该采取的措施是(　　)。

  A. 安排李先生提前就诊   B. 让李先生就地平卧休息

  C. 为李先生测量脉搏血压   D. 安慰病人,仔细观察

  E. 让医生加快诊治速度

2. 医生检查后,建议立即将李先生送至急诊室,用轮椅运送病人,错误的做法是(　　)。

  A. 推轮椅至诊察床旁   B. 使椅背和床头平齐   C. 翻起轮椅的脚踏板

  D. 站在轮椅背后固定轮椅   E. 嘱病人靠后坐,手握扶

3. 急诊医生处理后,李先生留住急诊观察室.在评估病人时,下述哪项是客观资料(　　)。

  A. 腹痛难忍   B. 感到恶心   C. 睡眠不佳

  D. 心悸不适   E. 面色苍白

A4 型题

某患儿,女,2 岁,以急性泌尿系感染收入院,有发热,腹痛,尿痛,排尿时哭闹。

1. 护士进行护理评估时应注意下列哪方面(　　)。

  A. 卫生方面   B. 饮食方面   C. 居住环境

  D. 活动习惯   E. 家庭环境

2. 为减少排尿时的不适,护士应当告诉家长采取何种措施(　　)。

  A. 注意休息   B. 多喂水   C. 排便后清洁外阴

  D. 减少排尿   E. 服镇痛剂

病人刘某,男,40 岁,近日来头痛,恶心,有时呕吐,无发热,血压<150/90mmHg,脉搏 46 次/min,心率 55 次/min,呼吸 25 次/min。

1. 根据所得的资料,此病人生命体征发生了哪些异常(　　)。

  A. 缓脉,呼吸减慢   B. 高血压,脉短绌   C. 丝脉,脉短绌

  D. 高血压,间歇脉   E. 呼吸增快,速脉

2. 为其测量血压时,应做到( )。

    A. 定时间、定部位、定体位、定血压计

    B. 定时间、定部位、定血压计、定人员

    C. 定时间、定部位、定体位、定记录格式

    D. 定时间、定体位、定部位、定听诊器

    E. 定时间、定体位、定部位、定袖带

全媒体扫码学习资料

| 胸部评估 | 心脏视诊 | 心脏触诊方法 | 心脏叩诊要领 |

工作任务六　腹部评估

【学习目标】

    1. 知道腹部体表标志及临床意义;腹部视诊、触诊、叩诊、听诊的方法、内容;异常体征的特点及临床意义。

    2. 能指出腹部的体表标志,会观察腹部外形并能判断是否正确;能正确进行腹部触诊并判断是否正常、进行腹部叩诊、听肠鸣音并判断是否正常。

    3. 在实践活动中学会对病人病情的观察;具备勤奋好学的精神,积累临床经验的意识。

【预习案例】

    案例 4-6:胡先生,男,45 岁,有肝硬化病史 5 年,近 10d 来出现腹胀,且逐渐加重,食欲严重下降,全身水肿,尿少。护理查体:查肝不大,颈静脉无怒张,肝颈静脉回流征阴性。蛙腹,脐周腹壁静脉曲张,血流方向是脐以上向上,脐以下向下,颈部、胸锁乳突肌处有蜘蛛似的小红点,压之退色,叩诊有移动性浊音及波动感。

    试分析:

    1. 该病人视、触、叩诊特点及临床意义?

    2. 该病人主要的护理诊断是什么?

    3. 形成腹水的原因?该病人至少有多少腹水?

    腹部评估前,应嘱被评估者排空小便,被评估者取仰卧位,置一小枕于头下,屈髋屈膝,使腹肌放松,两手自然放于躯干两侧。评估者可与被评估者进行简单的交谈以帮助被

评估者放松腹肌。腹部评估仍采用视诊、触诊、叩诊和听诊等基本方法。其中以触诊最为重要。在评估腹部时,应熟悉腹部体表标志及脏器的内在部位。

一、腹部的体表标志与分区

腹部的范围内部上方以膈肌为顶,下面以骨盆为底,外部前面上起剑突基底和肋骨下缘,下至耻骨联合处及腹股沟,后面以肋骨、脊柱、骨盆壁及骶骨为支架,左右两侧上为第10肋或第11肋下缘,下为髂嵴。

(一)体表标志

为了准确描述症状、体征的部位,常采用的体表标志(图 4-6-1)有:肋弓下缘、胸骨剑突、髂嵴、髂前上棘、脐、腹直肌外缘、腹中线(腹白线)、腹股沟韧带、腰方肌外缘、第12肋及肋脊角等。

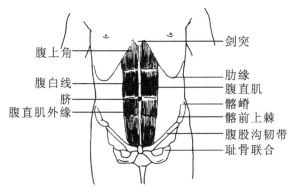

图 4-6-1　腹部前面体表标志示意图

1.肋弓下缘　肋弓是由第 8～10 肋软骨构成,其下缘是体表腹部上界,常用于腹部分区、胆囊点定位及肝脾测量。

2.腹上角(胸骨下角)　为两肋弓的交角,位于剑突根部,主要用于测量肝脏大小和判断体型。

3.脐　位于腹部中心,平 3～4 腰椎之间,为腹部四区分法及腰椎穿刺部位的定位标志。

4.髂前上棘　即髂嵴前方突出点,该点常为骨髓穿刺部位及腹部九区分法标志。

5.腹直肌外缘　相当于锁骨中线的延续,常为腹部手术切口的部位,右侧肋弓下缘与腹直肌外缘的交界处为胆囊点。

6.腹中线(腹白线)　为前正中线的延续及腹部四区分法的垂直线。此处易有白线疝。

7.腹股沟韧带　两侧腹股沟韧带与耻骨联合上缘共同构成腹部体表的下界,此处为寻找股动脉、股静脉及其穿刺的标志。

8.耻骨联合　为腹中线最下部的骨性标志。

9.肋脊角　脊柱与背部两侧第 12 肋骨的夹角,肾脏的叩击痛在此部位检查。

(二)腹部分区

借助腹部的体表标志及几条人为画线可把腹部分为几个区域,常用的腹部分区法有四区分法和九区分法。

1.四区分法 通过脐分别划一水平线和一垂直线,两线相交,将腹部分为四区,即右上腹、左上腹、右下腹和左下腹(图 4-6-2)。各区所包含的主要脏器如下。

(1)右上腹:肝脏、胆囊、胃的幽门部、十二指肠、胰头、右肾及右肾上腺、结肠肝曲、部分升结肠和横结肠、部分小肠、腹主动脉。

(2)左上腹:肝左叶、胃、脾、胰体及胰尾、左肾及左肾上腺、结肠脾曲、部分横结肠和降结肠、部分小肠、腹主动脉。

(3)右下腹:盲肠、阑尾、部分升结肠、部分小肠、膨胀的膀胱、右输尿管、女性右侧卵巢和输卵管及增大的子宫、男性右侧精索。

(4)左下腹:部分降结肠、乙状结肠、部分小肠、左输尿管、膨胀的膀胱、女性左侧卵巢和输卵管及增大的子宫、男性左侧精索。

2.九区分法 由两条水平线和两条垂直线将腹部分为"井"字形的九个区。两肋弓下缘连线为上面的水平线,两侧髂前上棘连线为下面的水平线,通过左、右髂前上棘至腹中线的连线中点的做两条垂直线。上述四条线将腹部分为九个区域(图 4-6-3),即左右上腹部(季肋部)、左右侧腹部(腹部)、左右下腹部、上腹部、中腹部及下腹部。

各区的脏器分布如下。

(1)右上腹部(右季肋部):肝右叶、胆囊、结肠肝曲、右肾及右肾上腺。

(2)右侧腹部(右腰部):升结肠、部分空肠及右肾。

(3)右下腹部(右髂部):盲肠、阑尾、回肠下段、淋巴结、女性右侧卵巢及输卵管、男性右侧精索。

(4)上腹部:胃、肝左叶、十二指肠、胰头及胰体、横结肠、腹主动脉、大网膜。

(5)中腹部(脐部):十二指肠下段、空肠和回肠、肠系膜及其淋巴结、输尿管、腹主动脉、大网膜。

(6)下腹部:回肠、乙状结肠、输尿管、充盈的膀胱或增大的子宫。

(7)左上腹部(左季肋部):胃、脾、胰尾、结肠脾曲、左肾及左肾上腺。

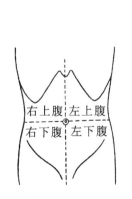

图 4-6-2 腹部体表四区分法示意图

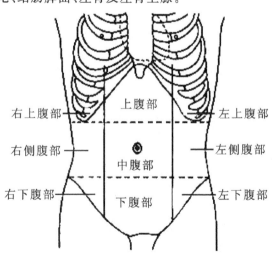

图 4-6-3 腹部体表九区分法示意图

（8）左侧腹部（左腰部）：降结肠、左肾下极、空肠或回肠。

（9）左下腹部：乙状结肠、女性左侧卵巢及输卵管、男性左侧精索、淋巴结。

九区分法较细，定位较准确，但因人的体型不同，所包含的脏器有时会出现差异。左、右上腹部及其下腹部范围很小，应用不便，是该分法的缺点，有人提出七区分法。

3.七区分法　七区分法是在九区分法的基础上，将两侧腹部的三区改为经过脐的水平线分成上下两区（图 4-6-4），即为右上腹部、右下腹部、左上腹部、左下腹部，上腹部、脐部、下腹部。

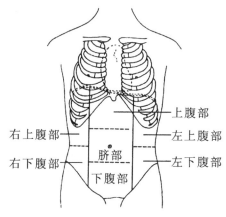

图 4-6-4　腹部体表七区分法示意图

（1）右上腹部：肝右叶、胆囊、结肠肝曲、升结肠、右肾及右肾上腺。

（2）右下腹部：回盲部、阑尾、女性右侧卵巢及输卵管、男性右侧精索。

（3）左上腹部：脾、胃、胰尾、结肠脾曲、降结肠、左肾及左肾上腺。

（4）左下腹部：降结肠、乙状结肠、女性左侧卵巢及输卵管、男性左侧精索。

上腹部、脐部、下腹部脏器的分布情况同九区分法。

二、腹部评估方法

（一）视诊

腹部视诊时，室内需温暖，最好采取自然光线。评估对象取仰卧位，充分暴露全腹，评估者站在评估对象的右侧，按一定的顺序作全面的观察，保持视线与评估对象的腹部在同一平面上，有利于观察腹部细微的变化。

腹部视诊的主要内容有腹部外形、腹壁状态、脐部改变、蠕动波及腹部体表搏动等。

1.腹部外形　应注意腹部是否对称、有无局部肿胀、隆起或凹陷，有腹水或腹部包块时还应测量腹围的大小。健康成年人腹部两侧对称，外形平坦，即仰卧时前腹壁大致位于肋缘至耻骨联合水平面。小儿因腹腔内脏发育较快且腹肌较薄弱，故腹部呈圆形微隆起，称腹部饱满，亦可见于肥胖者。如前腹壁稍内凹，低于肋缘至耻骨的水平面，称腹部低平，多见于老年人和消瘦者。

（1）腹部膨隆：仰卧时前腹壁明显高于肋缘至耻骨联合的平面，称腹部膨隆（abdominal distension）。可见于生理性及病理性的情况。生理性如妊娠、肥胖等；病理性如腹水、气腹及鼓肠等。腹部膨隆可分为弥漫性膨隆和局限性膨隆。

1)弥漫性膨隆（全腹膨隆）：腹外形可呈球状或蛙腹样，主要原因有下列几种：①腹腔积液：腹腔内有大量液体滞留时，称腹水。大量腹水而腹壁张力减低时，腹部外形可随体位而变化，取仰卧时，腹壁松弛，液体下沉于腹腔两侧，呈蛙腹；立位时腹水积于下腹部，呈悬垂腹。常见于肝硬化、心功能不全、缩窄性心包炎、腹膜转移癌、肾病结合征和结核性腹膜炎等。为了动态观察腹水的增减，应定期测量腹围大小，方法是取仰卧位，空腹及排尿后，用软尺测量经脐环绕腹部一周的长度，每次测量腹围均须在同样条件下进行。②胃肠胀气：当胃肠道梗阻时或某些疾病的晚期，胃肠道内容物发酵，产生大量积气，引起全腹膨隆，呈球形，两侧腰部膨出不明显，外形不随体位变化，多见于肠梗阻、肠麻痹、晚期肝硬化等。③巨大腹部肿块：如巨大卵巢囊肿，可使全腹膨隆。④其他：如胃肠穿孔、人工气腹、妊娠晚期、肥胖症等。肥胖症与腹腔大量积液鉴别，可观察脐部，脐膨出者为腹腔大量积液，脐凹陷者为肥胖。

2)局限性膨隆：见于腹内有增大的脏器、肿瘤、炎性包块、局部积液或局部肠曲胀气、腹壁上的肿物和疝等。视诊时应注意局部膨隆的部位、外形、有无搏动、是否随体位改变、呼吸运动而移位等。①右上腹膨隆见于肝肿瘤、肝脓肿、淤血性肝肿大、胆囊肿大积液或结肠肝曲胀气等。②上腹膨隆见于各种原因所致肝肿大、胃扩张、胃癌和胰腺囊肿等。③左上腹膨隆多见于脾肿大。④腰部膨隆见于患侧多囊肾、巨大肾上腺瘤、巨大肾盂积水或积脓。⑤右下腹膨隆见于阑尾周围脓肿、回盲部结核或肿瘤。⑥左下腹膨隆见于左肾下垂并高度肿大，降结肠或乙状结肠癌。⑦下腹部膨隆多见于尿潴留，有妊娠子宫、子宫肌瘤和卵巢囊肿的可能。

局部肿块是在腹壁上或腹腔内，应予鉴别。可嘱评估对象两手托头，从仰卧位作起坐动作，使腹部肌紧张，如果肿块更清楚，说明是腹壁上肿块，被腹肌托起而明显；反之，如肿块变得不清楚或消失，说明是腹腔内，被收缩变硬的腹肌所掩盖。此即为抬头试验。

(2)腹部凹陷：仰卧位前腹壁明显低于肋缘至耻骨联合的水平面称腹部凹陷（abdominal retraction）。全腹凹陷见于显著消瘦、严重脱水、恶病质等，腹部向下塌陷几乎贴近脊柱，肋弓、髂嵴和耻骨联合显露，全腹呈舟状，常可看到腹主动脉搏动及胃肠轮廓，称舟状腹（scaphoid abdomen）。局部凹陷多由于手术后腹壁瘢痕收缩所致。

2.呼吸运动　腹壁随呼吸运动而上下起伏称为腹式呼吸。正常时，男性及儿童以腹式呼吸为主；女性则以胸式呼吸为主。当腹膜有炎症或大量腹水、巨大肿块时，膈肌及腹肌运动受限或膈肌麻痹，则腹式呼吸运动减弱或消失。

3.腹壁静脉　正常人腹壁静脉一般看不清楚，较瘦和肤色较白的人，腹壁静脉常隐约可见；腹壁皮肤薄而松弛的老年人多易看出，且可突出于皮肤表面，若静脉条数不多，也不迂曲怒张，则无病理意义。当门静脉或上、下腔静脉回流受阻而形成侧支循环时，腹壁静脉可显著的扩张或迂曲，称腹壁静脉曲张。检查腹壁曲张静脉的血流方向，有利于判定静脉阻塞的部位。

检查血流方向的方法：检查者用示指和中指并拢，压迫一段不分叉的曲张静脉，分别向两端推挤血液使血管空虚，然后交替抬起一指，观察血液从何端流入而使血管充盈，即可判断血流方向（图4-6-5）。

图4-6-5　判断静脉血流方向示意图

正常情况下脐水平线以上的腹壁静脉自下向上经胸壁静脉和腋静脉进入上腔静脉回流入心脏;脐水平线以下的腹壁静脉自上向下经大隐静脉进入下腔静脉回流入心脏。腹壁静脉曲张见于下列情况。

门静脉阻塞引起门脉高压而形成侧支循环时,曲张的静脉以脐为中心向四周伸展,称海蛇头(caput medusae),又名水母头。血流方向为脐水平以上的向上、脐水平以下的向下,与正常的血流方向相同(图 4-6-6)。

下腔静脉阻塞时,曲张的静脉大多分布在腹壁两侧及背后,脐部上、下的腹壁静脉血流方向均为自下而上(图 4-6-7)。

上腔静脉阻塞时,脐部上、下腹壁静脉血流方向均为由上而下(图 4-6-8)。

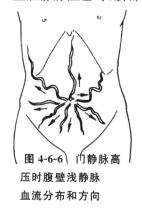

图 4-6-6　门静脉高
压时腹壁浅静脉
血流分布和方向

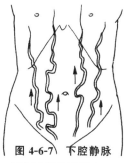

图 4-6-7　下腔静脉
梗阻时腹壁浅静
脉血流分布和方向

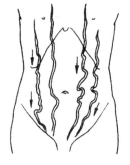

图 4-6-8　上腔静脉
梗阻时腹壁浅静
脉流分布和方向

4.腹壁皮肤　观察腹壁皮肤的颜色、弹性及水肿,除注意有无苍白、发红、黄染、脱水外,还需检查下列内容。

(1)皮疹:见于发疹性高热疾病、药物过敏及某些传染病。伤寒的玫瑰疹多最早见于腹壁皮肤。

(2)色素:正常腹壁皮肤颜色较暴露位稍淡,若脐周围发蓝为腹腔内大出血的现象,称Cullen 氏征,也可见于急性胰腺炎,偶见于异位妊娠破裂或脐部子宫内膜异位症者月经期。

(3)腹纹:多分布于下腹部。肥胖者和高度水肿的病人,腹壁可见白色纵形条纹称腹纹,系真皮层弹力纤维断裂所致。产妇腹部常有纵行的条纹,称妊娠纹。肾上腺皮质功能亢进病人腹部、腰部及臀部都可出现紫红色纵形条纹称紫纹。

(4)脐:正常与腹壁相平或稍凹陷。脐深陷见于肥胖者;脐稍突出见于少年和腹壁薄者;脐明显突出见于大量腹水者。腹腔压力增加时,脐部向外膨出形成脐疝。脐部发炎、溃烂见于化脓性或结核性感染,脐部溃疡如局部坚硬、固定而突出的,多为癌肿。

(5)疝:由腹腔内容物经腹壁或骨盆壁的间隙或薄弱部分向体表突出而形成。如脐疝、腹壁疝、股疝等。

5.胃肠型及蠕动波　正常人一般看不到蠕动波。消瘦、腹壁薄的人,有时可见到轻微的蠕动波。当胃肠道梗阻时,梗阻上端的胃肠道由于胀气膨隆,可在腹部见到胃型和肠型,由于蠕动增强,故在腹壁上可看到蠕动波(peri-stalsis)。要注意有时消瘦且腹壁较薄的人,可能看到轻微的胃肠蠕动波,但在轻按时消失;相反胃肠道器质性梗阻时,用手轻弹或按摩腹壁后,微弱的蠕动波更为明显。

（二）触诊

触诊是腹部评估的重要内容。触诊时评估对象应采取仰卧位（不宜坐位触诊），头垫低枕，两手平放于躯干两侧，两腿并拢屈曲，使腹壁肌肉放松，作缓慢的腹式呼吸运动。评估者站在评估对象的右侧，面向评估对象，以便观察评估对象有无疼痛等表情。检查时，手应温暖，动作轻柔。冰冷的手或粗重的手法，可使腹肌紧张，影响触诊的效果。对于精神紧张者，可边触诊边与其谈话，转移其注意力使腹肌放松。检查顺序应结合问诊，从健康部位开始，逐渐移向病变区域。一般先自左下腹开始逆时针方向检查，由下而上，先左后右，由浅入深，将腹部各区仔细进行触诊，并注意比较病变区与健康部位。触诊内容主要检查腹壁紧张度、有无压痛和反跳痛、腹腔脏器及腹部包块等情况。

1. 腹壁紧张度　正常人腹壁柔软无抵抗。某些病理情况可使全腹或局部紧张度增加、减弱或消失。

（1）腹壁紧张度增加：按压腹壁时，有较大阻力、抵抗感明显者，为腹壁紧张度增加。见于腹腔内炎症刺激腹膜而引起腹肌痉挛所致。腹肌紧张可分局限性和弥漫性。局限性腹肌紧张多系局限性腹膜炎所致，如急性阑尾炎多引起右下腹壁紧张。弥漫性腹肌紧张多见于实质脏器破裂或胃肠道穿孔所致的急性弥漫性腹膜炎，此时除有明显的腹壁紧张外，且常有腹肌强直，硬如木板，称板状腹。结核性炎症发展较慢，对腹膜刺激缓慢，且有腹膜增厚和肠管、肠系膜的粘连，故触诊时腹壁柔韧而有抵抗感如揉面团一样，称揉面感。小儿腹部触诊时，因恐惧可使腹壁反应敏感；而年老体弱、腹肌发育不良者，当腹腔内有炎症时，可使腹壁反应迟钝，因此在判断时应注意。

（2）腹壁紧张度减低或消失：按压腹壁时，感到腹壁松软无力，多为腹肌张力降低或消失所致。全腹紧张度减低，见于慢性消耗性疾病或刚放出大量腹水者，也可见于身体瘦弱的老年人和经产妇。全腹紧张度消失，见于脊髓损伤所致腹肌瘫痪和重症肌无力等。

2. 压痛及反跳痛　正常腹部在触诊时一般不引起疼痛，如由浅入深按压发生疼痛，称为压痛（tenderness）。出现压痛时多表示该部位腹膜或内脏器官有病变，如炎症、结核、结石、肿瘤等。压痛可分为广泛性和局限性。广泛性压痛见于各种原因引起的弥漫性腹膜炎；局限性压痛见于局部脏器的病变或局限性腹膜炎。若压痛局限于一点时，称为压痛点。常见腹部疾病的压痛点（图 4-6-9）。固定的压痛点是某些疾病的重要诊断依据。如阑尾炎多有麦氏（Mc Burney）点（右髂前上棘与脐连线中外 1/3 交界处）压痛；胆囊病变多有胆囊区（右肋弓与腹直肌外缘交界处）压痛。

当评估者用手触诊腹部出现压痛后手指可于原处稍停片刻，使压痛感觉趋于稳定，然后迅速将手抬起，如此时评估对象感觉腹痛骤然加重，并有痛苦表情，称为反跳痛（rebound tenderness）。反跳痛表示炎症已波及腹膜壁层。临床上把腹肌紧张、压痛及反跳痛称为腹膜刺激征，是急性腹膜炎的可靠体征。

3. 内脏的触诊　腹腔内脏器较多，如肝、胆、脾、胰腺等，通过触诊可判断脏器有无肿大、肿块等，对发现阳性体征有重要意义。

（1）肝脏触诊：可用单手或双手触诊法。腹壁较薄、软，肝位置较浅者可用单手触诊法，若腹壁较厚或肝脏位置较深者，可用双手触诊法。

单手触诊法较为常用，检查者将右手四指并拢，掌指关节伸直，放在右上腹部（或脐右侧)并与肋缘大致平行,估计肝下缘的下方。触诊时嘱评估对象作均匀而较深的腹式呼吸,触诊的手法应与呼吸运动密切配合,呼气时,腹壁松弛下陷,右手逐渐向腹部加压;吸气时,腹壁隆起,右手随腹壁缓慢被动抬起,但不要离开腹壁且稍加压力,此时,由于膈肌下降,而将肝下缘推向下方,恰好右手缓慢抬起且稍向前上方加压,便与肝下缘相遇,肝自手指下滑过;若未触及时,则可逐渐向上移动,每次移动不超过1 cm,一直到右肋缘下,并沿右肋缘向外及剑突触诊,以了解全部肝下缘的情况。

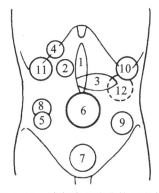

图 4-6-9 腹部常见疾病的压痛点

双手触诊法在单手触诊的基础上,将左手掌及四指平放于评估对象右腰部后方,相当于第11、12肋骨与其稍下的部位,大拇指张开,置于右肋缘上,右手下压时,左手向前托起肝脏便于右手触诊。

触及肝脏时,应详细描述其大小、质地、表面、边缘、压痛等。①大小:正常成人的肝脏一般在肋缘下触不到,但腹壁松软的瘦人,当深吸气时在右肋缘下1 cm内、剑突下3 cm内可触及肝脏。肝下缘超过上述标准,可能是肝下移,也可能是肝肿大。如肝上界相应降低,则为肝下移,如右侧胸腔积液、肺气肿等所致的肝下移;若肝上界正常或升高,则提示肝肿大,常见于肝炎、肝淤血、血吸虫、肝脓肿、肝肿瘤、肝囊肿等。②质地:分为三个等级。质软(如触及嘴唇),见于正常肝脏;质地中等硬(如触鼻尖)见于慢性肝炎、肝淤血;质硬(如触额部)见于肝硬化、肝癌等。③表面:正常肝脏表面光滑,边缘厚薄均匀一致。肝硬化时表面可略不平,有时可触及小结节;癌肿、多囊肝时肝表面高低不平,有结节样隆起;若肝表面呈大块状隆起,见于巨块型肝癌、肝脓肿、肝包虫病。④压痛:正常肝脏无压痛,当肝包膜有炎症反应或肝肿大使肝包膜张力增加,则肝区有压痛。见于急性肝炎、肝淤血、肝脓肿、肝肿瘤等。

小贴士

检查腹肌发达者时,护士右手宜置于腹直肌外缘稍外处向上触诊,否则肝缘被腹直肌掩盖而不能触及,或者将腹直肌肌腱误以为是肝缘。

肝脏明显肿大但未触及的常见原因是手指起始即在肝脏上面,应下移起始触诊的部位。

(2)胆囊触诊:用单手滑行触诊法,方法同肝脏触诊。正常胆囊不能触到。胆囊肿大时,在右肋弓与腹直肌外缘交界处可触到一梨形或卵圆形肿块,张力较高,随呼吸上下移动。见于急性胆囊炎、胆囊结石或胆囊癌等。

胆囊触痛检查方法:检查者将左手掌平放在评估对象的右肋,拇指放在胆囊点用中等压力按压腹壁,然后嘱评估对象缓慢深呼吸,如果深吸气时评估对象因疼痛而突然屏气,则称胆囊触痛征(Murphy征)阳性(图4-6-10)。见于急性胆囊炎(由于发炎的胆囊随深吸气时膈肌下降而下移,碰到正在加压的手指引起疼痛所致)。

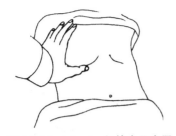

图 4-6-10　Murphy 征检查示意图

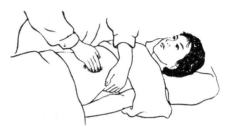

图 4-6-11　脾脏触诊示意图

(3)脾脏触诊:对脾脏明显肿大而位置又较表浅,用浅部触诊法就可以触到。若脾脏位置较深或腹壁较厚,则用双手触诊法。双手触诊时评估对象仰卧,双腿稍屈曲,检查者左手掌绕过被检查者腹前方平放于左腰部第 7～10 肋处,将其脾脏从后向前托起,右手掌平放于左侧腹部,与肋弓成垂直方向,自下而上随评估对象的腹式呼吸进行触诊检查(图4-6-11)。脾脏轻度肿大而仰卧位不易触到时可嘱评估对象改用右侧卧位,右下肢伸直,左下肢屈曲,容易触到脾脏。

大小:正常脾脏不能触及。内脏下垂、左侧胸腔大量积液或气胸时膈下降,可使脾向下移位而被触及,除此之外,若能触及脾脏则提示脾肿大。

测量方法:脾脏肿大不超过脐水平时,可沿左锁骨中线测量肋下缘至脾下缘的距离(以厘米表示);脾大超过脐水平时,可用三线记录法(图 4-6-12)。第Ⅰ测量又称甲乙线,测量左锁骨中线与左肋弓交叉点至脾下缘的距离。第Ⅱ测量又称甲丙线。测量交叉点至脾尖的最远距离。第Ⅲ测量又称丁戊线,表示脾右缘到正中线的垂直的距离,超过正中线以"＋"号表示,未超过则以"－"号表示。

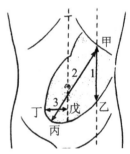

图 4-6-12　脾肿大的测量

临床上常将肿大的脾脏分为轻度、中度、高度肿大。轻度肿大者在深吸气时脾脏在肋下 3 cm 以内。中度肿大脾脏肿大超过肋下 3 cm,但未达到至脐水平线。高度肿大者超过脐水平线。

触到脾脏后除注意大小外,还应注意脾脏的质地、表面情况、边缘及有无压痛等。脾周围炎或脾脓肿、脾梗死时,炎症累及脾包膜及壁层腹膜,则可出现脾区压痛。脾脏肿大常见于急慢性传染病(如急慢性肝炎、伤寒等)、肝硬化及慢性淋巴细胞性白血病等。

(4)肾脏触诊:正常人的肾脏一般不能触及,在腹壁松弛、瘦长和内脏下垂的人,深吸气后可能触到右肾下极。触诊肾脏时要注意其大小、形状、表面状态、硬度、有无压痛及活动度。正常肾脏表面光滑、边缘圆钝、质实而有弹性,随呼吸上下移动。如在深吸气时能触到移动度较大的肾脏即为肾下垂。肾脏肿大见于肾盂积水或积脓、肾肿瘤、多囊肾等。

当肾和尿路有炎症时,出现如下压痛点:①季肋点:在第 10 肋骨前端。②上输尿管点:在腹直肌外缘脐水平线上。③中输尿管点:两侧髂前上棘连线与腹直肌外缘交点。④肋脊点:脊柱与第 12 肋骨的交界点,又称肋脊角。⑤肋腰点:腰肌外缘与第 12 肋骨的交界点,又称肋腰角。肾周围脓肿或肾盂肾炎时,肋脊点和肋腰点有压痛,输尿管结石、结核或化脓性炎症时,可于上、中输尿管点出现压痛(图 4-6-13)。

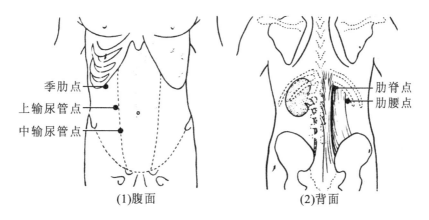

（1）腹面　　　　　　　　　　（2）背面

图 4-6-13　肾、输尿管疾病压痛点示意图

4.腹部包块　腹腔内脏器肿大、异位、肿瘤、囊肿或脓肿、炎性组织粘连或肿大的淋巴结等，均可形成包块。如触到包块要鉴别其来源于何种脏器，是炎症性还是非炎症性，是实质性还是囊性，是良性还是恶性，在腹腔内还是在腹壁上。左下腹包块要注意与粪块鉴别。触诊腹部包块时必须注意其位置、大小、质地、有无压痛、活动度等。

5.正常腹部可触到的脏器　正常人，尤其是体质消瘦者腹腔内某些脏器可以被触及，容易被误诊为异常情况，应注意与病理包块鉴别。

（1）腹主动脉：位于脐的深处，沿腹中线或偏左可触及腹主动脉的搏动。

（2）大肠、乙状结肠、在左下腹可触及、尤其在便秘或结肠痉挛时更易触到，呈粗索条状物，可移动。盲肠在右下腹部偶可触及，呈圆柱状，表面光滑，无压痛，可向两侧移动，按压时可出现咕噜响声。横结肠在上腹部可触及，呈稍向下弯曲的横条状物，如腊肠样粗，若向下弯曲呈 U 字形，见于显著内脏下垂者。

（3）腰椎椎体及骶骨岬：在脐或脐下可触到第4、5腰椎椎体及骶骨岬，质硬而固定。

（三）叩诊

腹部叩诊有直接叩诊法和间接叩诊法，一般多采用间接叩诊法。检查振水音及叩击痛时，也用直接叩诊法，腹部叩诊内容如下。

1.腹部叩诊音　正常腹部叩诊除肝、脾区、充盈的膀胱和增大的子宫呈浊音或实音外，其余部位均为鼓音。胃肠高度胀气、人工气腹和胃肠穿孔时，鼓音的范围扩大。实质脏器极度肿大、腹腔内肿物或大量腹水时，病变部可出现浊音或实音，鼓音范围缩小。借叩诊可协助鉴别腹部病变的性质。

2.肝脏叩诊　肝叩诊呈实音。叩诊肝脏上、下界时，一般沿右侧锁骨中线自上而下，叩指用力要适当，勿过轻或过重，当由清音转为浊音时，即为肝上界，相当于肺遮盖的肝顶部，故又称为肝脏相对浊音界；继续向下叩诊由浊音转为实音处，即为肝脏绝对浊音界，相当肺下缘的位置，继续向下叩，由实音转变鼓音处，即为肝下界。肝下界也可由腹部鼓音区沿锁骨中线向上叩诊确定，由鼓音转为浊音处即是肝下界。正常肝上界在右锁骨中线第 5 肋间（肝绝对浊音界比相对浊音界位置低一肋骨），下界位于右肋缘下，肝上界至肝下界之间称肝浊音区，正常成人在 9～11 cm。矮胖体型者肝上、下界均可高一个肋间，瘦长体型者则可低一个肋间。

肝浊音界扩大见于肝脓肿、肝淤血、肝包虫、肝癌等;肝浊音界缩小见于胃肠胀气、肝硬化及急性重型肝炎等;肝浊音界消失以鼓音代之,主要见于急性胃肠穿孔、人工气腹;肝浊音界上移,见于腹水、鼓肠、右肺纤维化、右肺不张等;肝浊音界下移,见于慢性肺气肿、右侧张力性气胸等。

3. 移动性浊音　是腹腔积液检查的主要方法。腹腔内有游离液体超过 1 000ml 以上时,当病人仰卧位因重力关系液体积于腹部两侧,故该处叩诊呈浊音,腹部中间因肠管内有气体而浮在液面上,故叩诊呈鼓音。当病人侧卧位时,因腹水积于下部而肠管上浮,故下部叩诊为浊音,上部呈鼓音,此种因体位不同而出现浊音区变动的现象,称移动性浊音(shifting dullness)。检查方法:病人先取仰卧位,自脐部向一侧腰部叩诊,当鼓音变为浊音处,让病人转向对侧,而医生的左手中指不离开腹壁,此时浊音如变为鼓音,则为移动性浊音阳性。此为诊断腹水的重要方法。如果腹水量少,可采取膝胸位,使脐部处于最低位,叩脐部,如该部由仰卧位的鼓音转为浊音,则提示有腹水可能。

4. 膀胱叩诊　排空的膀胱因其位于耻骨联合后方不能叩及,当其被尿液充盈时,耻骨上方叩诊呈圆形浊音区。妊娠的子宫、子宫肌瘤或卵巢囊肿,在该区也呈浊音,应予鉴别,若排尿后浊音区消失,则为尿潴留引起的膀胱胀大。腹水时,耻骨上叩诊也可有浊音,但浊音区的弧形上缘凹向脐部,而胀大膀胱的浊音区的弧形上缘凸向脐部。

5. 叩击痛　根据检查的脏器不同而采取不同的体位,叩击肾脏取坐位或侧卧位,叩击肝胆取平卧位。检查时检查者用左手手掌平放在某脏器的体表相应部位,右手握拳用尺侧轻叩左手背,如病人感到疼痛即为叩击痛。正常人各脏器无叩击痛,当腹腔内脏器或其周围有病变时,可出现叩击痛,如右季肋叩击痛,见于肝炎、肝脓肿等;胆囊区叩击痛为胆囊炎;肾区叩击痛见于肾炎、肾盂肾炎、肾结核、肾结石及肾周围炎等。

(四)听诊

1. 肠鸣音　肠蠕动时,肠管内气体和液体随之流动,产生一种断断续续的咕噜声(或气过水声),称肠鸣音。正常情况下,肠鸣音一般每分钟 4～5 次。当肠蠕动增强时,肠鸣音每分钟在 10 次以上,但音调不特别高亢,称肠鸣音活跃,见于急性肠炎、服泻药后或胃肠道大出血等;如次数多且音调响亮、高亢称肠鸣音亢进,见于机械性肠梗阻。持续3～5分钟以上才听到一次或听不到肠鸣音者,称肠鸣音减弱或消失,见于老年性便秘、腹膜炎、电解质紊乱或肠麻痹等。

2. 振水音　胃内气体与液体相撞击而发出的声音称振水音(succussion splash)。检查方法为病人取仰卧位,检查者以一耳凑近上腹部,同时用冲击触诊法振动胃部,不用听诊器即可听到气、液撞击声音。正常人在进食多量的液体后可出现振水音,如果在空腹或饭后 6～8 h 以上仍有振水音,则表示胃内有液体潴留,见于胃扩张或幽门梗阻。

3. 血管杂音　腹部正常无血管杂音。在妊娠 5 个月以上,腹部可听到胎心音。病理性血管音可见于肾动脉狭窄及门静脉高压等。肾动脉狭窄时在上腹部或脐上部正中线两侧可听到强弱不等的吹风样杂音;门静脉高压病人,有时可在胸骨剑突下部或脐附近,听到连续性静脉瓮鸣音。

小 结

腹部的视诊（腹部外形、呼吸运动、腹壁静脉、胃肠型和蠕动波及腹壁的其他情况）→听诊（肠鸣音、振水音和血管杂音）→叩诊（包括腹部的叩诊音、肝脏、胆囊、腹水的叩诊以及肋脊角叩击痛等）→触诊（腹壁紧张度、压痛与反跳痛、肝脏、胆囊、脾脏、膀胱触诊、腹部包块、液波震颤）→听诊肠鸣音要注意其计数方法，听诊振水音时要注意正常与非正常情况的区别。

实训项目 腹 部 评 估

【操作准备】

1. 医护人员准备　着工装服，戴护士帽。仪表端庄，衣冠整齐。洗手，并修剪指甲。

2. 物品准备　笔，纸，听诊器，软尺，热水袋。

【评估】

1. 被评估者

(1) 全身情况：目前的健康状态、生命体征、意识状态。

(2) 局部情况：有无腹部不适感。

(3) 心理情况：有无紧张恐惧心理，对评估的要求及合作程度。

(4) 健康知识：对自身健康状态和将要进行评估的了解程度。

2. 环境　安静、光线适中、清洁、干燥，床铺干净整洁适用。

【操作流程】

(1) 对被评估者先自我介绍，说明你的目的，使被评估者配合。

(2) 被评估者采用仰卧位，评估者站于被评估者右侧，面向被评估者。先视诊腹部外形，判断呼吸运动，有无静脉曲张以及胃肠型蠕动波等。

(3) 把听诊器放在被评估者的腹部听肠鸣音、血管杂音和振水音。

(4) 被评估者仰卧位，双腿伸直，平静呼吸。评估者用间接叩诊法先叩腹部叩诊音。

(5) 肝界叩诊：沿右锁骨中线由肺部清音区向下逐一肋间叩向腹部，知道清音变浊音时为肝的上界，最后到鼓音时为肝下界。

(6) 评估肝区有无叩痛：评估者左手掌平放于被评估者的肝区所在位置，右手握拳，以轻到中等力量叩击左手背。

(7) 评估者对被评估者进行移动性浊音的叩诊，如腹腔内有1 000ml以上积液时，被评估者先仰卧位，评估者从脐两侧开始叩出浊音界，再让被评估者侧卧，叩出腹部两侧叩诊音的变化。

(8) 膀胱叩诊：被评估者适当憋尿，评估者在耻骨联合上方以间接叩诊方法叩诊；被评估者排空膀胱后，评估者再次在耻骨联合上方叩诊，比较声音的改变进行判断。

(9) 被评估者双腿屈起稍分开，评估者用右手手掌触诊腹部的紧张度，有无压痛反跳痛。触诊原则一般以逆时针开始，先左后右，自上而下，如有病变，先健侧后患侧。

(10) 肝脏触诊：被评估者双腿曲起稍分开，评估者用左手置于被评估者的右腰部并向上托起,右手平放于右锁骨中线估计肝下缘的下方,中间三手指并拢,掌指关节伸直,示指与中指指端指向肋缘,被评估者深呼吸时评估者的右手指端随被评估者的腹部慢慢抬起,其抬起的速度要比腹部抬起慢;被评估者深呼气时,评估者的右手指端随被评估者的腹部下陷压向深部,触诊内容包括肝脏大小,质地,表面及边缘,压痛。

(11)Murphy 征的评估:被评估者仰卧位,双腿屈起稍分开。评估者将左手掌平放在被评估者的右肋缘部,拇指指腹以中等压力勾于腹直肌外缘和右缘交界处,然后嘱被评估者深吸气。

(12)脾脏触诊:被评估者仰卧位,双腿屈曲稍分开。左手绕过被评估者腹前方,手掌放在其后背第 7~10 肋处,用力将脾脏由后向前托起。右手掌平放在左肋缘下估计脾下缘下方,与肋弓大致垂直方向,以稍弯曲的手指末端轻按腹壁,两手配合,待被评估者吸气时,右手向肋弓方向触脾脏。对不同程度的脾大分别进行 3 个级别的测量。

(13)膀胱触诊:被评估者仰卧位,双下肢屈曲,评估者以右手自脐部开始向耻骨联合方向触摸。

(14)整理用物,记录评估结果。

【考核评价】

1.提问

(1)腹部评估包括哪些内容?腹部评估的顺序是什么?

(2)肝脏触诊评估的注意点有哪些?

(3)引起全腹膨隆的常见原因有哪些?

2.抽查　抽查 3 名学生分别进行下列评估项目操作:①识别腹部的体表标志及腹部分区。②肝脏触诊。③压痛点的检查。

3.要求　每个学生课后选 3~5 名同学充当评估对象继续进行腹部评估技能操作练习,下次课抽查。

考点导航

A1/A2 型题

1.下列(　　)不是引起全腹部膨隆的原因。

　　A.大量腹水　　　　　　B.气腹　　　　　　　C.急性重型肝炎

　　D.腹腔内巨大包块　　　　　　　　　　　　E.胃肠胀气

2.下列(　　)疾病可引起腹壁静脉曲张。

　　A.肾囊肿　　　　　　　B.心功能不全　　　　C肝硬化门静脉高压

　　D.结核性腹膜炎　　　　　　　　　　　　　　E.急性腹膜炎

3.腹部包块压痛明显不易推动可能是(　　)。

　　A.炎症包块　　　　　　　　　　　　　　B.炎症包块与邻近组织粘连

　　C.炎症包块累及腹膜　　　D.恶性肿瘤　　　E.良性肿瘤

4.一病人血压为 90/60 mmHg,颈静脉怒张,心界不大,心率 110 次/min,腹部移动性浊音阳性,肝肋下 4 cm,腹腔穿刺出淡黄色的漏出液,最可能的诊断是(　　)。

　　A.门脉性肝硬化　　　　B.结核性腹膜炎　　　C.缩窄性心包炎

D. 原发性肝癌　　　　　　　　　　　　　　E. 腹膜恶性肿瘤

5. 病人男性,26岁,持续性右上腹疼痛3d,并向右肩部放射,腹部查体发现右上腹部肌紧张,压痛,反跳痛,最可能的诊断为(　　　)。

  A. 急性胃扩张　　　　　　B. 肠梗阻　　　　　　　C. 急性肝炎

  D. 幽门梗阻　　　　　　　　　　　　　　E. 急性胆囊炎

6. 病人男性,20岁。阵发性腹痛,黑便2日。体检:双下肢可见散在皮肤淤点,双膝关节肿胀,活动受限,腹软,右下腹压痛。血象:血小板计数 $142×10^9/L$,尿常规:蛋白(+),红细胞 $10\sim15/HP$,透明管型 $0\sim3/HP$ 。其最可能患的疾病为(　　　)。

  A. 急性肠胃炎　　　　　　B. 上消化道出血　　　　C. 急性肾炎

  D. 过敏性紫癜　　　　　　　　　　　　　E. 急性阑尾炎

7. 病人男性,50岁。患消化性溃疡10年,凌晨出现持续腹痛,服用氢氧化铝后不能缓解,且向背部放射。该病人可能并发了(　　　)。

  A. 出血　　　　　　　　　B. 癌变　　　　　　　　C. 幽门梗阻

  D. 穿孔　　　　　　　　　　　　　　　　E. 失血性周围循环衰竭

8. 病人女性,68岁。转移性右下腹疼痛16h,无恶心呕吐。查体:体温38.5℃,无腹肌紧张,右下腹压痛,反跳痛不明显,结肠充气试验(+),血常规:白细胞 $8.7×10^9/L$,中性粒细胞84%,尿常规:正常,该病人首选的治疗方法是(　　　)。

  A. 局部理疗　　　　　　　B. 禁食、置胃管　　　　C. 手术

  D. 应用抗生素　　　　　　　　　　　　　E. 重要治疗

9. 病人男性,20岁。现术后8h,仍未排尿,主诉下腹胀痛。查体见下腹膀胱区隆起,耻骨联合上叩诊呈实音。目前其主要护理问题是(　　　)。

  A. 下腹疼痛　　　　　　　B. 潜在呼吸道感染　　　C. 体液过多

  D. 尿潴留　　　　　　　　　　　　　　　E. 有皮肤完整性受损的危险

10. 病人女性,21岁。腹泻、呕吐半天,诊断为急性肠胃炎。正确的护理措施是(　　　)。

  A. 嘱病人不要服用抗生素

  B. 给予冷牛奶口服,保护胃黏膜

  C. 遵医嘱静脉输液,防止水电解质紊乱

  D. 鼓励病人进行适当的活动,以增加食欲

  E. 腹泻3d以上还未停止,方可使用止泻剂

11. 病人男性,55岁。因"上消化道出血伴休克"入院,医嘱予以补液、止血治疗,下列表现中提示输血、输液速度可适当减慢的是(　　　)。

  A. 脉搏>120次/min　　　B. 收缩压>100mmHg　　C. 血红蛋白<80g/L

  D. 尿量<20ml/h　　　　　　　　　　　　E. 呕吐物为暗红色

12. 病人女性,45岁,因饱餐后出现右上腹疼痛而入院,诊断为胆囊结石,应忌食(　　　)。

  A. 蛋白食物　　　　　　　B. 纤维食物　　　　　　C. 高热量食物

  D. 油腻食物　　　　　　　　　　　　　　E. 高维生素食物

13. 病人男性,50岁,有慢性肝炎史20年,肝区隐痛3个月,食欲减退,消瘦乏力。体检:贫血貌,肝右肋下缘可触及,质硬,轻度压痛。实验室检查:甲胎蛋白阳性,B超和CT

检查发现肝右叶 5 cm 占位,肝肾功能基本正常。该病人可能的诊断是( )。

    A. 原发性肝癌   B. 继发性肝癌   C. 阿米巴性肝脓肿

    D. 肝囊肿   E. 细菌性肝脓肿

A4/A5 型题

病人女性,65 岁。有肝硬化病史 5 年,因饮食不当出现呕血、黑便 1d 入院,呕吐暗红色液体 3 次,量约 800 ml,解黑便 2 次,量约 500 g。查体:体温 37.8℃,脉搏 120 次/min,呼吸 22 次/min,血压 85/60mmHg,神智萎靡,面色苍白,四肢湿冷,医嘱予以输血 800 ml。

1. 该病人出血最可能的原因为( )。

    A. 胃溃疡   B. 十二指肠球部   C. 急性糜烂出血性胃炎

    D. 食管胃底静脉曲张破裂   E. 胃癌

2. 该病人目前出现最主要的护理问题是( )。

    A. 体液不足   B. 营养失调:低于机体需要量

    C. 体温升高   D. 焦虑   E. 活动无耐力

3. 最有可能出现的并发症为( )。

    A. 肝肾综合征   B. 肝肺综合征   C. 肝性脑病

    D. 上消化道出血   E. 水电解质酸碱平衡紊乱

病人男性,53 岁。晨起吃油煎荷包蛋 2 个后,突发右上腹阵发性绞痛 4 h 来急诊。

1. 此时最有价值的辅助检查是( )。

    A. X 线   B. ERCP   C. B 超

    D. 经皮肝穿刺胆管造影   E. CT

2. 此时下列护理措施中正确的是( )。

    A. 少量清淡流质   B. 热敷   C. 理疗

    D. 镇静镇痛   E. 应用抗生素

3. 此时病情观察的重点是( )。

    A. 24 h 出入量   B. 黄疸的变化   C. 呕吐情况

    D. 腹部症状和体征   E. 血象变化

病人男性,42 岁,间歇性上腹痛 3 年,有嗳气、反酸、食欲不振,春冬季节较常发作。近 3d 来腹痛加剧,且突然呕血 400 ml。

1. 该病人出血的原因,最有可能的是( )。

    A. 慢性胃炎   B. 消化性溃疡   C. 胃癌

    D. 胃肠道黏膜糜烂   E. 肝硬化

2. 为确诊原因,应首选( )。

    A. X 线钡餐检查   B. 超声检查   C. 大便隐血试验

    D. 纤维内镜检查   E. 胃液分析

3. 最适宜采用( )治疗。

    A. 禁食   B. 禁食＋输液治疗   C. 禁食＋输血治疗

    D. 禁食＋输液＋法莫替丁   E. 输血治疗＋酚磺乙胺

全媒体扫码学习资料

腹部评估　　　　　　　腹部评估

工作任务七　肛门、直肠和生殖器评估

【学习目标】

1. 知道男性、女性生殖器评估的内容、方法及意义。

2. 能运用所学知识对病人进行生殖器及肛门的检查并判断其阳性指征。

3. 具备移情理念,注意保护被评估者的隐私,尊重病人。

【预习案例】

案例 4-7:病人,男,39岁。两周前因粪便干燥,排便后自觉肛门疼痛并伴有少量鲜血。以后,每当排便后就觉肛门疼痛,刀割样,持续约两小时,粪便干燥,2～3日一次。查体:后侧肛管全层裂开形成溃疡,边缘整齐,未作指检。

试分析:

1. 该病人排便后出现肛门疼痛的原因是什么?

2. 该病人主要的护理诊断是什么?

肛门、直肠和生殖器评估是身体评估不可忽略的一部分。对有指征的评估对象应向其说明检查目的及重要性,简要介绍检查方法,以解除心理顾虑,取得配合。

一、肛门、直肠评估

评估对象的体位对肛门、直肠的检查很重要,若体位不当可能引起疼痛或遗漏病情,因此检查时,应根据评估对象身体情况和检查要求,选择合适的体位。常用体位有以下几种。

1. **膝胸位**　该体位能使肛门部显露清楚,是肛门和直肠检查的最常用体位。评估对象双膝屈曲跪伏于检查台上,肘关节和胸部紧贴台面,臀部抬高。此体位适用于前列腺、精囊及乙状结肠镜检查等,但不能持久,故病重或年老体弱者不宜采用。

2. **左侧卧位**　评估对象臀部靠近检查台右侧,左腿伸直,右腿屈曲,检查者位于评估对象背后进行检查。此体位适用于肛门直肠小手术或病重、年老体弱病人。

3. **仰卧位或截石位**　评估对象仰卧,臀部垫高,两腿屈曲、抬高并外展,充分暴露肛门。此体位适用于重症体弱病人、膀胱直肠窝检查及直肠双合诊。

4.蹲位　评估对象下蹲作排便姿势,用力增加腹压。此体位适用于检查直肠脱垂、内痔及直肠下段息肉等。

5.弯腰扶椅位　评估对象向前弯腰,至少达90°,双手扶椅,暴露臀部及肛门。此体位适用于门诊检查。

肛门、直肠的检查应在光线充足处进行,动作宜轻柔。另外,由于该检查涉及评估对象的隐私,故还应注意做好适当保护。检查方法以视诊和触诊为主,辅以内镜检查。

(一)视诊

首先应观察肛门周围皮肤颜色及皱褶,正常其颜色较深,皱褶呈放射状。观察肛周皮肤有无增厚,有无粪便、脓血、黏液、皮疹、肛裂、外痔、肿块及瘘管外口等,以便判断病变性质。然后嘱评估对象取蹲位作排便姿势或让评估对象用力屏气,检查者用示指和中指将其臀裂轻轻分开,使肛门外翻,观察有无内痔、息肉及直肠脱垂等情况。

(二)触诊

包括肛门指诊或直肠指诊。它是一种简便易行而又有效的检查方法。许多肛门直肠疾病通过指诊就可早期发现,如80%直肠癌可在直肠指诊时被发现,也能及时发现肛裂、肛管的炎症反应、肛瘘的走行、直肠息肉及直肠周围的疾病,另外还有助于检查阑尾炎、前列腺与精囊、子宫与输卵管病变等盆腔疾病。

检查时要求评估对象保持肌肉松弛,避免肛门括约肌紧张。检查者右手戴橡皮手套或指套,示指涂以液状石蜡、肥皂液或凡士林等润滑剂,以指腹轻轻按摩肛门外口,让评估对象做深呼吸,再缓慢插入肛门及直肠内进行检查。插入直肠后,有顺序的上下左右全面检查,注意有无触痛、黏膜是否光滑,有无包块、狭窄或波动感。示指抽出后,观察指套上有无黏液、脓血等分泌物,必要时送检。

经肛门、直肠视诊和触诊可发现以下一些异常改变。

1.肛门外伤与感染　肛门有创口或瘢痕,见于外伤与术后;肛门周围有红肿、压痛及波动感,见于肛门周围脓肿。

2.痔(hemorrhoid)　是肛门和直肠下部静脉丛淤血扩张形成的静脉团。临床上分为内痔、外痔和混合痔。内痔位于齿状线上方,表面被直肠黏膜所覆盖,病人排便时常有便血并有痔块脱出于肛门外,视诊于肛门内口可见紫红色柔软包块;外痔位于齿状线下方,表面为肛管皮肤所覆盖,病人常有疼痛感,视诊于肛门外口可见紫红色柔软包块;混合痔位于齿状线上下,表面为肛管皮肤和直肠黏膜所覆盖,兼有内、外痔的特点。

3.肛裂(anal fissure)　是肛管齿状线以下深达皮肤全层的狭长裂口,可伴有梭形或椭圆形多发溃疡。病人于排便时疼痛剧烈,便后可缓解,再次排便时又发生疼痛,排出的粪便表面或便纸上可有少量鲜血。检查时肛门括约肌高度紧张呈挛缩状,肛门触痛明显。

4.直肠脱垂(proctoptosis)　嘱评估对象取蹲位,用力屏气。若在肛门外看到紫红色、圆形、光滑的肿物且黏膜皱襞呈"放射状",且直肠指诊时能感到其肛管括约肌收缩无力,此为直肠部分脱垂(即直肠黏膜脱垂);若看到的膨出部分呈椭圆形块状物,表面有"同心环"皱襞,且指诊时发现肛门口扩大并感到肛管括约肌松弛无力,此为直肠完全脱垂(即直肠壁全层脱垂)。

5.其他　直肠指诊在内口处有轻度压痛,可扪及硬结样内口及索样瘘管者见于肛瘘;触到表面凹凸不平、质地坚硬的肿块可考虑直肠癌;触及柔软、表面光滑、有弹性、有或无蒂、活动的球形肿物多为直肠息肉;指诊后指套上带有黏液、脓液或血液,说明有炎症或组织破坏。

二、男性生殖器评估

男性生殖器检查时一般先检查外生殖器,后检查内生殖器。检查方法有视诊和触诊。其检查内容包括:

(一)阴茎

视诊时注意阴茎有无型态异常,如有无偏斜或屈曲畸形,以及包皮、阴茎头和阴茎颈、尿道口等情况。触诊时注意海绵体及尿道有无硬结和压痛。

1.阴茎大小和形态　成人阴茎过小(婴儿型)多见于垂体或性腺功能不全;儿童阴茎过大(成人型)多见于促性腺激素过早分泌(真性性早熟)和睾丸间质细胞瘤(假性性早熟)。

2.包皮　包皮是随年龄增长逐渐退缩的,包皮口逐渐扩大。婴幼儿期包皮较长,包住整个阴茎头,包皮口也小。3岁后90%小儿的包皮能翻转。成人当阴茎松弛时,包皮不应掩盖尿道口,上翻后可退到冠状沟,露出阴茎头。包皮长过阴茎头但上翻后能露出尿道外口和阴茎头,称为包皮过长(redundant prepuce),易引起炎症、包皮嵌顿,甚至阴茎癌;若包皮上翻后不能露出阴茎头,则称为包茎(phimosis),可由先天性包皮口狭窄、外伤或炎症后粘连引起。

3.阴茎头和阴茎颈　正常阴茎头红润光滑,无红肿和结节。检查时应注意阴茎头有无充血、水肿、糜烂、溃疡、肿块等,包皮过长者应将其包皮翻开进行检查。如看到或触到硬结,伴有暗红色溃疡、易出血,或呈菜花状、表面覆有灰白色坏死组织、有腐臭味,可能是阴茎癌。阴茎颈处若有单个椭圆形硬质溃疡,称为下疳,可见于梅毒。

4.尿道外口　正常尿道外口呈竖鱼口形,黏膜红润,无分泌物。尿道外口狭窄见于先天性畸形或炎症引起的粘连;尿道外口发红、附有分泌物并沿尿道有压痛者,见于尿道炎;尿道开口于阴茎腹面者,见于尿道下裂。

(二)阴囊

检查时评估对象取站立位,充分暴露下身。检查方法主要有视诊和触诊。检查时注意观察阴囊皮肤是否粗糙,有无颜色改变,有无渗出、糜烂、皮疹及水肿等。触诊时检查者双手拇指置于阴囊前面,其余四指置于阴囊后面进行检查。

1.睾丸(testicle)　正常者两侧各一,呈椭圆形,质地光滑柔韧。触诊时应两侧对比,注意其大小、形状、硬度、有无触痛及缺如等。

(1)睾丸增大:一侧睾丸肿大、质硬或伴结节,可见于睾丸肿瘤;睾丸急性肿大,并有明显触压痛,可见于睾丸外伤或急性睾丸炎、流行腮腺炎、淋病等炎症。

(2)睾丸过小:多由先天性因素和内分泌异常所致,如肥胖性生殖无能症。

(3)睾丸萎缩:可由外伤后遗症、流行性腮腺炎及精索静脉曲张所致。

(4)睾丸缺如:可为单侧或双侧,常见于性染色体数目异常所致的先天性无睾症。若在阴囊内未触及睾丸,还应仔细检查同侧的阴茎根部、腹股沟管、会阴部或腹腔等处,如果在上述部位触及较正常小而柔软的睾丸,则为隐睾。

2.附睾 呈新月形,紧贴睾丸上端和后缘略偏外侧。急性附睾炎时,附睾肿痛;慢性附睾炎时,触诊能摸到结节,稍有压痛。附睾结核时,附睾肿胀,可触到结节状硬块,但一般无挤压痛,与周围组织粘连并伴输精管增粗且呈串珠状。

3.精索(varicosity) 位于附睾上方,呈柔软的圆索状结构,正常无压痛。若局部皮肤红肿且有挤压痛,可见于急性精索炎;若局部呈串珠样状,可见于输精管结核;若触及蚯蚓状柔软的团块,且团块于站立位或增加腹压时明显,平卧位时消失,则见于精索静脉曲张。

4.其他异常改变 阴囊皮肤青紫、增厚、皱褶变浅或消失,见于阴囊皮下淤血或血肿;阴囊皮肤肿胀发亮,达到透明程度,称阴囊水肿,见于全身性水肿,也可由炎症,过敏反应、下腔静脉阻塞等引起;阴囊皮肤粗厚、明显下垂,皱褶变宽变浅、色淡,见于丝虫病(象皮肿);阴囊单侧或双侧肿大,触之有囊性感,可回纳至腹腔,但咳嗽或腹压增高时又降至阴囊者,见于阴囊疝。

(三)前列腺和精囊

正常成人前列腺(prostate)呈栗子大小,中等硬度,有弹性,能触及中间沟,表面光滑,无结节和压痛。评估对象取膝胸位、左侧卧位或站立弯腰体位,检查前排空膀胱,用直肠指诊进行检查。老年人的良性前列腺肥大时,触诊可见前列腺肿大、中间沟消失、表面平滑、质韧、无压痛和粘连;急性前列腺炎时,前列腺肿大并有明显压痛;前列腺癌时,前列腺肿大、表面凹凸不平、质硬。

正常精囊柔软、光滑,通过直肠指诊一般不能触及。前列腺炎症或积脓累及精囊时,可触及精囊呈条索状肿胀并有压痛;前列腺结核累及精囊时,可触及精囊表面呈结节状;前列腺癌累及精囊时,可触及不规则硬结。

三、女性生殖器评估

一般女性不做常规生殖器检查,如病情需要应由妇科医生协助进行检查(见《妇产科护理》)。

小 结

肛门与直肠检查 体位:肘膝位、左侧卧位、蹲位、仰卧位或截石位→方法:视诊:注意观察肛门周围是否有脓血、黏液、溃疡、肛裂、外痔、瘘管口或脓肿等→触诊:先检查肛门及括约肌的紧张度,再查肛管及直肠内壁,注意有无压痛及黏膜是否光滑,有无肿块及搏动感。注意常见异常改变→男性生殖器检查:外生殖器及内生殖器视诊和触诊的方法及常见异常发现。

考 点 导 航

A1 型题

1.对诊断梅毒有重要价值的是( )。

　A.阴茎头有暗红色溃疡　　　　　　　　B.阴茎头菜花样改变

　C.阴茎颈处单个椭圆形质硬溃疡　　　　D.阴茎淡红色小丘疹融合成乳头状突起

E. 以上都是

2. 应考虑为尖锐湿疣的是(　　　)。

    A. 阴茎颈有硬结　　　　　　　　　　B. 阴茎头有单个椭圆形质硬溃疡

    C. 阴茎头有暗红色溃疡　　　　　　　D. 阴茎头有菜花样改变

    E. 阴茎淡红色小丘疹融合成乳头状突起

3. 适用于评估前列腺的体位是(　　　)。

    A. 左侧卧位　　　　　　B. 仰卧位　　　　　　C. 截石位

    D. 蹲位　　　　　　　　E. 肘膝位

4. 直肠指检可能是直肠癌的特征是(　　　)。

    A. 触及坚硬、凹凸不平的包块　　　　B. 触诊时剧烈疼痛

    C. 柔软、光滑而有弹性的包块　　　　D. 触痛伴有波动感

    E. 以上都是

工作任务八　脊柱与四肢评估

【学习目标】

    1. 熟悉脊柱及四肢的评估方法,四肢与关节型态异常的类型及其临床意义。知道脊柱及四肢评估的内容。

    2. 能辨认正常状态、四肢与关节型态或运动异常。

    3. 具备细心、耐心等良好的心理品质,在护理活动中密切观察病人,不断提高护理质量。

【预习案例】

    案例 4-8:黄先生,男,58 岁。病人风湿 30 年,早年因受潮湿而患病,病情时轻时重,曾在省内外的多家医院求治,效果不佳,病情却日益加重至今,生活不能自理。双肘不能伸直,双肩疼痛,双臂不能上举,双髋、双膝肿痛,不能下蹲,双踝肿痛,只能挪动走路。

    试分析:

    1. 该病人视、触、叩诊特点及临床意义。

    2. 护理查体病人的阳性体征有哪些?

    3. 该病人主要的护理诊断是什么?

一、脊　　柱

    脊柱由 7 块颈椎、12 块胸椎、5 块腰椎、5 块骶椎、4 块尾椎借椎间盘、椎间关节及许多韧带连接成一个整体,既坚固又柔韧。脊柱为人体的中轴骨骼,是身体的支柱,有负重、减震、保护和运动等功能。评估脊柱以视诊为主,同时结合触诊和叩诊。评估时应注意其弯曲度、有无压痛、叩击痛等。

    (一)脊柱弯曲度

    1. 生理性弯曲　　正常人直立时,从侧面观察脊柱有颈、胸、腰、骶四个生理性弯曲,颈

椎段稍向前凸,胸椎段稍向后凸,腰椎段明显向前凸,骶椎段明显向后凸,形似"S"无侧弯。

> **知识链接**
>
> 　　评估方法
> 　　嘱评估对象取立位或坐位,肌肉放松,上肢自然下垂,充分暴露背部。检查者从侧面观察脊柱有无前凸、后凸畸形;从后面观察脊柱有无侧凸,或用手指沿其脊椎棘突自上而下以适当压力划压皮肤,观察按压出现的红色压痕是否位于后正中线。以此观察脊柱有无侧弯。

　　2.病理性变形

　　(1)脊柱后凸(kyphosis):又称驼背(gibbus),多发生于胸椎段。小儿脊柱后凸多见于佝偻病;青少年多见于胸椎结核;成年人胸段呈弓形后凸,见于强直性脊柱炎;老年人多发生于胸椎上部,为骨质退行性变胸椎椎体压缩所致;另外外伤致脊椎骨折、青少年发育期姿势不良及脊椎骨软骨炎等也可造成脊柱后凸。

　　(2)脊柱前凸(lordosis):多发生在腰椎段。见于晚期妊娠、大量腹水、腹腔巨大肿瘤等各种原因所致腹压增大及髋关节结核、先天性髋关节脱位等病变。

　　(3)脊柱侧凸(scoliosis):脊柱离开后正中线向左或向右偏曲,可发生于脊柱胸椎段、腰椎段或二者同时发生。脊柱侧凸分为姿势性侧凸和器质性侧凸。姿势性脊柱侧凸时,改变体位能使其纠正,见于儿童发育期姿势不良、椎间盘凸出及脊髓灰质炎后遗症等;器质性侧凸时,改变体位不能使其纠正,见于佝偻病、慢性胸膜粘连及肥厚、肩或胸廓畸形等。

　　(二)脊柱活动度

　　评估脊柱活动度时,嘱评估对象作前屈、后伸,左右侧弯及旋转运动。注意动作应小而缓慢,严禁急速或剧烈的运动检查。

　　1.脊柱正常活动度　正常人脊柱有一定的活动度,活动范围以颈段和腰段最大,胸段较小,骶段几乎不活动。一般颈椎段可前屈 35°～45°、后伸各 35°～45°,左右侧弯各 45°,旋转 60°～80°;腰椎段可前屈 75°、后伸 30°,左右侧弯各 35°,旋转为 30°。但受年龄、运动及脊柱结构差异等因素影响,脊柱活动范围存在较大的个体差异。

　　2.脊柱活动受限的临床意义　脊椎各段活动受限常见于相应脊椎节段软组织损伤、脊椎增生性关节炎、结核或肿瘤所致骨质破坏、脊椎外伤引起的骨折及脱位、椎间盘凸出等。

　　(三)脊柱压痛与叩击痛

　　1.压痛　嘱评估对象取端坐位,身体稍前倾。评估者用右手拇指自上而下逐个按压脊柱棘突和椎旁肌肉,观察有无局限性压痛及肌肉痉挛。正常者无压痛及肌肉痉挛。若脊椎有压痛,多见于脊椎结核、椎间盘脱出及脊椎外伤或骨折;若椎旁肌肉有压痛或痉挛,多见于腰背肌纤维炎或急性腰肌劳损。

　　2.叩击痛　检查时嘱评估对象取坐位,检查方法有直接叩诊法和间接叩诊法。前者是检查者用中指或叩诊锤直接叩击各棘突,后者是检查者左手掌置于评估对象头顶,右手握拳以小鱼际肌部叩击自己左手背,观察评估对象有无疼痛。正常人脊柱无叩击痛。叩击痛的部位常为病变所在部位,叩击痛阳性多见于脊柱结核、骨折、脊椎肿瘤及椎间盘凸出等。

二、四肢与关节

四肢与关节的检查以视诊、触诊为主，辅以必要的叩诊，主要评估其型态和功能。检查四肢与关节的型态时，应充分暴露被检查部位，观察有无畸形或形态改变，有无红、肿、热、痛、结节等。检查四肢与关节运动功能时，观察评估对象的姿势、步态及肢体活动情况，确定有无功能障碍。正常人四肢与关节左右对称，形态正常，活动不受限。

（一）形态异常

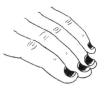

1. 匙状甲（spoon nails）　又称反甲（koilonychia）。其特点为指（趾）甲中央凹陷，边缘翘起，指甲变薄变脆，表面有粗糙条纹（图 4-8-1）。多见于缺铁性贫血及高原疾病，偶见于风湿热及甲癣等。由于缺铁性贫血、高原疾病等使指（趾）甲组织缺铁、缺血、缺氧或某些氨基酸代谢紊乱，特别半胱氨酸缺乏，使甲板细胞分化障碍，以至于甲的张力和硬度降低。

图 4-8-1　匙状甲

2. 杵状指（趾）　为手指（或足趾）末端指节增生，肥厚，呈杵状膨大。其特点为末端指（趾）节明显增宽增厚，指（趾）甲从根部到末端呈拱形隆起，指（趾）端背面的皮肤与指（趾）甲所构成的基底角≥180°（图 4-8-2）。其发生机制尚不清楚，多认为与肢体末端慢性缺氧、代谢障碍及中毒损害有关。多见于支气管扩张、支气管肺癌、脓胸、肺脓肿、发绀型先天性心脏病、感染性心肌炎、亚急性感染性心内膜炎、Crohn 病、溃疡性结肠炎、肝硬化等疾病。

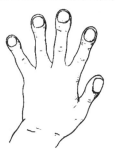
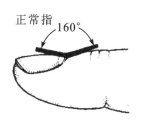
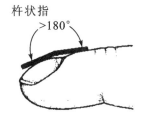

图 4-8-2　杵状指

3. 指关节变形　①梭形关节：近端指间关节增生、肿胀，呈梭形畸形，早期局部有红肿及疼痛，晚期指关节明显强直、活动受限，重者手指及手腕向尺侧偏移，常为双侧对称性改变（图 4-8-3），最常见于类风湿性关节炎。②爪形手：特点为大小鱼际肌和骨间肌萎缩，掌指关节过伸，指间关节屈曲，手状似鸟爪，可见于尺神经损伤、脊髓空洞症、进行性肌萎缩及麻风病等。

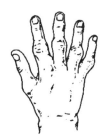
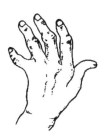

图 4-8-3　梭形关节

4.肢端肥大症 由于青春期发育成熟后发生腺垂体功能亢进,生长激素分泌增多,而骨骺已闭合,造成骨末端及其韧带等软组织增生、肥大,使肢体末端变得异常粗大。见于垂体前叶生长激素细胞腺瘤或增生。

5.膝关节变形 膝关节红、肿、热、痛及活动障碍,多为膝关节急性炎症,如风湿性关节炎。膝关节腔内有过多积液时,称关节腔积液,视诊关节周围有明显肿胀,当膝关节屈曲成 90°时,髌骨两侧的凹陷消失,触诊出现"浮髌现象"。浮髌现象是指按压髌骨时有明显的浮动感(图 4-8-4)。

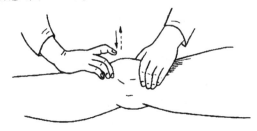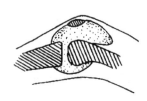

图 4-8-4 浮髌试验

知识链接

评估方法

　　评估对象取平卧位,患肢伸直并放松,检查者左、右手的拇指和其余手指分别固定于肿胀膝关节上、下方的两侧,使关节腔内的液体不致向周围流动而影响浮力,然后用右手示指将髌骨连续向下方按压数次,压下时有髌骨与关节面的碰触感,松手时有髌骨随手浮起,即为浮髌试验阳性。

6.膝内翻、膝外翻 正常人直立双脚并拢时,双膝和双踝能靠拢。膝内翻者表现为双踝接触时,双膝不能靠拢,呈"O"型,故也称"O"型腿(图 4-8-5);膝外翻者表现双膝靠拢时,双踝异向分离,呈"X"型,故也称"X"型腿(图 4-8-6)。膝内、外翻畸形多见于佝偻病和大骨节病。

7.足内翻、足外翻 正常人当膝关节固定时,足掌可向内翻、外翻 35°。复原时足掌、足跟可全面着地。足内、外翻畸形者表现为足掌部活动受限,呈固定性内翻、内收位或外翻、外展位,足跟不能着地。多见于先天性畸形和脊髓灰质炎后遗症。

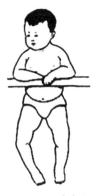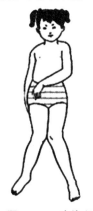

图 4-8-5 膝内翻　　　　　　图 4-8-6 膝外翻

8.肌肉萎缩(muscle atrophy) 评估对象肢体的部分或全部肌肉体积较正常缩小、肌纤维变细甚至消失,肌肉松弛无力。一侧肌萎缩常见于脊髓灰质炎后遗症、偏瘫、周围神经损害;双侧肌肉萎缩常见于多发性神经炎、外伤性截瘫等。

9.下肢静脉曲张 主要是下肢浅静脉血液回流受阻所致。表现为下肢静脉怒张、迂曲如蚯蚓状,小腿部比大腿部明显,严重者小腿有肿胀感,局部皮肤萎缩、脱屑、瘙痒、色素沉着,甚至形成溃疡和湿疹,经久不愈。多见于从事持久站立、重体力工作的人或下肢深静脉血栓病人。

(二)运动功能异常

四肢运动功能是在神经的协调下由肌肉、肌腱带动关节来完成的,其中任何一个环节损害,都会引起运动功能异常。检查时让被检查者作主动和被动的各个方向的关节运动,观察其活动范围及有无活动受限或疼痛。

1.神经、肌肉组织的损害 可出现不同程度的随意运动障碍,即四肢的屈、伸、内收、外展、旋转、抵抗能力会出现障碍等。

2.关节的损害 关节的活动可用主动活动和被动活动两种形式表示,主动活动指被评估者用自己的力量活动,所能达到的最大范围,称为主动关节活动范围;被动活动指用外力使关节活动,所能达到的最大范围。关节的创伤、炎症、肿瘤、退行性变等可引起疼痛、肌肉挛缩、关节囊及其周围组织粘连,从而影响关节的主动或被动运动范围。

3.四肢、关节运动功能评估 四肢评估除大体形态和长度外,应以关节活动评估为主,各关节的正常活动范围如下。

(1)肩关节:嘱被评估者做自主运动,观察有无活动受限,或评估者固定肩胛骨,另一手持前臂进行多个方向的活动。肩关节外展可达90°,内收45°,前屈90°,后伸35°,旋转45°。

(2)肘关节:肘关节活动正常时屈135°~150°,伸10°,旋前(手背向上转动)80°~90°,旋后(手背向下转动)80°~90°。

(3)腕关节:伸直约40°,屈曲50~60°,内收约30°,外展约15°。

(4)指关节:屈曲可握拳,各指关节均可伸直。

(5)髋关节:屈曲时股前部可贴近腹壁,后伸可达30°,内收约25°,外展约60°,内旋和外旋均为45°。

(6)膝关节:屈曲时小腿后部可贴近股后部,伸直达180°;膝关节半屈曲位时,小腿可作小幅度旋转运动。

(7)踝关节:背屈约35°,跖屈约45°,内、外翻均可达35°。

小 结

脊柱是支撑体重、维持躯体各种姿势的重要支柱,并作为躯体活动的枢纽。由7块颈椎、12块胸椎、5块腰椎、5块骶椎、4块尾椎组成。脊柱的病变主要表现为疼痛、姿势或型态异常以及活动度受限等。脊柱检查时被评估者可处站立位或坐位,按视诊、触诊、叩诊的顺序进行。

四肢及其关节的评估通常运用视诊与触诊,两者相互配合,特殊情况下采用叩诊和听诊。四肢评估除大体形态和长度外,应以关节评估为主。

脊柱与四肢评估包括三部分:①脊柱、四肢正常形态与活动范围。②脊柱、四肢评估方法。③形态异常及活动受限的特殊表现和原因。

考 点 导 航

A1 型题

1.脊柱过度后弯称为脊柱后凸,也称为驼背,多发生于(   )。

    A.颈段脊柱　　　　　　B.胸段脊柱　　　　　　C.腰段脊柱

    D.骶椎　　　　　　　　　　　　　　　　　　E.腰、骶段

2.青少年时期出现脊柱后凸,多见于(   )。

    A.佝偻病　　　　　　　B.胸椎结核　　　　　　C.类风湿性脊柱炎

    D.骨质退行性变　　　　　　　　　　　　　　E.椎间盘脱出

3.老年人骨质退行性变时,常出现(   )。

    A.脊柱前凸　　　　　　B.脊柱后凸　　　　　　C.脊柱侧凸

    D.杵状指　　　　　　　　　　　　　　　　　E.匙状甲

4.脊柱颈椎段活动受限常见原因应除外(   )。

    A.颈部肌纤维炎及颈肌韧带劳损　　　　　　B.颈椎增生性关节炎

    C.结核或肿瘤浸润使颈椎骨质破坏　　　　　D.颈椎外伤、骨折或关节脱位

    E.椎间盘脱出

5.关于膝内、外翻的叙述,下列哪项是不正确的(   )。

    A.正常人双脚并拢直立时,两膝及双踝均能靠拢

    B.如双脚内踝靠拢时两膝部因双侧胫骨向外侧弯曲而称"O"型,称膝内翻

    C.当双膝关节靠拢时,两小腿斜向外方呈"X"型弯曲,使两脚内踝分离,称膝外翻

    D.膝内、外翻多见于先天性畸形

    E 膝内、外翻可见于佝偻病和大骨节病

6.尺神经损伤者手部改变为(   )。

    A.爪形手　　　　　　　B.匙状甲　　　　　　　C.杵状指

    D.梭形指　　　　　　　　　　　　　　　　　E.垂腕

全媒体扫码学习资料

脊柱四肢评估　　　　八脊柱四肢关节评估

工作任务九　神经系统评估

【学习目标】

1.知道运动功能、感觉功能、神经反射的检查内容。能辨认神经系统异常改变及临床意义。

2.能正确实施肌力、肌张力、痛觉、触觉、浅反射、深反射、病理反射和脑膜刺激征的评估方法及阳性体征。

3.具备良好的职业素养,在护理活动中密切观察病人,操作规范。

【预习案例】

案例 4-9:病人,男,68 岁。2 h 前在散步中突然出现头痛,继而摔倒在地,神志不清,大小便失禁,呕吐一次,为少量咖啡样物,右侧肢体不能动,无抽搐发作。既往高血压病史15 年,最高血压为 178/120 mmHg,平时服用"复方降压片",血压控制在 140/90 mmHg左右。

试分析:

1.评估中可能发现哪些阳性体征?

2.列出该病人主要的护理诊断及其相关因素。

神经系统评估是判断神经系统有无损害、损害部位及程度的重要方法。神经系统评估主要包括脑神经、运动功能、感觉功能、神经反射及自主神经功能的评估,此外,判断评估对象的意识状态也属于神经系统检查的范畴。神经系统检查时应按一定顺序,并注意和一般体检结合进行。

一、脑神经功能评估

脑神经共有 12 对,按照功能分可分为 3 类神经。①感觉神经:嗅神经、视神经和位听神经。②运动神经:动眼神经、滑车神经、展神经、副神经和舌下神经。③混合神经,即兼有运动和感觉纤维的神经:三叉神经、面神经、舌咽神经和迷走神经。

1.嗅神经　为第 1 对脑神经,司嗅觉。检查方法是让评估对象闭目并按压住一侧鼻孔,用另一侧鼻孔闻有特殊气味的物品(如肥皂、咖啡、香水等),分别测试评估对象的双侧嗅觉。嗅觉障碍可见于同侧嗅神经损害及各种原因引起的鼻塞,如鼻炎,鼻窦炎,鼻息肉,鼻窦肿瘤等。

2.视神经　为第 2 对脑神经,司视觉。主要从视力、视野、眼底 3 个方面进行检查。

(1)视力:用视力表检查。

(2)视野:也叫周边视力,指眼球正视前方,两眼保持不动所能看到的最大范围。正常单眼视野颞侧约 90°,鼻侧及上、下方为 50°～70°。最简单的检查方法是对比法,即检查者与评估对象相距 1m 相对而坐,各自遮住相对的眼睛,保持眼球不动,对视片刻,检查者将手指置于两者之间,从上、下、左、右四个方位的外周移向中心,视野正常者应与检查者同时看到手指。这种方法虽然简单,但准确性较差,精确的检查应用视野计。

3.动眼神经、滑车神经、外展神经 为第3、4、6对脑神经,这三对脑神经共同支配眼外肌的运动,合称为眼球运动神经。检查时主要观察眼裂、瞳孔和眼球运动(参见本项目任务四)。动眼神经麻痹时,上睑下垂,眼球向内、上、下方活动均受限,瞳孔扩大,瞳孔对光和集合反射均消失;滑车神经麻痹时,眼球向下及外展运动减弱,眼睛向下看时出现复视;外展神经麻痹时,眼球不能外展,出现内斜视和复视。

4.三叉神经 为第5对脑神经。三叉神经的感觉纤维司头皮前部、面部皮肤,眼、鼻、口腔内黏膜的浅感觉;其运动纤维支配咀嚼肌群。检查其感觉功能时,用棉签轻触评估对象的前额、鼻部两侧及下颌,两侧对比,以判断其有无感觉异常。检查其运动功能时,嘱评估对象咬紧牙齿,检查者触摸其咀嚼肌,对比两侧肌力;或由检查者托紧评估对象的下颌嘱其用力张口,感觉张口时的肌力及观察下颌有无偏斜。三叉神经损害表现为同侧面部感觉减退或消失,咀嚼肌瘫痪、萎缩,肌力下降,张口时下颌偏向患侧;三叉神经分布区域有刺激性病变时,可有该支放射性疼痛。

5.面神经 为第7对脑神经,主要支配舌前2/3的味觉和面部表情肌。检查其感觉功能时,用棉签蘸以甜、酸、咸、苦等溶液涂于舌面不同部位以测试味觉。检查其运动功能时,观察额纹和鼻唇沟是否变浅,有无眼裂增大或闭合不全,有无口角低垂或歪向一侧,嘱评估对象作皱眉、皱额、闭眼、鼓腮、露齿或吹口哨等动作,观察两侧是否对称。面神经受损时会出现患侧动作障碍。

6.位听神经 为第8对脑神经,由司听觉的耳蜗神经和司平衡的前庭神经组成。

(1)听力:参见本项目工作任务四。

(2)前庭功能:询问评估对象有无眩晕和平衡失调,检查其有无眼球震颤。前庭神经损害可出现如上异常表现。

7.舌咽神经和迷走神经 为第9、10对脑神经。舌咽神经司舌后1/3味觉和咽部感觉,并支配软腭和咽肌的运动;迷走神经司咽喉的感觉和运动。感觉功能的检查方法同面神经。舌咽神经损害时,舌后1/3味觉减退。运动功能检查时,询问评估对象有无吞咽困难、呛咳和发音嘶哑。嘱评估对象张口发"啊"音,观察腭垂是否居中,软腭上抬是否对称。检查咽反射是否存在。一侧舌咽神经和迷走神经损害时,病侧软腭上抬减弱或不能,腭垂向健侧偏,咽反射减弱或消失,评估对象有吞咽困难、饮水呛咳、声音嘶哑等表现。

8.副神经 为第11对脑神经,支配胸锁乳突肌和斜方肌,司耸肩和转颈动作。一侧副神经麻痹表现为胸锁乳突肌及斜方肌萎缩,耸肩无力,同侧肩下垂,向对侧转头无力或不能。

9.舌下神经 为第12对脑神经,支配舌肌。检查时观察舌肌有无萎缩及舌肌纤维震颤,伸舌有无偏斜。一侧舌下神经上运动神经元损害时,无舌肌萎缩或震颤,伸舌时,舌尖偏向病变对侧;一侧舌下神经下运动神经元损害时,病变侧舌肌萎缩或震颤,伸舌时,舌尖偏向病变侧。若双侧瘫痪,则不能伸舌,同时伴语言和吞咽困难。

二、运动神经功能评估

运动神经系统由以下四部分组成:下运动神经元、上运动神经元、锥体外系统、小脑系统。运动是指骨骼肌的活动,可分为随意运动和不随意运动两种。随意运动受大脑皮层运动区支配,主要由锥体束(上、下运动神经元)完成;不随意运动由锥体外系和小脑支配。

(一)随意运动

随意运动是指受意识支配的动作,肌力是指随意运动时肌肉收缩的力量。

1.检查方法　有主动法和被动法。主动法是评估对象作主动运动时检查者观察其运动的幅度、速度和力量,被动法是嘱评估对象做有关肌肉收缩的运动,评估者给予阻力,再嘱评估对象用力抵抗,以判断其肌力。检查肌力时,注意须排除因疼痛、关节强直或肌张力过高所致的活动受限。

> **知识链接**
>
> 　肌力的记录采用0~5级的6级分级法:
>
> 　0级　完全瘫痪,看不到肌肉收缩。
>
> 　Ⅰ级　仅见肌肉轻微收缩,但无肢体运动。
>
> 　Ⅱ级　肢体能在床上移动,但不能抗重力抬离床面。
>
> 　Ⅲ级　肢体能抗重力抬离床面,但不能抗阻力。
>
> 　Ⅳ级　肢体能作部分抗阻力的运动,但较正常人差。
>
> 　Ⅴ级　肌力正常,运动自如。

2.瘫痪(paralysis)　指肌力的减弱或消失。

(1)按轻重程度可分为:完全性瘫痪和不完全性瘫痪。完全无肌力者称完全性瘫痪;肌力减弱者称不完全性瘫痪或轻瘫。

(2)按病变部位可分为:中枢性瘫痪和周围性瘫痪两种。前者见于中央前回或皮质脊髓束损害,可出现肌张力增高,深反射亢进,病理反射阳性,除废用性萎缩外,肌肉无局限性萎缩,亦无肌震颤;后者见于脊髓前角细胞、前根以及运动神经病变,表现为肌力减退或消失,肌张力减低,深反射消失,肌肉萎缩,病理反射阴性,可有肌纤维或肌束震颤。

> **知识链接**
>
> 　瘫痪形式在临床上一般分4型:
>
> 　1.单瘫　单一肢体瘫痪,多见于大脑皮层运动区损害,如脊髓灰质炎。
>
> 　2.偏瘫　一侧肢体随意运动丧失,常伴有同侧脑神经损害表现,多见于颅内病变或脑卒中等。
>
> 　3.截瘫　双下肢瘫痪,由脊髓横贯性损伤所致,见于脊髓外伤、炎症、肿瘤等。
>
> 　4.交叉性偏瘫　病变侧脑神经周围性麻痹与对侧肢体的中枢性瘫痪,见于一侧脑干病变。

3.肌张力(muscle tone)　指肌肉在静息状态下的紧张度。肌张力的检查方法为:触摸肌肉的硬度或测试完全放松的肢体作被动活动时的阻力大小。肌张力异常包括:

(1)肌张力减低:触诊时肌肉软而无弹性,被动运动阻力减小或消失,见于周围神经病变、小脑疾患、深度昏迷及肌肉疾患等。

(2)肌张力增高:肌肉触之坚硬,被动运动阻力增大,关节运动的范围缩小。常见有①折刀样肌张力增高:表现为被动伸屈其肢体时开始阻力大,终末时突然阻力减弱,见于锥体束损害。②铅管样肌张力增高:表现为伸肌和屈肌的肌张力均增高,被动运动时所遇阻力是均匀的,见于锥体外系受损。③齿轮样肌张力增高:若伴有震颤者,被动伸屈其肢体时出现规律而断断续续的停顿,亦见于锥体外系损害。

(二)不随意运动

不随意运动亦称不自主运动,是指不受意志控制的面、舌、躯干、肢体等部位的随意肌无目的的异常运动,多由锥体外系病变引起。

1.震颤　指主动肌与拮抗肌交替收缩所引起的不自主动作,可分为如下 4 种。

(1)静止性震颤:肢体在静止并保持肌肉松弛状态下震颤明显,运动时减轻或消失,常伴肌张力增高,见于帕金森病。

(2)动作性震颤:也称意向性震颤。指运动的肢体有意向性的接近目标时震颤明显,而静止时症状轻微,多见于小脑病变。

(3)老年性震颤:也是一种静止性震颤,常有摇头、手抖等症状,但一般不伴肌张力增高。多见于老年动脉硬化者。

(4)姿势性震颤:让病人肢体保持某种固定姿势时震颤明显,见于甲状腺功能亢进引起的震颤、肝性脑病及其他代谢性脑病引起的扑翼样震颤等。

2.舞蹈样运动　由肌张力降低引起的动作增多,表现为耸肩、缩颈、伸舌、噘嘴、挤眉、弄眼等四肢和面部的异常的不规律动作,于兴奋或注意力集中时加剧,入睡后消失。多见于儿童脑风湿病变和遗传性舞蹈病。

3.手足搐搦　手足肌肉痉挛,上肢表现为腕关节和掌指关节屈曲,指间关节伸直,拇指和小指均向掌心内收,呈"助产士手"(图 4-9-1);下肢表现为足踝部跖屈,趾关节屈曲。见于婴儿维生素 D 缺乏 、低血钙、碱中毒、高热等。

(三)共济运动

一组肌群协调一致完成一动作,称为共济运动(coordination)。这些肌群协调一致主要靠小脑的功能,此外还有前庭神经、视神经、深感觉、锥体外系均参与协调。

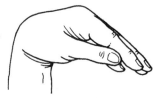

图 4-9-1　手搐搦

1.检查方法

(1)指鼻试验:嘱评估对象一侧上肢前臂外展伸直,用示指触碰自己的鼻尖,动作先慢后快、先睁眼后闭眼,再换另一侧上肢重复同样动作,观察其动作是否准确。正常人动作准确,共济失调者指鼻动作经常失误。

(2)对指试验:让评估对象先曲肘后伸直前臂,用示指碰触对面检查者的示指,先睁眼后闭眼,重复同样动作。

(3)快速轮替动作:嘱评估对象双手快速地作旋前、旋后动作。观察其动作是否协调完成。

(4)跟-膝-胫试验:嘱评估对象仰卧、双下肢伸直,抬起一侧下肢,将足跟放在对侧膝部,并沿胫骨前缘向下移动。观察其动作是否准确无误。

(5)Romberg 征:又称闭目难立征。嘱评估对象双足并拢站立,两臂向前平伸,然后嘱其闭眼,视其有无晃动或倾斜。

2.临床意义

(1)小脑性共济失调:睁眼、闭眼均有共济失调表现,肌张力减低。小脑半球病变以肢体共济失调为主,小脑蚓部病变以躯干共济失调即平衡障碍为主。

(2)感觉性共济失调:由深感觉缺失所致。因睁眼视力代偿后,故共济失调不明显。多累及下肢,出现肌张力减低,震颤觉和位置觉丧失,行走时有如踩棉花感。见于后索及严重的周围神经病变。

三、感　觉　功　能

感觉是作用于各个感受器的各种形式刺激在人脑中的直接反映。一般感觉包括:浅感觉、深感觉、复合感觉。检查时,要求评估对象应意识清楚以取得合作。为避免主观因素和暗示作用,要求评估对象在闭眼的情况下,指出被测部位或说出自己的感觉如何,检查者不要进行任何提示,同时还应注意观察评估对象的表情和反应,以判断结果的可靠程度。先全身检查一遍,如发现有感觉障碍,再从感觉减退或消失区检查至正常区,然后至感觉过敏区。检查部位应充分暴露,并进行两侧对称比较。

(一)浅感觉

浅感觉是皮肤和黏膜感觉,包括痛觉、温度觉、触觉。浅感觉障碍多见于脊髓丘脑侧束损害。

1.痛觉　用针尖轻刺皮肤,询问病人是否疼痛。从而确定痛觉减退、消失或过敏区域。

2.温度觉　用盛有冷水(5～10℃)和热水(40～50℃)的两试管分别接触评估对象皮肤,询问其感觉。温度觉障碍见于脊髓丘脑侧束损伤。

3.触觉　用棉花或棉签轻触评估对象皮肤,询问其有无轻痒的感觉。

(二)深感觉

深感觉是肌肉、肌腱和关节等深部组织的感觉,包括运动觉、位置觉和震动觉。深感觉障碍多见于脊髓后索病变。

1.运动觉　嘱评估对象闭目,检查者用手指从两侧轻轻夹住评估对象的手指或足趾,使其作被动伸屈动作,询问其被夹指、趾的名称和被扳动的方向。

2.位置觉　将评估对象的肢体置于某一位置,测试其能否准确回答出。

3.震动觉　将音叉震动后,放在评估对象的骨突起部(如内、外踝,桡骨茎突,膝部等)的皮肤上,询问其有无震动的感觉和持续的时间,两侧对比。

(三)复合感觉

复合感觉又称皮质感觉,是经大脑皮质综合和分析的结果。复合感觉障碍见于大脑皮质的损害。在疑有皮质病变而浅感觉、深感觉正常时,始进行此项检查。一般先查患侧,后查健侧。

1.体表图形觉　在评估对象皮肤上画简单的图形(圆形、三角形或方形)或写简单的字,观察其能否在闭目的情况下判断正确。

2.皮肤定位觉　评估对象闭目,检查者用棉签轻触其皮肤某部位,让评估对象说出是哪一点。若有障碍见于皮质病变。

3.两点辨别觉　将钝角分规放在评估对象皮肤(如手背、手掌、指尖、鼻尖、舌尖、颈部、背部等)处,施加一定的压力,询问是否分辨为两点,若评估对象判断为两点,则再缩小分规两脚的间距,直至缩小到评估对象能分辨出为两点的最小距离。正常身体的不同部位两点辨别觉是有差异的,检查时观察两侧是否对称。

4.实物辨别觉　嘱评估对象闭目,将日常生活中熟悉的物品(如硬币、钥匙、钢笔等)放置于手中,让其说出物品名称。

知识链接

　　感觉障碍可分为抑制性症状和刺激性症状。

1.抑制性症状

(1)感觉丧失:是指意识清楚的情况下,病人对刺激不能感知。

(2)感觉减退:感觉敏感度下降,对刺激感受力低下但程度比感觉丧失轻。

(3)感觉分离:指在同一区域内,一种或数种感觉消失而其他感觉存在,如脊髓空洞症时的痛觉、温度觉消失而触觉存在。

2.刺激性症状

(1)感觉过度:刺激的当时不能立即感知,当刺激离开一段时间后才出现感觉,有时可达5～30秒。

(2)感觉过敏:指轻微的刺激引起强烈的感觉,如棉花刺激皮肤却引起针刺样疼痛感。

(3)感觉异常:常见有麻感、木感、痒感、针刺感、蚁行感、束带感、肿胀感等。

四、神 经 反 射

反射是指在中枢神经系统参与下,机体对内外环境刺激所发生的规律性反应活动。神经反射是通过反射弧来完成的。反射弧包括感受器、传入神经(感觉神经)、中枢(脑和脊髓)、传出神经(运动神经)、效应器(肌肉、腺体等)5部分。根据正常人反射刺激部位的深浅分为浅反射和深反射,称生理反射;由某些神经系统疾病所致的异常反射,称为病理反射。

神经反射检查需要评估对象的主动合作,保持肢体放松并处于适当位置,注意双侧对称检查。

(一)浅反射

浅反射指刺激皮肤或黏膜引起的皮肤—肌肉反射或黏膜—肌肉反射。反射弧任何部位的病变均可引起浅反射减弱或消失,昏迷、麻醉、熟睡状态下或一岁内婴儿也可消失。

1.角膜反射(corneal reflex)　传入神经为三叉神经眼支,中枢为脑桥和大脑皮质,传出神经为面神经,效应器为眼轮匝肌。检查方法:嘱评估对象眼睛向内上方注视,用棉签毛轻触一侧角膜外缘,引起双眼睑同时闭合。刺激侧的眼睑闭合称直接角膜反射,对侧的眼睑也闭合称间接角膜反射。一侧三叉神经病变时,直接与间接反射均消失;一侧面神经病变时,直接反射消失而间接反射存在;深昏迷病人角膜反射完全消失。

2.腹壁反射(abdominal reflex)　分上、中、下腹壁反射,传入神经为肋间神经,中枢为脊髓和大脑皮质(上腹壁反射中枢为胸髓7～8节、中腹壁为胸髓9～10节、下腹壁为胸髓11～12节),传出神经为肋间神经,效应器为腹肌。检查方法:评估对象仰卧位,双下肢稍屈曲使腹壁放松,用钝竹签自外向内轻划上、中、下腹壁皮肤,正常为该处腹肌收缩(图4-9-2)。但正常人可有反射极弱或完全不能引出,而在腹肌稍紧张时(此时头稍抬起)容易引出,最好在吸气之末进行检查,称之加强法。脊髓节段受损时,相应部位腹壁反射消失;锥体束损害时,同侧腹壁反射减弱或消失;急腹症、经产妇、膀胱过度胀满、肥胖及腹壁松弛者也可有腹壁反射减弱或消失。精神紧张、兴奋或神经质者可出现腹壁反射亢进,但无定位意义;帕金森病、舞蹈病、锥体外系疾病腹壁反射可增强。

3.提睾反射(cremasteric reflex)　传入神经为生殖股神经和闭孔神经皮支,中枢为腰髓1～2节,传出神经为生殖股神经和闭孔神经的肌支,效应器为提睾肌。检查方法:用竹签钝头由下而上轻划股内上方皮肤,正常为同侧提睾肌收缩而致同侧睾丸上提(图4-9-2)。腰髓1～2节病变时,双侧提睾反射减弱或消失;一侧锥体束病变、老年人及局部病变(腹股沟疝 、阴囊水肿、睾丸炎),可致同侧反射减弱或消失。

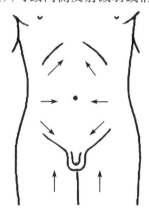

图4-9-2　腹壁反射和提睾反射检查法

4.跖反射(plantar reflex)　传入神经为胫神经,反射中枢为骶髓1～2节,传出神经为胫神经,效应器为趾屈肌群。检查方法:评估对象仰卧,双下肢伸直,检查者左手托住其足部,用竹签钝头沿足底外侧缘划,由后往前至小跖趾关节再转向拇趾侧。正常反应为各足趾向跖面屈曲。

(二)深反射

深反射又称腱反射,是指刺激肌腱、骨膜引起的肌肉收缩反应。检查时,用叩诊锤叩击肌腱或骨膜的力量要均匀适当,并注意转移评估对象的注意力,以免由于评估对象精神紧张或注意力集中于检查部位使反射受到抑制。

1.肱二头肌反射　评估者左手托扶评估对象肘部使其前臂屈曲90°,用左手拇指按住其肘关节稍上方的肱二头肌肌腱,然后右手持叩诊锤适当用力叩击自己的左手拇指。正常反应为肱二头肌收缩,前臂快速屈曲。反射中枢为颈髓5～6节段(图4-9-3)。

2.肱三头肌腱反射　评估者左手托起评估对象肘部,嘱其上臂外展、前臂屈曲,用叩诊锤叩击尺骨鹰嘴上方肱三头肌肌腱,正常反应为肱三头肌收缩引起前臂稍伸展。反射中枢为颈髓 7～8 节段(图 4-9-4)。

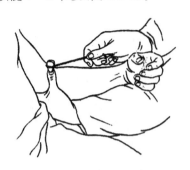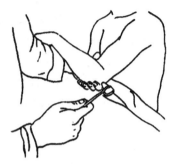

图 4-9-3　肱二头肌反射检查法　　　图 4-9-4　肱三头肌反射检查法

3.桡骨骨膜反射　评估者以左手轻托评估对象腕部,使腕部自然下垂,前臂置于半屈半旋前位。用叩诊锤叩击桡骨下 1/3 处或桡骨茎突上方,正常反应为前臂旋前,屈肘。反射中枢为颈髓 5～6 节段(图 4-9-5)。

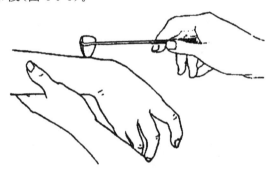

图 4-9-5　桡骨骨膜反射检查法

4.膝反射　检查时评估对象取坐位,小腿自然下垂,完全放松,或卧位时检查者用左手置于其腘窝处托起双下肢,使髋、膝关节均稍屈曲,右手持叩诊锤叩击髌骨下方的股四头肌肌腱,正常反应为小腿伸展。反射中枢为腰髓 2～4 节段(图 4-9-6)。腱反射不对称是神经损害的重要定位体征。

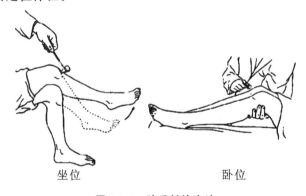

坐位　　　　　　　　卧位

图 4-9-6　膝反射检查法

5.踝反射　又称跟腱反射。让评估对象仰卧,髋关节、膝关节稍屈曲,下肢呈外旋外展位,检查者左手将其足部背屈成直角,右手持叩诊锤叩击跟腱(图 4-9-7);或让评估对象双膝跪于椅上,双足悬于椅座外,用叩诊锤叩击跟腱。正常反应为腓肠肌收缩,足向跖面屈曲。反射中枢为骶髓 1~2 节段。

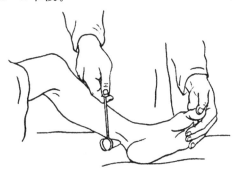

图 4-9-7　踝反射检查法

深反射减弱或消失可见于反射弧任何部位的病变,如周围神经炎、脊髓前角细胞病变(灰、白质炎)、脊髓休克(急性损伤)等下运动神经元瘫痪或骨、关节、肌肉病变等;此外,麻醉、昏迷、熟睡等情况下也可有深反射减弱或消失。深反射亢进多因锥体束受损(如脑出血、脑栓塞及脑瘤等)不能对深反射弧起抑制作用而出现反射释放现象,是上运动神经元损害的重要体征;另外,神经系统兴奋性普遍增高时,如神经官能症、甲状腺功能亢进、破伤风等也可出现双侧对称性深反射亢进。还应注意的是,正常人深反射也可增强或减弱,故反射的不对称性要比增强或消失更有意义。

(三)病理反射

病理反射指锥体束病变时,大脑失去了对脑干和脊髓的抑制功能而释放出的原始反射。常见的有:上肢锥体束征如 Hoffmann(霍夫曼)征和下肢锥体束征如 Babinski(巴宾斯基)征等。这种反射还可见于锥体束尚未发育完善的婴幼儿,必须注意辨别。

1.Babinski(巴宾斯基)征　用叩诊锤柄端或竹签等钝尖物由后向前划足底外侧缘,至小趾跖关节处转向拇趾侧。阳性表现为拇趾缓缓背伸,其余四趾扇形分开(图 4-9-8)。

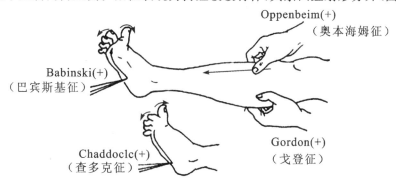

Oppenbeim(+)
　　(奥本海姆征)

Babinski(+)
(巴宾斯基征)

Chaddoclc(+)
　(查多克征)

Gordon(+)
　(戈登征)

图 4-9-8　下肢锥体束征检查法

2.Chaddock(查多克)征　用钝尖物由后向前划评估对象足背外侧缘,至小趾跖关节处转向拇趾侧。阳性表现同 Babinski 征(图 4-9-8)。

3. Oppenheim(奥本海姆)征　用拇指和示指沿评估对象胫骨前缘自上而下用力滑压。阳性表现同 Babinski 征(图 4-9-8)。

4. Gordon(戈登)征　用手用力挤压评估对象腓肠肌。阳性表现同 Babinski 征(图 4-9-8)。

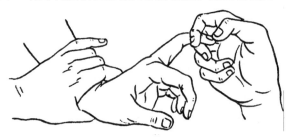

图 4-9-9　Hoffmann 征检查法

5. Hoffmann(霍夫曼)征　检查者左手握持评估对象腕关节上方,右手示指和中指夹住评估对象中指,并向上方提拉使腕略背屈,再用拇指指甲迅速弹刮评估对象的中指指甲,阳性表现为其余四指微掌屈(图 4-9-9)。多见于颈髓病变。此征在部分正常人或脑动脉硬化、周围神经损害、神经官能症、神经兴奋性增高时亦可出现,但多为对称性。故一侧阳性或双侧强度不对称者有意义。

(四)脑膜刺激征

脑膜刺激征是脑膜受刺激的表现,见于各种脑膜炎、蛛网膜下腔出血、颅内压增高等。

1. 颈强直　评估对象仰卧,双下肢伸直,检查者左手托住其枕部,右手置于其前胸,并被动屈颈测试其颈肌抵抗力。如评估对象下颏不能贴近前胸,且屈颈时有抵抗感,或评估对象感到颈后疼痛,即为颈强直。在排除颈部疾病后即可认为有脑膜刺激征。

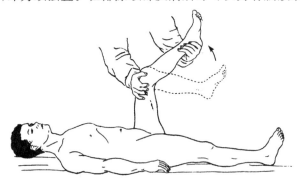

图 4-9-10　Kernig 征检查法

2. Kernig(凯尔尼格)征　评估对象仰卧,一腿伸直,将另一腿的髋关节、膝关节均屈曲成直角,检查者左手置其于膝部,右手托住其踝部以抬高小腿,如小腿与大腿夹角不能达到 135°,且大腿后屈肌痉挛并伴有疼痛,为 Kernig 征阳性(图 4-9-10)。

3. Brudzinski(布鲁津斯基)征　评估对象仰卧,双下肢伸直,检查者左手托起其枕部,右手置于其前胸。如屈颈时双下肢膝关节、髋关节呈反射性屈曲,为 Brudzinski 征阳性(图 4-9-11)。

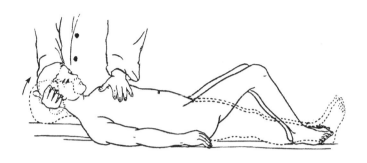

图 4-9-11　Brudzinski 征检查法

五、自主神经功能

自主神经的主要功能是控制内脏、心血管的运动和腺体的分泌及竖毛肌的活动。可分为交感神经和副交感神经两部分。常用检查方法有以下几种：

(一)一般观察

1.皮肤、黏膜　注意皮肤质地是否正常，有无粗糙、变薄、增厚、脱屑、溃疡或褥疮等；观察肤色，触摸其温度，注意有无水肿，以了解血管功能。

2.毛发、指甲营养状况　毛发有无稀少、脱落；指甲有无条纹、枯脆、裂痕等。

3.汗腺分泌　观察有无多汗、少汗或无汗。

周围神经、脊髓侧角和脊髓横贯性病变等自主神经通路损害时，均可产生皮肤、毛发及指甲的改变。自主神经刺激性病变时，表现为皮肤潮红、发热、潮湿、角化过度及脱屑等；如自主神经破坏性病变，则表现为皮肤发绀、冰凉、干燥、菲薄、皮下组织轻度肿胀、指甲变脆、毛发脱落、甚至发生营养性溃疡等。

(二)自主神经反射检查

1.眼心反射　让评估对象闭目静卧片刻，数 1 min 脉搏。检查者用右手示指和中指压迫眼球两侧，逐渐加压 20～30 s 后，再数 1 min 脉搏，正常 1 min 脉搏可减慢 10～12 次。迷走神经亢进者减慢次数增加，迷走神经麻痹者无反应；交感神经亢进者不减慢，甚至加快。

提示

必须指出，操作时不可同时压迫两侧眼球，以防发生心搏骤停的危险。

2.竖毛反射　将冰块放在评估对象颈后或腋窝皮肤上数秒钟后，引起局部竖毛肌收缩，毛囊隆起呈鸡皮状。交感神经麻痹时会出现竖毛反射障碍。

3.卧立位试验　先计数评估对象卧位时 1 min 脉搏，再计数其立位时 1 min 脉搏，若这一体位改变引起的脉搏增加超过 10～12 次/min，提示为交感神经兴奋性增强；或先计数评估对象立位时 1 min 脉搏，再计数其卧位时 1 min 脉搏，若这一体位改变引起的脉搏减慢超过 10～12 次/min，则为迷走神经兴奋性增强。

4.皮肤划纹试验　用竹签或棉签钝头在皮肤上适当加压划一条线，因血管收缩，数秒后出现白色划痕，继之血管扩张变为稍宽之红色条纹，为正常反应。如白色划痕持续时间超过 5 min,为交感神经兴奋性增高;如划压后红色条纹出现早且持续时间久,有明显增宽甚至隆起,为副交感神经兴奋性增高或交感神经麻痹。

小 结

神经系统评估主要包括:①感觉功能评估:浅感觉、深感觉、复合感觉、感觉障碍(感觉丧失、减退、过敏、异常等)概念。②运动功能评估:肌力、肌张力、共济运动的概念;肌力分级、瘫痪形式的判断;不随意运动、共济失调的评估方法。③神经反射:浅反射、深反射、脑膜刺激征概念;浅反射、深反射内容、评估方法、临床意义;病理反射内容及意义。

能运用神经系统评估的基本检查方法,获取对疾病的定位与定性诊断信息,以提出正确的护理诊断及护理措施,在身体评估的临床教学中是不可缺少的部分。在进行神经系统评估时,首先要确定被评估者对外界刺激的反应状态,即意识状态。完成神经系统检查常须具备一定的检查工具或物品。

此外,在学习中必须对神经系统的医学基础知识认真复习,才能理解评估结果的意义,并进行正确的分析。同时,还应反复练习和实践,以达到熟练、准确、规范的操作。

实训项目　脊柱、四肢及神经系统评估

【操作准备】

1.操作者准备　洗手、着装规范,必要时戴口罩,手要温暖。

2.物品准备　叩诊锤、棉签、大头针、音叉、双规仪、试管 2 个(热水、冷水)、电筒、压舌板、听诊器、视力表、眼底镜以及嗅觉实验瓶(薄荷水、樟脑油、香水、汽水)、味觉实验瓶(糖、盐、奎宁、醋酸)、直尺、记录笔、记录纸等。

【评估】

1.被评估者　评估病人意识状况及合作程度。向病人解释评估的目的及检查方法,取得病人配合。

2.环境　安静、温暖、光线充足,必要时用屏风遮挡。

【操作流程】

1.嘱被操作者取合适体位　根据检查需要一次暴露被检查部位,注意保暖。

2.脊柱评估　评估者取立位。

(1)从侧面观察 4 个生理性弯曲,从背面观察脊柱有无侧弯。

(2)观察脊柱有无后凸、前凸、侧凸等。

(3)观察脊柱正常的活动度。

(4)评估脊柱有无压痛及叩击痛。

3.四肢与关节评估　评估者取立位。

(1)观察手指有无匙状甲(反甲)、杵状指。

(2)观察关节有无梭状关节、爪形手、膝内外翻、膝关节肿胀。

(3)评估关节活动有无功能障碍。

4.脑神经评估　评估顺序:嗅神经、视神经、动眼神经、滑车神经、外展神经、三叉神经、面神经、听神经、舌咽神经、迷走神经、副神经、舌下神经。

5.运动功能评估　评估者取平卧位或坐位。

(1)评估肌张力是否正常,有无肌张力降低或增高的异常改变。

(2)评估肢体的活动状况,肌力的级别。有无单瘫、偏瘫、截瘫、交叉瘫等。

(3)评估有无不随意运动,如震颤、舞蹈样动作等。

(4)通过做指鼻试验、对指试验、跟-膝-胫试验等评估判断有无共济失调。

6.感觉功能评估　评估者取平卧位或坐位。

(1)浅感觉评估:有无痛觉、触觉、温度觉的减退、消失或过敏。

(2)深感觉评估:有无位置觉、运动觉、振动觉得减退或丧失。

7.神经反射评估

(1)生理反射评估:①浅反射:有无角膜反射、腹壁反射减弱或消失。②深反射:有无肱二头肌反射、肱三头肌反射、桡骨骨膜反射、膝腱反射、跟腱反射等反射减弱或消失。

(2)病理反射评估:评估是否出现 Babinski 征、Oppenheim 征、Chaddock 征、Gordon 征等阳性表现。

(3)脑膜刺激征评估:评估是否存在颈项强直、凯尔尼格征、布鲁津斯基征阳性等。

8.检查结果　做好记录,对被检查者的配合表示感谢。

【考核评价】

1.提问

(1)神经反射评估所包括的内容有哪些?

(2)病理反射包括的内容有哪些? 出现病理反射有何意义?

(3)脑膜刺激征的表现有哪些?

2.抽查　抽查 3 名学生分别进行下列评估项目操作:①脑膜刺激征的检查。②角膜反射、腹壁反射、肱二头肌反射。③Babinski 征、Oppenheim 征评估。

3.要求　每个学生课后选 3～5 名同学充当评估对象继续进行神经系统评估,熟练操作。

考 点 导 航

A1 型题

1.尺神经损伤者手部改变为(　　)。

　A. 爪形手　　　　　　　　B. 匙状甲　　　　　　　　C. 杵状指

　D. 梭形指　　　　　　　　　　　　　　　　　　　　E. 垂腕

2.滑车神经受损时出现(　　)。

　A.眼球向内活动受限　　B.眼球向上活动受限　　C.眼球向上及外展运动减弱

　D.眼球向下及外展运动减弱　　　　　　　　　　　E.眼球震颤

3.关于舌下神经检查,下列哪项叙述是正确的(　　)。

　A.嘱病人张口发"a"音,观察两侧软腭上抬是否有力

B. 观察腭垂是否居中　　　　　　　　　　　　C. 嘱病人伸舌,观察有无偏斜

D. 观察鼻唇沟及口角两侧是否对称　　　　　E. 观察病人是否有吞咽困难

4. 一侧肢体随意运动丧失,伴同侧中枢性面瘫及舌瘫,称为(　　　)

　　A. 偏瘫　　　　　　　　B. 单瘫　　　　　　　　C. 截瘫

　　D. 交叉瘫　　　　　　　E. 轻瘫

5. 下列哪个部位病变可能出现截瘫(　　　)。

　　A. 皮层　　　　　　　　B. 内囊　　　　　　　　C. 脑干

　　D. 小脑　　　　　　　　E. 脊髓

6. 关于肌张力的描述,下列哪项是正确的(　　　)。

　　A. 是指肢体做某种主动运动时肌肉最大的收缩力

　　B. 除肌肉的收缩力外,还可以动作的幅度与速度来衡量

　　C. 是指静息状态下的肌肉紧张度

　　D. 肌张力增加时可表现为关节过伸

　　E. 肌张力减弱见于锥体束损害

7. 震颤在动作时出现,愈接近目的物时愈明显,称为(　　　)。

　　A. 静止性震颤　　　　　B. 老年性震颤　　　　　C. 动作性震颤

　　D. 手足颤动　　　　　　E. 手足搐搦

8. 病人锥体外系损害时,肌张力改变为(　　　)。

　　A. 折刀现象　　　　　　B. 痉挛性增高　　　　　C. 齿轮样强直

　　D. 铅管样强直　　　　　E. "搓丸"样动作

9. 关于静止性震颤,下列描述哪项是不正确的(　　　)。

　　A. 静止时表现明显　　　B. 动作同"搓丸"样　　　C. 做意向性动作时可减轻

　　D. 伴肌张力减弱　　　　E. 见于震颤麻痹

10. 共济运动检查方法不包括(　　　)。

　　A. 凯尔尼格(Kernig)征　B. 闭目难立征　　　　　C. 指鼻试验

　　D. 轮替动作　　　　　　E. 跟-膝-胫试验

11. 病人浅感觉障碍,可能出现异常的是(　　　)。

　　A. 运动觉　　　　　　　B. 痛温觉　　　　　　　C. 振动觉

　　D. 位置觉　　　　　　　E. 两点辨别觉

12. 病人闭目,检查者在其皮肤上画简单图形,是测定病人的(　　　)。

　　A. 浅感觉　　　　　　　B. 深感觉　　　　　　　C. 位置觉

　　D. 皮质觉　　　　　　　E. 触觉

13. 浅反射不包括(　　　)。

　　A. 角膜反射　　　　　　B. 腹壁反射　　　　　　C. 提睾反射

　　D. 跖反射　　　　　　　E. 桡骨骨膜反射

14. 深反射不包括(　　　)。

　　A. 肱二头肌反射　　　　B. 肱三头肌反射　　　　C. 膝反射

D. 腹壁反射   E. 桡骨骨膜反射

15. 下列哪项属于病理反射(　　)。

    A. Romberg 征   B. Lasegue 征   C. Babinski 征

    D. Kernig 征   E. Brudzinski 征

16. 病理反射中最常用且易引出的是(　　)。

    A. Opppenheim 征   B. Babinski 征   C. Gordon 征

    D. Gonda 征   E. Chaddock 征

（秦春莲　徐细艳）

全媒体扫码学习资料

神经系统评估   神经系统评估   身体评估检测

学习项目五 心理及社会评估

随着整体护理在现代护理领域的逐步实施,护理人员应认识到护理对象不仅仅是生理上的个体,同时还是心理上、社会上的个体,人的身心是密切联系、互相影响的。为了对服务对象的健康状况进行更加全面、科学、有效地评估,护理人员不仅要从生理主面,更要从心理、社会等方面了解服务对象。

【学习目标】

1.知道心理及社会评估的主要内容、常用方法和评估要求。

2.能运用人际沟通技巧,耐心地向病人及家属了解其心理及社会状况。

3.了解心理因素给人们造成的影响,与疾病的联系;社会因素对疾病发生发展的影响。

【预习案例】

案例 5-1:李某,女,32 岁,白领。从小品学兼优,以优异的成绩大学毕业后直接进入某外企工作。28 岁与杨某结婚,婚后感情不和,31 岁时离婚,现与小女儿及保姆居住。近日来公司传出裁员消息,自此李某发现自己精神异常紧张,当看到两个同事在一起低声笑谈时,便怀疑在议论自己,嘲笑自己。回家面对小女儿,缺乏耐心。看到保姆做家务时也十分挑剔。自觉胸闷去医院检查,体格检查:体温 37.2℃,脉搏 100 次/min,呼吸 20 次/min,血压 120/75mmHg,心音正常,呼吸音正常。

试分析:

1.病人可能出现什么样的心理问题,应该如何处理?

2.能促使该病发生的社会因素有哪些?

3.从社会支持的角度出发,有哪些方法有利于疾病的治疗和护理?

工作任务一 心理及社会评估的目的与方法

人不仅有着鲜明的生理活动,而且具有通过其行为表达、隐蔽的甚至不露痕迹的个体特有的心理活动。人是社会化的产物,个体的心理必然受社会心理与社会行为的影响。在评估个体的健康状况时,不应忽视对其心理与社会状况的评估。护理工作中做好心理与社会状况的评估,可以使我们更好地理解病人对周围环境、事件或事物的反应以及反应所带来的正面的或者负面的影响。

一、心理与社会评估的目的

1.评估个体的心理活动,特别是疾病发展过程中的心理活动,发现现存的或潜在的健康问题。

2.评估个体的个性心理特征,对被评估者的心理特征形成印象,为心理护理和选择护患沟通方式提供依据。

3.评估个体角色功能,了解有无角色功能紊乱、角色适应不良。

4.评估个体的压力源、压力反应及应对方式,指导护理干预计划的制订。

5.评估个体的家庭、文化、环境,找出影响被评估者健康的社会因素,对被评估者的文化特征形成印象,明确现存的或潜在的环境危险因素。

二、心理与社会评估的方法

(一)观察法

是评估的基本方法之一。通过对被评估者行为表现的观察,了解其内在的心理活动,注意其是否存在心理障碍,社会不良心理可能对健康造成的影响。观察应该有目的、有计划地进行,并予记录。观察法根据是否参与被观察者的活动,分为两种形式。

1.自然观察法 是在自然条件下,对个体表达心理现象的外部活动所进行的观察,即自然情景中观察被评估者的行为表现。自然观察可观察到的行为范围较广,但需较多时间与被评估者接触,同时观察者要有深刻的洞察力。评估者在日常工作过程中对个体行为与心理反应的观察就是一种自然观察。

2.控制观察法 又称实验观察法。指在特有的实验环境下观察个体对特定刺激的反应,即经过预先布置的特定情境中来观察被评估者的行为表现。所观察到的结果具有较强的可比性和科学性。但由于主试者控制实验条件,试验情景和程序,显然有人为因素的干扰,受试者也意识到自己正在接受试验,这些都可能影响实验结果的客观性。

(二)会谈法

是最常用的一种评估方法,通过面对面的谈话方式进行。会谈是一种有目的的交谈,分为正式会谈和非正式会谈两种类型。正式会谈指事先通知对方,按照预定的问题提纲有目的、有计划、有步骤的交谈;非正式会谈为日常生活或工作中两人间的自然交谈。通过会谈可以建立交谈双方相互合作和信任的关系,并且获得个体对其心理状况和问题的自我描述。

(三)心理测量学法

1.心理测验法 在标准条件下,用统一的测量手段(如仪器)测试个体对测量项目所做出的反应。

2.评定量表法 指用一套预先已标准化的测试项目(量表)来测量某种心理品质,由测试者对受试者进行观察评价。

(四)医学检测法

包括体格检查和实验室检查,其主要是对用会谈法和心理测量学收集到的资料的真实性和准确性进行验证。

工作任务二　心理及社会评估的内容

一、自我概念评估

(一)基础知识

1. **自我概念的定义**　自我概念指个体通过对自己的内在与外在特征,以及对他人反应的感知与体验所形成的自我认识和评价,是个体在与其心理社会环境相互作用过程中形成的动态的、评价性的"自我肖像"。

2. **自我概念的组成**　自我概念由身体自我(即体像)、社会认同、自我认同和自尊四部分组成。

(1)体像:自我概念的主要组成部分之一,是人们对自己身体外形以及身体功能的认识与评价,包括外表、感觉反馈及内在的感觉,也就是整体的生理形象。体像是自我概念中最不稳定的部分,较易受疾病、手术或外伤的影响。

(2)社会认同:为个体对自己的社会人口特征如年龄、性别、职业、社会团体成员资格以及社会名誉、地位的认识与估计。

(3)自我认同:指个体对自己智力、能力、性情、道德水平等的认识与判断。

(4)自尊:指人们尊重自己、维护自己的尊严和人格,不容他人任意歧视、侮辱的一种心理意识和情感体验。自尊源于对以上自我概念的正确认识,对自我价值、能力和成就的恰当评估。任何对自我的负性认识和评价都会影响个体的自尊。同时,自尊还与期望自我密切相关,是个体有意无意地将自我的估计与理想的自我进行比较而形成的。当自我估计与自我期望一致时,自尊得以提高,反之,则下降。

3. **自我概念的形成**　库利的"镜中我"理论指出,自我概念是个体与他人相互作用的"社会化产物",是在生活中与他人交往产生的。在婴儿期,人就有了对身体的感受,这时如果生理需求能够被满足,爱和温情能够被体验,便开始建立对自我的积极感受。随年龄增长,与周围人交往增多,就逐渐把自己观察和感知到的自我与他人对自己的态度和反应内化到自己的判断中形成自我概念。

4. **自我概念的影响因素**　个体的自我概念并非一旦形成就不再改变,可受许多因素的影响而发生变化。

(1)早期生活经历:早期生活经历中,得到的社会反馈是积极的、令人身心愉快的,建立的自我概念就是良好的;反之,则是消极的。

(2)生长发育过程中的正常生理变化:如青春期第二性征的出现、衰老过程中皮肤弹性的丧失与脱发、妊娠等,均可影响个体对自我的感知。

(3)文化、环境、人际关系和社会经济状况。

(4)健康状况:健康状况改变,如疾病、手术、外伤等,可造成自我尤其体像的暂时或永久改变,此时需个体自我调节和适应。Norris认为个体适应体像改变的程度取决于体像改变的性质、对个体的意义、个体的适应能力、有重要意义的他人的反应以及个体获得的社会与家庭支持。

(5)职业和个人角色。

(二)社会关系情境评估

社会网通过各种情境,对个体自尊产生影响,形成其生活满意感,促进或阻碍其心理的成长。常见社会关系情境有四种。

1.局外人情境　局外人情境是由对个体不知情者构成的关系状态。一般而言,内敛性格的个体多不愿意过多地渗入局外人情境。担心个人心理一旦"露馅",难免尴尬;或个体本人所自我标定的心理难以让其自信地与局外人平等地交往;或与正常人的接触会强化其与现实世界的差别使之感到被动和不安。其实,只有在不知情的状态下,局外人才会毫无顾忌地将个体视为正常人而平等地与之自由交往。与局外人的成功互动对个体自尊心的提高有着不可低估的价值,在这种情境下最能感受到自己是正常人的体验,与其他人无异的体验,从中得到极大的精神满足,以利心理的成长。

2.局内人情境　局内人情境是包括个体和了解个体内情的亲属、朋友等所组成的一种关系状态。促进个体心理成长的局内人情境应包括三个方面:①一个和谐的家庭环境;②一个融洽的生活学习环境;③一个合适的社会环境。

3.支持性情境　该情境强调社会关系的积极功能,主要包括情感支持和工具支持。社会支持通过支撑个体的自尊而改善其健康。支持性情境通过与个体分担痛苦、喜悦等知觉或情感体验,为个体提供精神依托,通过倾听其心理诉求、体验其精神世界(即共情)、积极关注其积极方面、尊重其不同的观点和习惯、真诚地对待其问题,从而有效地提高其自尊使其获得主观生活满意感。工具支持通过给个体提供生活、工作和经济上的实质援助,有利于个体获得客观满意感。支持性情境既具有积极效应又具有消极功能。如支持暗示个体是依赖性的或无能的,那么,它就可能产生痛苦的后果,引起个体对自救的怀疑,甚至满足于弱势地位,从而有损个体自立自强能力的恢复。为此,应大力提倡积极互动为个体创设支持性情境的过程中,特别注意培养个体的自救意识,支持的目的正是要达到不需支持的自立境界。

4.否定性情境　否定性情境强调社会关系的消极面。根据符号互动论的观点,个体对自身的看法映射别人积极或消极的评价。在社会互动过程中,个体按别人的知觉来塑造自我。批评性的或冲突性的互动传递给个体的信息,其诋毁个体自我的信息较积极支持自我的信息可能产生更大的影响力。研究发现,来自家庭的批评、敌意和分歧对个体慢性心理疾病的复发具有直接的意义。否定性情境常常可以产生对峙,它涉及 3 种矛盾:①真实自我和理想自我之间的差异。②思维、感受与其实际行动之间的差异。③想象的世界与真实世界之间的差异。对峙通常或至少暂时性地给个人的和社会的平衡带来某些危机,但危机过程也同样被看做是一种与新的反应和导致新的发展相联系的有机增长过程,增长过程就是一系列无止境的自我对峙过程。

(三)评估方法、内容

1.交谈法　①通过询问被评估者的姓名、年龄、职业、职务、受教育水平、经济来源、家庭、工作单位情况、引以为自豪的个人成就等方面的问题了解被评估者的人口学特征。②可以通过询问被评估者:"身体哪一部分对你来说最重要?你最喜欢你身体哪些部位而最不喜欢的又是哪些部位？在外表方面,你最希望自己有什么改变而他人又希望你有什么改变？这些改变对你的影响有哪些？你认为这些改变会影响他人对你的看法吗?"等问题,了解被评估者对自己身体的看法。③通过询问被评估者:"总体来说,你对自己满意吗？你觉得你是怎样的一个人？你处理工作和日常生活问题的能力如何？你对自己的个性特征、心理素质和社会能力满意吗？你的朋友、同事、领导如何评价你?"等问题,了解个体对自己智力、能力、性情、道德水平等的认识与判断。

2.观察法 观察被评估者的身高,体重,外貌与年龄的符合程度,穿着打扮是否得体,身体哪些部位有改变,是否与问诊者有目光交流,面部表情如何,是否有不愿见人、想隐退、不愿照镜子、不愿与他人交往、不愿看身体形象有改变的部位、不愿与别人讨论伤残或不愿听到这方面的谈论等行为表现,对体像进行进一步的评估。

3.投射法 主要用于对儿童体像的评估。因儿童不能很好地理解和回答问题,宜使用投射法。其方法为让小儿画自画像并对其进行解释。从中识别小儿对其体像改变的内心体验。

4.评定量表法 常用的有 PieerHarries 的儿童自我概念量表、Tennessee 针对有中级以上阅读能力的人设计的自我概念量表、Sears 自我概念量表、Michigan 青少年自我概念量表以及 Coopersmith 青少年自尊量表、Rosenberg 自尊量表(表 5-2-1)等。每个量表都有其特定的适用范围,应用时应仔细斟酌。

表 5-2-1 Rosenberg **自尊量表**

1.总的来说,我对自己满意。	非常同意	A	D *	SD *
2.有时,我觉得自己一点都不好。	非常同意 *	A *	D	SD
3.我觉得我有不少优点。	非常同意	A	D *	SD *
4.我和绝大多数人一样能干。	非常同意	A	D *	SD *
5.我觉得我没有什么值得骄傲的。	非常同意 *	A *	D	SD
6.有时,我真觉得自己没用。	非常同意 *	A *	D	SD
7.我觉得我是个有价值的人。	非常同意	A	D *	SD *
8.我能多一点自尊就好了。	非常同意 *	A *	*	SD
9.无论如何我都觉得自己是个失败者。	非常同意 *	A *	D	SD
10.我总以积极的态度看待自己。	非常同意	A	D *	SD *

使用指南:该量表含有 10 个有关测评自尊的项目,回答方式为非常同意(SA)、同意(A)、不同意(D)、很不同意(SD)。凡选择标有 * 号的答案表示自尊低下。

二、认知评估

(一)基础知识

认知是人们推测和判断客观事物的心理过程,是在过去的经验及对有关线索进行分析的基础上形成的对信息的理解、分类、归纳、演绎以及计算。认知活动包括感觉、知觉、记忆、思维、注意力、语言和定向。

1.感觉和知觉　感觉是人脑对直接作用于感觉器官的当前客观事物的个别属性的反映,是最简单的心理现象,也是人最基本的心理活动。知觉是人脑对直接作用于感觉器官的当前事物的整体属性的反映。感觉反映事物的属性,知觉反映事物的整体;感觉是知觉的基础,知觉是感觉的深入。

2.记忆　是人脑对过去经历的反映。记忆作为一种基本的心理过程在人的心理发展及人格形成中起着重要作用,是保证人正常生活的前提条件。记忆按信息在大脑中存留的时间分为:瞬时记忆、短时记忆和长时记忆。

3.思维　是指人脑对客观现实的一般特性和规律间接的、概括的反应。间接性和概括性是思维的主要特征。通过感知和记忆,人们可以获得感性认识,而思维可进一步获得事物的本质特性,认识事物与事物之间的本质联系与规律性。

4.注意　是心理活动对某种事物的指向与集中,它本身并不是独立的心理活动过程,而是伴随心理过程并在其中起指向作用的心理活动。指向性和集中性是注意的两个特点。在日常生活中,需要选择有用信息,排除无用信息的干扰,这就是注意的指向性;注意的集中性表现在把心理活动集中在某件事上,体现在心理活动的紧张性和强度上。注意分为无意注意(预先没有目的、也不需要意志努力的注意)、有意注意(有目的并需要意志努力的注意)、有意后注意(有目的,但无需意志努力的注意)三种。

5.语言　是人们进行思维活动的工具,是思维的物质外壳。因此,语言和思维是一个密切相关的统一体,共同反映人的认知水平。语言保存和传授社会历史经验的方式,语言是人们进行交际和交流思想的工具,利用语言互相传递信息,形成把人们联系在一起的社会联结纽带。

6.定向　是人们对现实的感觉,对过去、现在、将来的察觉以及对自我存在的意识,包括时间定向、地点定向、空间定向以及人物定向等。

（二）评估方法、内容

1.感知觉　通过询问被评估者:"你觉得最近视力有变化吗? 你有夜间视物困难吗? 你的视力对你的生活有何影响? 你觉得你的听力有问题吗? 你做过听力测试吗? 你的听力对你的生活有影响吗? 你觉得最近你的味觉、嗅觉有变化吗? 能否辨别气味,能否尝出食物味道? 你是否有度日如年感?"等问题,了解有无感知觉异常。个别被评估者还出现幻觉和错觉,如截肢后被评估者出现的"幻肢痛",感到已经不复存在的肢体有蚁行感、牵拉感、疼痛感等异常感觉。

2.注意　无意注意能力可通过观察被评估者对周围环境的变化,如对所住病室来的新病人,开、关灯有无反应等进行判断。评估有意注意力的方法为指派一些任务让病人完成,如请其叙述自己入院以前的治疗经过,填写入院时有关的记录,同时观察其执行任务时的专注程度。对儿童或老人,应着重观察其能否有意识地将注意力集中于某一具体事物。

3.记忆　评估短时记忆时,可让被评估者重复一句话或一组5～7个数字组成的数字串。评估长时记忆时可让被评估者说出其家人的名字,或叙述孩提时代的事件等。

4.概念　是人脑反映客观事物本质特性的思维形式。对被评估者概念化能力的评估可在数次健康教育后,请被评估者概括其所患疾病的特征、所需的自理知识等,从中判断被评估者对这些知识进行概念化的能力。

5. **理解力** 评估理解力时,可请被评估者按指示做一些从简单到复杂的动作,如要求被评估者关门、坐在椅子上,将右手放在左手的手心里,然后按顺时针方向搓擦手心,观察被评估者能否理解和执行指令。

6. **推理** 推理是由已知判断推出新判断的思维过程,包括演绎、归纳两种形式。归纳推理是从特殊事例到一般原理的推理;演绎则恰恰相反。评估推理能力时,评估者必须根据被评估者年龄特征提出问题。

7. **洞察力** 可让被评估者描述所处情形,再与实际情形作比较看有无差异。如让被评估者描述其对病房环境的观察。对更深一层洞察力的评估则可让被评估者解释格言、谚语或比喻。

8. **判断力** 评估时,可展示实物让被评估者说出其属性,也可通过评价被评估者对将来打算的现实性与可行性进行评估。但个体的判断能力常受个体情绪、智力、受教育水平、社会经济状况、文化背景等的影响,并随年龄而变化,评估时应尽量排除并充分考虑到这些因素的干扰。

9. **语言能力**

(1)评估方法:评估者可通过提出一些由简单到复杂,由具体到抽象的问题让被评估者回答;让其重复评估者说过的一些简单词句;诵读单个、数个词、短句或一段文字;观察被评估者能否流利、恰当地陈述病史;能否说出一些物品的名称或用途;要求被评估者随便写出一些简单的字或短句或抄写一段字句等来检测被评估者的语言表达及对文字符号的理解。

(2)判断语言障碍类型:经以上评估发现有异常,应根据以下标准进一步明确其语言障碍类型。

1)运动性失语:由语言运动中枢病变所致。不能说话,或只能讲一、两个简单的字,常用词不当,对答和复述均有困难,但对他人的言语及书面文字能理解。

2)感觉性失语:不能理解他人的语言,也不能理解自己所言,发音用词错误,严重时别人完全听不懂。

3)命名性失语:称呼原熟悉的人名、物品名的能力丧失,但他人告知名称时,能辨别对、错,能说出物品使用方法。

4)失写:能听懂他人语言及认识书面文字,但不能书写或写出的句子有错误,抄写能力尚存。

5)失读:丧失对文字、图画等视觉符号的认识能力,以至不识词句、图画,常与失写同时存在。

6)构音困难:由发音器官病变或结构异常所致,表现为发音不清但用词正确。

10. **定向力** 可以通过询问被评估者:"现在是几点钟?今天是星期几?今年是哪一年?你现在住在什么地方?床旁桌放在床的左边还是右边?呼叫器在哪儿?你叫什么名字?你知道我是谁?"等问题来评估被评估者对时间、地点、空间和人物的定向力。

三、情绪和情感的评估

(一)基础知识

1. **情绪和情感的定义** 情绪和情感是个体对客观事物的体验,即人对客观事物是否符合自身需要的内心体验及其相应的行为反应。一般来说,需求获得满足产生积极的情绪和情感;反之则导致消极的情绪和情感。

2.情绪和情感的区别与联系　情绪和情感既有联系,又有区别。情感是在情绪稳定的基础上建立发展起来的,与社会性需求满足与否相联系的人类特有的心理活动,具有较强的稳定性、深刻性和持久性。而情绪则是暂时性的、与生理需求满足与否有关的心理活动,具有较强的情境性、激动性和暂时性。情感通过情绪表达,在情绪发生过程中,往往含有情感的因素。

3.情绪和情感的作用　情绪和情感作为个体对客观世界的特殊反映形式,对人的物质生活和精神活动有着重要的作用。①适应功能:调节个人情绪是适应社会环境的一种重要手段。②动机功能:情绪和情感是驱使个体行为的动机。③组织功能:情绪和情感是心理活动的组织者。④信号功能:情绪和情感具有传递信息、沟通思想的功能。

4.情绪和情感的种类　情绪情感复杂多样。我国春秋时期的思想家荀子把情绪情感分为好、恶、喜、怒、哀、乐六大类,中医更有喜、怒、忧、思、悲、恐、惊的"七情"说法。现代心理学家将情绪情感划分为五类。①基本情绪情感:是最基本、最原始的情绪,包括满意、喜悦、快乐、紧张、焦虑、抑郁、愤怒、恐惧、悲哀、痛苦、绝望等。②与接近事物有关的情绪情感:包括惊奇、兴趣以及轻蔑、厌恶。③与自我评价有关的情绪情感:包括犹豫、自信和自卑,这三种情绪具有较强的社会性。④与他人有关的情感体验:分为肯定和否定两种,其中爱是肯定情感的极端,恨是否定情感的极端。⑤正性情绪情感与负性情绪情感:凡能提高人的工作效能,增强人的体力和精力的积极情绪与情感为正性情绪情感,如满意、喜悦、快乐、惊奇、兴趣、自信、友爱等;凡是抑制人的活动效能,削弱人的体力和精力的消极情绪与情感为负性情绪情感,如抑郁、痛苦、悲哀、绝望、轻蔑、厌恶、自卑等。

5.常见的情绪　焦虑和抑郁是被评估者最常见也是最需要护理干预的情绪状态。

(1)焦虑:是人们对环境中一些即将来临的危险或重要事件紧张不安的情绪状态。焦虑是一种很普遍的现象,几乎人人都有过焦虑的体验。有时一定程度的焦虑是必要的,但是过度的、无端的焦虑就属于病理性的。病理性的焦虑时出现对没有确定的客观对象和具体而固定的观念内容的害怕,并伴有血压升高、心率增快、出汗、面色苍白、口发干、坐立不安等一系列的症状。

(2)抑郁:是一组以情绪低落为特征的情绪状态,在抑郁状态下,个体会有悲观、失望、无助、冷漠、绝望等不良心境,并产生消极的自我意识。在行为方面,个体会有活动水平下降,言语减少,兴趣减退,回避他人的特点。在生理功能方面,还会出现睡眠障碍、食欲性欲减退、内脏功能下降及自主神经紊乱的症状。

(二)评估方法、内容

1.交谈法　通过询问被评估者:"您如何描述您此时和平时的情绪? 有什么事情使您感到特别高兴、忧虑或沮丧? 这样的情绪存在多久了?"等问题,收集有关情绪情感的主观资料。

2.观察法　情绪和情感活动中,机体所发生的外部表现和内部变化是和神经系统多种水平的功能相互联系的,是大脑皮质和皮质下中枢协同活动的结果,生理上可有呼吸、循环、皮肤电反应以及内分泌系统的变化。因此,观察时应重点注意有无面色苍白、呼吸和心率加速、血压升高、出冷汗、食欲减退、体重下降等表现。

3.量表评定法　是评估情绪情感较为客观的方法,常用的有 Avillo 的情绪情感形容词量表(表 5-2-2),Zung 的焦虑状态量表(表 5-2-3)和 Zung 的抑郁状态量表(表 5-2-4)。

表 5-2-2　Avillo 情绪情感形容词量表

	1	2	3	4	5	6	7	
变化的								稳定的
举棋不定的								自信的
沮丧的								高兴的
孤立的								合群的
混乱的								有条理的
漠不关心的								关切的
冷淡的								热情的
被动的								主动的
淡漠的								有兴趣的
孤僻的								友好的
不适的								舒适的
神经质的								冷静的

使用指南:该表共有 12 对意思相反的形容词,让被评估者从每一组形容词中选出符合其目前情绪与情感的词,并给予相应得分。总分在 84 分以上,提示情绪情感积极,否则,提示情绪情感消极。该表特别适合于不能用语言表达自己情绪情感或对自己的情绪情感定位不明者。

表 5-2-3　焦虑状态自评量表

	偶尔	有时	经常	持续
	1	2	3	4
	☐	☐	☐	☐
1.你觉得最近比平常容易紧张、着急吗?				
2.你无缘无故地感到害怕吗?				
3.你是否感到心烦意乱或觉得惊慌?				
4.你是否有将要发疯的感觉?				
5.你是否感到不如意或觉得其他糟糕的事将要发生在你身上?				
6.你是否感到自己发抖?				
7.你是否常感头痛、胃痛?				
8.你是否常感到疲乏无力?				
9.你是否发现自己无法静坐?				

续表

	偶尔	有时	经常	持续
	1	2	3	4
10.你是否感到心跳得很厉害？				
11.你是常感到头晕？				
12.你是否有过晕厥或觉得要晕倒似的？				
13.你是否感到气不够用？				
14.你是否感到四肢或唇周麻木？				
15.你是否感到心里难受、想吐？				
16.你是否常常要小便？				
17.你手心是否容易出汗？				
18.你是否感到脸红发烫？				
19.你是否感到无法入睡？				
20.你是否常做噩梦？				

使用指南:请被评估者仔细阅读每一个项目,将意思理解后根据最近一周的实际情况在适当的地方打钩。如被评估者看不懂问题内容,可由评估者逐项念给被评估者听,然后由被评估者自己做出决定。每一项目按1、2、3、4四级评分。评定完后将20项评分相加,得总分,然后乘以1.25,取其整数部分,即得到标准总分。正常总分值为50分以下;50~59分,轻度焦虑;60~69分,中度焦虑;70~79分,重度焦虑。

表5-2-4　抑郁状态自评量表

	偶尔	有时	经常	持续
	1	2	3	4
	□	□	□	□
1.你感到情绪沮丧、郁闷吗？				
2.＊你要哭或想哭吗？				
3.你早晨醒来心情好吗？				
4.你入睡困难吗？经常早醒吗？				
5.你最近饭量减少了吗？				
6.你感到体重减轻了吗？				
7.你是否对异性感兴趣？				
8.你的排便习惯有何改变？常为便秘烦恼吗？				
9.你感到心跳得很厉害吗？				
10.你容易感到疲劳吗？				
11.你是不是总感到无法平静？				

续表

	偶尔	有时	经常	持续
	1	2	3	4
12.你是否感到你做事的动作越来越慢了?				
13.你是否感到思路混乱无法思考?				
14.你是否感到内心空荡荡的?				
15.你对未来充满希望吗?				
16.你是否感到难以做出决定?				
17.你容易发脾气吗?				
18.你对以往感兴趣的事还感兴趣吗?				
19.你是否感到自己是无用之辈?				
20.你是否有轻生的念头?				

使用指南:同焦虑状态自评量表。每个项目评分方法按1、2、3、4(负性陈述),或4、3、2、1(正性陈述)四级评分。正常标准总分值50分以下;50~59分,轻度焦虑;60~69分,中度焦虑;70~79分,重度焦虑。

四、个 性 评 估

(一)基础知识

个性是指一个人整体的精神面貌,即具有一定倾向性的、稳定的各种心理特征的总和,具有整体性、独特性、稳定性和社会性。整体性指个性的心理全貌,是能力、气质、性格构成的有机整体。独特性指个体特有的个性倾向性和个性心理特征。稳定性是个体比较稳定的心理趋向和心理特征的总和。社会性是指在个性形成过程中,既有生物遗传因素作用,也受后天社会因素的影响。因此个性既有生物学属性,也有社会属性。人的个性心理特征包括气质、性格和能力。性格特征组成性格类型,体现在具体人身上就形成这个人特有的性格结构,而一个人的行为总是受其性格结构制约。现代心理学家根据性格特性向相反两个方向发展所确立的对立类型将性格分为内外倾向型、场独立型与场依存型、A型性格和B型性格等。

1.内外倾向型 外倾者的兴趣和关注点朝向外部事物,其心理活动主要由外界与自身的关系引起和支配。内倾者的关注点指向主体自身,按自己对客观事物的认识来活动。外倾型者性格活泼、开朗、热情、自信、善交往、勇于进取、适应力强;内倾型者注重内心活动、好沉思、善内省、孤僻寡言、缺乏自信、反应缓慢、多愁善感,较难适应环境。

2.场独立型与场依存型 场独立型者往往倾向于更多地利用自身内在的参照标志去主动地对信息进行加工。这类人社会敏感性差,对他人不感兴趣,不善社会交往。在活动中易于发挥自己的能力,比较有创造性,有时喜欢把意志强加于人,带有支配倾向。场依存型者常处于被动、服从的地位,缺乏主见,受暗示性强。这类人常对他人感兴趣,社会敏感性强,善于社会交际。

3.A型性格和B型性格　A型性格的人常充满成功的理想,进取心特别强,性情急躁、情绪不稳、爱发脾气。他们争强好胜,怀有戒心或敌意。醉心于工作、行动敏捷、办事效率高,但缺乏耐性,常有时间紧迫感等特点。B型性格的人是非竞争型的,常悠闲自得,无时间紧迫感;处事有耐心,容忍力强,很少有敌意,遇到阻碍反应平静,情绪稳定。

(二)评估方法、内容

1.会谈法　通过询问被评估者诸如"面对困难,你一般采取什么态度和行为? 遇到不愉快或伤心的事,你是尽量说出来还是闷在心里?"等问题来了解其在各种情况下的态度和行为表现。

2.观察法　观察被评估者的言行、情感、意志、态度的外部表现,如开朗还是活泼、感情外露还是内藏、意志脆弱还是坚强、做决定和事情依赖别人还是独立完成。

3.作品分析法　收集被评估者的书信、日记等,分析其对各种事物所持观点、态度。

最后,综合分析所有资料,从中找出被评估者的性格特征和类型。

五、角色与角色适应评估

(一)基础知识

1.角色的定义　美国社会学家米德(Mead GH)于20世纪30年代将原本是戏剧术语"角色"一词引入社会心理学领域,认为每个人在社会中扮演不同的角色,一个人就是所扮演的各种角色的总合。社会角色是与人的社会地位、身份相一致的一整套权利、义务和行为模式。人的社会地位与身份在不同社会条件下会有所不同,所以一个人可以同时或相继扮演不同的社会角色。

2.角色分类　①第一角色:也称基本角色。它决定个体的主体行为,是由每个人的年龄、性别所赋予的角色,如儿童、妇女、老人等。②第二角色:又称一般角色。是个体为完成每个生长发育阶段的特定任务,由所处社会情形和职业所确定的角色,如母亲角色、护士角色等。③第三角色:也称独立角色。是为完成某些暂时性发展任务而临时承担的角色。大多是可选择的,但有时是不可选择的,如护理学会会员、病人角色。角色的分类是相对的,可在不同情况下相互转化。如病人角色,因为疾病是暂时的,可视为第三角色,然而当疾病变成慢性病时,病人角色也随之成为第二角色。

3.角色的形成　角色的形成经历了角色认知和角色表现两个阶段。角色认知是个体认识自己和他人身份、地位以及各种社会角色的区别与联系的过程。模仿是角色认知的基础,先对角色产生总体印象,然后深入角色的各个部分认识角色的权利和义务。角色表现是个体行为达到自己所认识的角色要求而采取行动的过程,也是角色成熟的过程。

4.角色适应不良　当个体的角色表现与角色期望不协调或无法到达到角色期望的要求时发生的身心行为反应。角色适应不良会给个体带来生理和心理两方面的不良反应。生理反应:可有疲乏、头痛、头晕、睡眠障碍、心率加快、心律失常、血压升高等症状和体征。心理反应:可产生紧张、焦虑、易激惹、自责、抑郁、甚至绝望等不良情绪。常见的有以下几种:

(1)角色冲突:是指角色期望与角色表现之间差距太大,使个体难以适应而发生的心理冲突与行为矛盾。引起角色冲突的原因有两种:一是个体需同时承担两个或两个以上在时间或精力上相互冲突的角色,二是对同一角色的角色期望标准不一致。

(2)角色模糊:指个体对角色期望不明确,不知道承担这个角色应该如何行动而造成的不适应反应。导致角色模糊的原因有角色期望太复杂、角色改变的速度太快、主要角色与互补角色间沟通不良等。

(3)角色匹配不当:指个体的自我概念、自我价值观或自我能力与其角色期望不匹配。

(4)角色负荷过重和角色负荷不足:前者指个体角色行为难以达到过高的角色期望,后者则为对个体的角色期望过低而使其能力不能完全发挥。角色负荷过重或不足是相对的,与个体的知识、技能、经历、观念以及动机是否与角色需求吻合有关。

5.病人角色　当个体患病时,不管是否得到医生证实,均无可选择地进入病人角色。病人角色也是一种特殊的社会角色,其特点可以概括为以下三点:①有生理或心理的异常或出现有医学意义的阳性体征。②应得到社会承认,主要是医生以有关医学标准认其疾病状态。③处于病人角色的个体有其特殊的权利义务和行为模式。

(1)病人角色特点:①脱离或部分脱离日常生活中的其他角色,免除平日所承担的社会责任与义务。②病人对自己的病情无直接责任,处于一种需要照顾的状态。③病人有积极配合医疗护理、恢复自身健康的义务。④病人有享受治疗护理、知情同意、寻求健康保健信息、要求保密的权利。

(2)病人角色适应不良:由于病人角色的不可选择性,使个体在进入或脱离病人角色过程中,常发生角色适应不良。

病人角色冲突:病人在角色转换中,不愿或不能放弃原有的角色行为,与病人角色行为冲突。原有的社会角色心理定势、行为习惯强烈地干扰病人对病人角色的选择与认同,多见于承担较多社会或家庭责任,而且事业心、责任心较强的人。

病人角色缺如:指个体患病后不承认或没有意识到自己是个病人,没有或拒绝认同病人角色。多见于缺乏医疗知识的人(因不能识别疾病而不认同病人角色)、经济紧张的人(怕花钱而不愿治病)及因社会文化的原因,认为不需要治疗而没有进入病人角色的人。

病人角色消退:已经进入病人角色后,由于家庭、工作环境的变化对其提出新的角色要求,而使病人从病人角色中退出。如家属突发急病,工作单位发生事故等均可导致病人角色减退。

病人角色强化:与角色消退相反,病人表现为进入角色并接受一定治疗后,过分认同疾病状态,出现行为固着,对康复后要承担的其他社会角色感到恐惧不安。主要表现为对所患疾病过分关心,过度依赖医院环境,不愿承认病情好转或治愈,不愿脱离医护人员的帮助等。

病人角色恐惧:患病后不能正确认识和接受疾病,夸大疾病影响和可能的严重后果,对治疗缺乏信心,对自己的健康状况悲观失望,在疾病过程中有较多的担心、害怕、恐惧等消极情绪反应。

不同的人对病人角色的适应程度和适应反应不同,适应与否与年龄、性别、家庭背景、经济状况等因素有关。年轻人对病人角色相对淡漠,而老年人由于体力衰退容易发生角色强化;女性病人相对容易发生角色强化、消退、冲突等角色适应不良反应;家庭支持系统强的病人较能容易适应病人角色;经济状况差的病人容易产生角色消退或缺如。另外,病人角色适应还与环境、人际关系、病室气氛等有关。融洽的护患关系、优美的病室环境、愉悦的病室气氛有利于病人适应角色。

(二)评估方法、内容

1.会谈法 通过询问被评估者:"你从事什么职业?担任什么职位?目前在家庭、单位或社会所承担的角色与任务有哪些?你觉得目前的工作与你的身份是否相称?是否合理?是否能体现你的价值?你是否清楚所承担角色的权利与义务,觉得自己所承担的角色数量与责任是否合适?你觉得住院后发生了什么变化?对你有什么影响?能否安心养病?有无头痛、头晕、睡眠障碍、紧张、抑郁等表现?"等问题,了解被评估者所承担的角色数量、角色的感知和满意度以及是否存在角色紧张。

2.观察法 主要观察有无疲乏、心悸、易激惹、忽略自己和疾病、缺乏对治疗护理的依从性等角色适应不良的身心行为反应。

六、压力与压力应对评估

(一)基础知识

1.压力的定义 心理行为学中的压力是指内外环境中的各种刺激作用于机体时所产生的非特异性的反应,是机体对刺激的反应状态,而不是刺激本身。

2.压力源 一切使机体产生压力反应的刺激因素均称为压力源。包括:①生理因素:如饥饿、疼痛、疲劳、失眠、疾病、手术、外伤、内分泌失调、衰老等。②心理因素:焦虑、恐惧、孤独、无助、缺乏自信等。③环境因素:寒冷、炎热、射线、噪音、空气污染、生活环境改变等。④社会文化因素:如家庭功能失调、职业压力、经济困难、角色改变、文化差异等。

3.压力反应 指个体因为应激源所致的各种生理、心理、社会、行为方面的变化,常称为应激的身心反应。①生理反应:如失眠或睡眠过多、厌食或暴食、疲乏、头痛、气短、心率增加、心律失常、收缩压升高、应激性溃疡等。②情绪反应:如焦虑、恐惧、抑郁、过度依赖和失助感、自怜、愤怒等。③认知反应:如注意力分散、思维迟钝、记忆力下降、感知混乱、判断失误、定向障碍等。④行为反应:如逃避与回避、退化与依赖、敌对与攻击、无助与自怜、物质滥用等。

4.压力应对 应对是个体对生活事件以及因生活事件而出现的自身不平衡状态所采取的认知和行为措施。人们常用的压力应对方式可归纳为情感式和问题式两类(表 5-2-5)。其中,情感式应对方式侧重于调节和控制应激时的情绪反应,从而降低烦恼并维持一种适当的内部状态;而问题式应对指向压力源,倾向于通过有计划地采取行动,寻求排除或改变压力源所致影响的方法,把握压力情境中的积极特征,用于处理导致压力的情景本身,或者回避问题本身。

表 5-2-5 应对方式表

情感式应对方式	问题式应对方式
希望事情会变好	努力控制局面
进食,吸烟,嚼口香糖	进一步分析研究所面临的问题
祈祷	寻求处理问题的其他方法

175

情感式应对方式	问题式应对方式
紧张	客观地看待问题
担心	尝试并寻找解决问题的最好方法
向朋友或家人寻求安慰和帮助	回想以往解决问题的办法
独处	试图从情景中发现新的意义
一笑了之	将问题化解
置之不理	设立解决问题的具体目标
幻想	接受现实
作最坏的打算	和相同处境的人商议解决问题的方法
疯狂,大喊大叫	努力改变当前情形
睡一觉,认为第二天事情就会变好	能做什么就做些什么
不担心,任何事到头来终会有好结果	让他人来处理这件事
回避	
干些体力活	
将注意力转移至他人或他处	
饮酒	
认为事情已经无望而听之任之	
认为自己命该如此而顺从	
埋怨他人	
沉思	
用药	

个人应对压力的有效性受多种因素的影响,包括生活事件、认知评价、社会支持、个性特征、应激反应等各种应激有关因素以及性别、年龄、文化、职业、身体素质等。人们遇到不同的生活事件,通常会采用多种应对策略。一般而言,面临的压力越多,压力源越大,持续时间越长,所产生的压力反应就越难应对。有成功应对经验、意志顽强、良好家庭、社会支持的人能正确处理并能适应压力。

5.有效应对标准　有效应对的判断标准包括:①压力反应维持在可控制的限度内。②希望和勇气被激发。③自我价值感得到维持。④人际、社会以及经济处境改善。⑤生理功能康复得以促进。

(二)评估方法与内容

1.交谈法　通过询问被评估者诸如:"目前,让你感到有压力或紧张焦虑的事情有哪些?近来你的生活有哪些改变?日常生活中让你感到有压力和烦恼的事情有哪些?你所处的环境是否让你紧张不安或烦恼?你是否感到工作压力很大?你的经济状况以及与你的家人的关系如何？这件事对你意味着什么，是否有能力应付？你通常采取哪些措施减轻压力，措施是否有效?"等问题来了解被评估者面临的压力源、压力感知、压力应对方式以及压力缓解情况。

2.观察法　观察评估者有无失眠、厌食、胃痛、疲乏、气短、心悸等生理方面的反应；有无焦虑、恐惧、抑郁等情绪反应；有无注意力分散、记忆力下降、解决问题能力下降等认知反应；有无自杀或暴力倾向等行为。

3.评定量表法　以定量和定性的方法来衡量压力对个体健康影响的常用量表有社会再适应评定量表(表 5-2-6)和住院病人压力评定量表(表 5-2-7)。社会再适应评定量表用于测评近 1 年不同类型的生活事件对个体的影响，预测个体出现健康问题的可能性。住院压力评定量表用于测评病人住院期间可能经历的压力。这两个量表主要用于压力源评估，累积分越高，压力越大。用于评估应对方式的常用量表为 Jaloviee 应对方式量表(表5-2-8)。该表罗列了人们常用的 41 种常用的压力应对方式。使用时，请被评估者仔细阅读，选择其使用每一种压力应对方式的频率。

表 5-2-6　社会再适应评定量表

	生活事件	生活事件单位		生活事件	生活事件单位
1.	配偶死亡	100	23.	子女离家	29
2.	离婚	73	24.	司法纠纷	29
3.	夫妻分居	65	25.	个人突出成就	29
4.	拘禁	63	26.	妻子开始工作或离职	26
5.	家庭成员死亡	63	27.	上学或转业	26
6.	外伤或生病	53	28.	生活条件变化	25
7.	结婚	50	29.	个人习惯改变	24
8.	解雇	47	30.	与上级矛盾	23
9.	复婚	45	31.	工作时间或条件改变	20
10.	退休	45	32.	搬家	20
11.	家庭成员患病	44	33.	转学	20
12.	怀孕	40	34.	娱乐改变	19
13.	性生活问题	39	35.	宗教活动改变	19
14.	家庭添员	39	36.	社交活动改变	18
15.	调换工作	39	37.	小量借贷	17
16.	经济状况改变	38	38.	睡眠习惯改变	16
17.	好友死亡	37	39.	家庭成员数量改变	15
18.	工作性质改变	36	40.	饮食习惯改变	15
19.	夫妻不和	35	41.	休假	13

续表

	生活事件	生活事件单位			生活事件	生活事件单位
20.	中量借贷	31		42.	过节	12
21.	归还借贷	30		43.	轻微的违法行为	11
22.	职别改变	29				

评价标准:生活事件单位总和超过300分者,80%可能患病;生活事件单位总和为150~300分者,50%可能患病;生活事件单位总和小于150分者,30%可能患病。

表 5-2-7　住院病人压力评定量表

	事件	权重			事件	权重
1.	和陌生人同住一室	13.9		26.	担心给医护人员增添负担	24.5
2.	不得不改变饮食习惯	15.4		27.	想到住院后收入会减少	25.9
3.	不得不睡在陌生床上	15.9		28.	对药物不能耐受	26.0
4.	不得不穿病人服	16.0		29.	听不懂医护人员的话	26.4
5.	四周有陌生机器	16.8		30.	想到将长期服药	26.4
6.	夜里被护士叫醒	16.9		31.	家人没来探视	26.5
7.	生活上不得不依赖别人帮助	17.0		32.	不得不手术	26.9
8.	不能在需要时读报、看电视、听收音机	17.7		33.	因住院不得不离开家	27.1
9.	同室病友探访者太多	18.1		34.	毫无预测而突然住院	27.2
10.	四周气味难闻	19.1		35.	按呼叫器无人应答	27.3
11.	不得不整天睡在床上	19.4		36.	不能支付医疗费用	27.4
12.	同室病友病情严重	21.2		37.	有问题得不到解答	27.6
13.	排便排尿需他人帮助	21.5		38.	思念家人	28.4
14.	同室病人不友好	21.6		39.	靠鼻饲进食	29.2
15.	没有亲友探视	21.7		40.	用止痛药无效	31.2
16.	病房色彩太鲜艳、太刺眼	21.7		41.	不清楚治疗的目的和效果	31.9
17.	想到外貌会改变	21.7		42.	疼痛时未用止痛药	32.4
18.	节日或家庭纪念日住院	22.7		43.	对疾病缺乏认识	34.0
19.	想到手术或其他治疗可能带来的痛苦	22.3		44.	不清楚自己的诊断	34.1
20.	担心配偶疏远	22.4		45.	想到自己可能再也不能说话	34.3
21.	只能吃不对胃口的食物	22.7		46.	想到可能失去听力	34.5
22.	不能与家人、朋友联系	23.2		47.	想到自己患了严重疾病	34.6
23.	对医生护士不熟悉	23.4		48.	想到会失去肾脏或其他器官	39.2
24.	因事故住院	23.6		49.	想到自己可能得了癌症	39.2
25.	不知接受治疗护理的时间	24.2		50.	想到自己可能失去视力	40.6

表 5-2-8　Jaloviee 应对方式评定量表

应对方法	从不	偶尔	有时	经常	总是
1.担心					
2.哭泣					
3.干体力活					
4.相信事情会变好					
5.一笑了之					
6.寻求其他解决问题的办法					
7.从事情中学会更多东西					
8.祈祷					
9.努力控制局面					
10.紧张、有些神经质					
11.客观、全面地看待问题					
12.寻找解决问题的最佳办法					
13.向家人、朋友寻求安慰或帮助					
14.独处					
15.回想以往解决问题的办法并分析是否仍有用					
16.吃食物,如瓜子、口香糖					
17.努力从事情中发现新的含义					
18.将问题暂时放在一边					
19.将问题化解					
20.幻想					
21.设立解决问题的具体目标					
22.做最坏的打算					
23.接受事实					
24.疯狂、大喊大叫					
25.与相同处境的人商讨解决问题的办法					
26.睡一觉,相信第二天事情就会变好					
27.不担心,凡事终会有好结果					
28.主动寻求改变处境的方式					
29.回避					
30.能做什么就做些什么,即使并无效果					
31.让其他人来处理这件事					

应对方法	从不	偶尔	有时	经常	总是
32.将注意力转移至他人或他处					
33.饮酒					
34.认为事情无望而听之任之					
35.认为自己命该如此而顺从					
36.埋怨他人使你陷入此困境					
37.静思					
38.服用药物					
39.绝望、放弃					
40.将注意力转移到其他想做的事情上					
41.吸烟					

工作任务三 家庭、文化、环境评估

一、家 庭 评 估

(一)基础知识

1.家庭的定义　家庭是社会的细胞,家庭由婚姻关系、血缘关系及收养关系所构成。家庭作为一种初级社会群体,以婚姻、血缘关系为纽带,其成员间有较多面对面的交往,有直接的互动与合作。与其他关系比较,家庭关系最为密切、深刻。

2.家庭结构　包括家庭人口结构、权利结构、角色结构、沟通过程和家庭价值观。

(1)人口结构:即家庭类型。按家庭的人口规模和人口特征可分为八类(表 5-3-1)。

表 5-3-1　家庭人口结构类型

类型	人口特征
核心家庭	夫妻及其婚生或领养子女
主干家庭(扩展家庭)	核心家庭成员加上夫妻任一方的直系亲属,如祖父母、外祖父母
单亲家庭	夫妻任何一方及其婚生或领养子女
重组家庭	再婚夫妻与前夫和(或)前妻的子女以及其婚生或领养子女
无子女家庭	仅夫妻俩无子女
同居家庭	无婚姻关系而长期居住在一起的夫妻及其婚生或领养子女
老年家庭	仅老年夫妇
丁克家庭	只在周末或假期居住在一起的夫妻

(2)权利结构:指家庭中夫妻间、父母与子女间在影响力、控制权和支配权方面的相互

关系。其常见的基本类型有传统权威型、工具权威型、分项权威型和感情权威型四种。

(3)角色结构:家庭角色指家庭对每个占有特定位置的家庭成员所期待的行为和规定的家庭权利、责任和义务。如父母有抚养未成年子女的义务,也有要求成年子女赡养的权利。良好的家庭角色结构应具有以下特征:①每个家庭成员都能认同和适应自己的角色范围。②家庭成员的角色期望一致,并符合社会规范。③角色期待能满足家庭成员的心身社会发展需要。

(4)沟通过程:沟通是人与人之间传递信息的过程,其形式最能反映家庭成员间的相互作用与关系,也是家庭和睦和家庭功能正常的保证。家庭内部沟通良好的特征为:①家庭成员对家庭沟通充满自信,能进行广泛的情感交流。②沟通过程中尊重对方的感受与信念。③家庭成员能坦诚地讨论个人与社会问题。④不宜沟通的领域极少。

(5)价值观:指家庭成员判断是非的标准以及对特定事物的价值所持的信念与态度。它决定家庭成员的行为方式,并可影响家庭的权利结构、角色结构和沟通方式。

3.家庭生活周期　家庭生活周期指从家庭单位的产生、发展到解体的整个过程。根据 Duvall 模式,家庭生活周期分为八个阶段(表 5-3-2),每个阶段都有特定的任务需家庭成员协同完成,否则会对家庭成员的健康产生不良影响。

表 5-3-2　Duvall 家庭生活周期表

周期	定义	主要任务
新婚	男女结合	沟通与彼此适应,性生活协调及计划生育
第一个孩子出生	最大孩子 0～30 个月	适应父母角色,应对经济及照顾初生孩子的压力
有学龄前儿童	最大孩子 30 个月至 6 岁	孩子入托、上幼儿园、上小学等;培育孩子有效的社会化技能
有学龄儿童	最大孩子 6～13 岁	儿童身心发展,孩子上学及教育问题
有青少年	最大孩子 13～20 岁	与青少年沟通,青少年责任与义务、性、与异性交往等方面的教育
有孩子离家创业	最大孩子离家至最小孩子离家	接纳和适应孩子离家,发展夫妻共同兴趣,继续给孩子提供支持
父母独处(空巢期)	父母独处至退休	适应仅夫妻俩的生活,巩固婚姻关系,保持与新家庭成员如孙辈的接触
退休(65 岁退休)	退休至死亡	正确对待和适应退休、衰老、丧偶、孤独、生病、死亡等

4.家庭功能　家庭的主要功能是保持家庭的完整性,满足家庭及其成员的需要,实现社会对家庭的期望等。即生儿育女使家族得以延续、社会持续存在;满足家庭成员衣、食、住、行、育、乐等方面的基本生活需求;建立家庭关爱气氛;培养家庭成员的社会责任感,社会交往意识与技能,促进健全人格发展;维持家庭成员的安全与健康,为健康状态不佳的成员提供良好的支持与照顾。

5.家庭资源　家庭为了维持其基本功能、应对压力事件和危机状态所需的物质、精神与信息等方面的支持,称为家庭资源。分内部资源和外部资源。内部资源包括:经济支持、精神与情感的支持、信息支持和结构支持。外部资源有社会资源、文化资源、医疗资源和宗教资源。

6.家庭危机 指当家庭压力超过家庭资源,导致家庭功能失衡的状态。家庭内的主要压力源有:①家庭经济收入低下或减少。②家庭成员关系的改变与终结,如离婚、分居、丧偶。③家庭成员角色的改变,如初为人夫、人父,收养子女,退休。④家庭成员的行为违背家庭期望或损害家庭荣誉,如酗酒、赌博、吸毒、乱伦等。⑤家庭成员生病、残障、无能等。

(二)评估方法、内容

1.交谈法 通过询问被评估者:"你家有几口人,由什么人组成? 家里大事小事由谁做主? 你的家庭和睦、快乐吗? 家庭最主要的日常生活规范有哪些? 是否主张预防为主,有病及时就医? 对孩子培养与成长是否满意? 家庭成员之间能否彼此照应,尤其对患病的家庭成员?"等问题,了解被评估者的家庭人口、角色、权力结构以及沟通过程、家庭价值观、家庭功能情况。

2.观察法 观察的内容包括家庭居住条件,家庭成员衣着、饮食,家庭氛围,家庭成员间的亲密程度,家庭权利结构、沟通过程等。在与家庭接触过程中,应观察是谁在回答问题,谁作决定,而谁一直保持沉默,以及家庭各成员的情绪。如果被评估者为家庭中某一成员,应重点观察其是否积极地表达自己的想法,是否与其他成员有充分的目光交流,是否允许他人发表意见等。

3.评定量表法 以 Smilkstein 的家庭功能量表(表 5-3-3)以及 Procidano 和 Heller 的家庭支持量表较常用(表 5-3-4)。

表 5-3-3 Smilkstein 的家庭功能量表

	经常	有时	很少
1.当我遇到困难时,可从家人得到满意帮助			
补充说明:			
2.我很满意家人与我讨论与分担问题的方式			
补充说明:			
3.当我从事新活动或希望发展时,家人能接受并给我支持			
补充说明:			
4.我很满意家人对我表达感情的方式以及对我情绪(如愤怒、悲伤、爱)的反应			
补充说明:			
5.我很满意家人与我共度时光的方式			
补充说明:			

评分方法:经常=3分,有时=2分,很少=1分。评价标准:总分在 7~10 分,表示家庭功能良好;4~6 分表示家庭功能中度障碍;0~3 分表示家庭功能严重障碍。

表 5-3-4 Procidano 和 Heller 的家庭支持量表

	是	否
1.我的家人给予我所需的精神支持		
2.遇到棘手的事时,我的家人帮我出主意		

	是	否
3.我的家人愿意倾听我的想法		
1.我的家人给予我情感支持		
5.我和我的家人能开诚公布地交谈		
6.我的家人分享我的爱好与兴趣		
7.我的家人能时时察觉到我的需求		
8.我的家人善于帮助我解决问题		
9.我和我的家人感情很深		

评分方法:是＝1分,否＝0分。总得分越高,家庭支持度越高。

二、文 化 评 估

(一)基础知识

1.文化的定义　文化是一种思考和行动的范型,它贯穿于某一民族的活动中,并使得这一民族与其他民族区别开来。广义的文化是指社会物质财富和精神财富的总和。人类生产活动的一切产物,如新的发明,产品都属于物质文化;另一方面,语言、文字、观念、艺术等,是人类智慧的精神产品,称为精神文化。狭义的文化即精神文化,包括思想意识、宗教信仰、文学艺术、规范、习俗、教育、科学技术和知识等。

2.文化要素　文化的要素有价值观、意义体系、信念信仰、规范、习俗等,其中以价值观、信念和信仰、习俗为文化的核心要素,并与健康密切相关。

(1)价值观:是个体对生活方式与生活目标、价值的看法或思想体系,是个体在长期的社会化过程中,经后天学习逐步形成的,一般包括生活目标以及相关的行为方式。价值观中最具代表性和敏感性的是时间观、行为观、人际观、人与自然观和健康观。不同的个体、不同的文化有不同的价值观。

通常价值观与健康行为是一致的。价值观能帮助个体认识自己的健康问题,左右个体决策健康问题的轻重缓急,影响个体对健康问题的认识、对治疗手段的选择以及对疾病和治疗、护理的态度。

(2)信念与信仰:信念是指个体认为可以确信的看法,是个人在自身经历中积累起来的认识原则,是与个性和价值观念相联系的一种稳固的生活理想。信仰则是人们对某种事物或思想、主义的极度尊崇与信服,并把它作为自己的精神寄托和行为准则。

与个体健康密切相关的信念是人的健康信念。不同社会、文化的人,对健康和疾病的理解与观点却大相径庭。受传统观念和世俗文化的影响,我国多数人长期以来把有无疾病作为健康与不健康的界限,将健康单纯理解为"无病、无伤、无残",很少从心理、社会等方面综合、全面地衡量自己的健康水平。因此,当人们从主观上判断其有病还是无病时,很大程度上受到文化的影响。

另一与个体健康,尤其精神健康关系较为密切的是宗教信仰。宗教是指统治人们的那些自然力量和社会力量在人们头脑中虚幻的反映,是由对超自然神灵的信仰和崇拜来支配人们命运的一种社会意识型态。原始宗教包括大自然崇拜、动植物崇拜、图腾崇拜、神灵崇拜等。目前世界上存在着三大派别:佛教、基督教和伊斯兰教。西方人以基督教为主教,我国以佛教和道教为主,但我国回族人却信伊斯兰教。各派宗教在内容上包括其特有的宗教意识、信仰、感情、仪式活动、组织等,宗教信仰与活动是宗教信仰者精神生活的一部分,虽然带有唯心色彩,但在使人们精神有所寄托方面有一定的作用。

(3)习俗:指一个民族的人们在生产、居住、饮食、沟通、婚姻与家庭、医药、丧葬、节日、庆典、礼仪等物质文化生活上的共同喜好、禁忌。习俗很多,但和健康相关的主要是沟通方式、饮食习惯、家庭关系和生活方式,以及求医用药习俗等。

3.文化类型　文化可分为智能文化、规范文化和思想文化三种类型。不同类型的文化,通过不同的途径影响人群健康。智能文化包括科学技术、生产生活知识等,主要通过影响人类的生活环境和劳动条件作用于人群健康;规范文化包括社会制度、教育、法律、风俗习惯、伦理道德等,主要通过支配人类的行为生活方式来影响人群健康;思想文化包括文学艺术、宗教信仰、思想意识等,主要通过影响人们的心理过程和精神生活作用于人群健康。

4.文化休克

(1)定义:文化休克指人们生活在陌生文化环境中所产生的迷惑与失落的经历。常发生于个体从熟悉的环境到新环境,由于沟通障碍、日常活动改变、风俗习惯以及态度、信仰的差异而产生的生理、心理适应不良。对于住院病人,医院就是一个陌生的环境。与家人分离、缺乏沟通、日常活动改变、对疾病和治疗的恐惧等可导致住院病人发生文化休克。

(2)分期与表现:①陌生期:病人刚入院,对医生、护士、环境、自己将要接受的检查、治疗都很陌生,还可能会一下接触许多新名词,如备皮、X线胸部透视,磁共振等,病人感到迷茫。②觉醒期:病人开始意识到自己将住院一段时间,对疾病和治疗转为担忧,因思念家人而焦虑,因不得不改变自己的习惯而产生受挫折感。此期住院病人文化休克表现最突出,可有失眠、食欲下降、焦虑、恐惧、沮丧、绝望等反应。③适应期:经过调整,病人开始从生理、心理、精神上适应医院环境。

(二)评估方法、内容

1.交谈法　可以通过询问被评估者:①"你属哪一个民族?请谈谈你所在民族的主要价值观?你本人的人生观如何?生活信念有哪些?患病对你价值观的实现有何影响?"等问题,了解其价值观。②可通过询问"对你来说,健康指什么?不健康又指什么?你通常在什么情况下才认为自己有病并就医?你认为导致你健康问题的原因是什么,对你的身心造成了哪些影响?你的病给你带来的主要问题有哪些,希望达到怎样的治疗效果?你的病给你带来的主要问题有哪些?对这种疾病你害怕什么?"等问题,了解被评估者对健康问题到认识和看法,以及所处文化对其健康信念的影响。③通过询问"你有宗教信仰吗?平日你参加哪些宗教活动?你喜欢的称谓是什么,有什么语言禁忌?你平常进食哪些食物?主食为哪些?喜欢的食物又有哪些?有何饮食禁忌?每日进几餐?都在哪些时间?你认为哪些食物对健康有益?哪些食物对健康有害?哪些情况会刺激或降低你的食欲?"等问题,了解其语言沟通中的文化和饮食习俗。

2.观察法　通过观察被评估者与他人交流的时的表情、眼神、手势、坐姿等,对其非语言沟通文化进行评估。也可通过观察是否偏食,是否定时、定量进餐,有无暴饮暴食、嗜烟酒和辛辣食物,是否饭前、便后洗手,是否饭后漱口和散步,餐具是否清洁干净等行为来了解其饮食习俗。还可观察被评估者的外表、服饰,有否宗教信仰活动及宗教信仰的改变,来获取个体有关宗教信仰的信息。

三、环 境 评 估

(一)基础知识

1. 环境的定义　环境通常是指围绕人群的空间和作用于人类这一对象的所有外界影响与力量的总和,是人类生存和从事各种活动的基础。世界卫生组织认为:环境是指在特定时间由物理、化学、生物和社会各因素所构成的整体状态,它能对生命机体和生命活动产生直接或间接的、现实或深远的影响。近年来,国际环境教育界提出了新颖而科学的"环境定义",主要有两要点:①人以外的一切就是环境。②每个人都是他人环境的组成部分。环境可分为自然环境和社会环境。自然环境是社会环境形成的基础,而社会环境又是自然环境的发展。自然环境是存在于人类周围的各种因素的总称,包括物理、化学和生物因素,如气候、空气、微生物等。社会环境是人类物质文明和精神文明的标志,它又随着人类文明的进步而不断地丰富和发展。社会环境所包含的要素的性质分为:①物理社会环境:包括建筑物、道路、工厂等。②生物社会环境:包括驯化、驯养的动物和植物。③心理社会环境:包括人的行为、风俗习惯、法律和语言等。

2. 环境与健康　各种环境因素对健康都产生正性或负性的影响。如物理因素中适宜的室温可使人感到舒适、安宁,减少身体消耗;空气过于干燥则让人感到口干舌燥,易产生咽痛、鼻出血,且不利于排痰;湿度过高又可抑制出汗,使人感到潮湿憋闷。此外,环境中的热辐射、放射线等均可造成对人体的危害。社会经济因素对健康的影响也显而易见。美国的一些研究表明长期社会联系少,人际关系紧张的人患心因性疾病(如高血压、癌症、精神异常)的概率相对较高;妊娠期间良好的家庭社会支持可减少妊娠并发症,缩短产程。护患、医患、病友关系融洽,医疗费用充足等有利于病人角色的适应和机体康复。

(1)物理环境:是一切存在于机体外环境的物理因素的总合,包括空间、声音、温度、湿度、采光、通风、气味、整洁、室内装饰、布局以及各种与安全有关的因素如大气污染、水污染和各种机械性、化学性、温度性、放射性、过敏性、医源性损伤因素等。以上环境因素必须被控制在一定范围内,否则不仅于健康无益甚至还可威胁到人类安全、导致疾病。

(2)社会环境:社会是个庞大的系统,包括制度、法律、经济、文化、教育、人口、民族、职业、生活方式、社会关系、社会支持诸多方面。其中尤以民族、职业、经济、文化、教育、生活方式、社会关系、社会支持等与健康直接相关,为社会环境评估的重点。以下主要介绍经济、教育、生活方式、社会关系和社会支持与健康的关系。

经济:社会环境因素中,对健康影响最大的是经济条件,因为经济是保障人们衣、食、住、行基本需求以及享受健康服务的物质基础。经济状况低下时,人们不仅为吃饱穿暖而终日劳累奔波,患病时也得不到及时应有的治疗。

教育水平:作为社会环境因素之一,教育水平对健康也有明显影响。良好的教育有助于人们认识疾病,获取健康保健信息,改变不良传统习惯以及提高对卫生服务的有效利用。

生活方式：是指经济、文化、政治等因素相互作用所形成的人们在衣、食、住、行、娱乐等方面的社会行为。不同地区、不同民族、不同职业、不同社会阶层的人生活方式不同。

吸烟、酗酒、吸毒、赌博等均为不健康的生活方式。

社会关系与社会支持：社会关系为社会环境中非常重要的方面。个体的社会关系网包括与之有直接或间接关系的所有人或人群，如家人、邻里、朋友、同学、同事、领导、宗教团体以及成员、自救组织等。对住院病人而言，还有同室病友、医生、护士。个体的社会关系网越健全，人际关系越亲密融洽，越容易得到所需的信息、情感及物质方面的支持。这些从社会关系网获得的支持，社会学家统称为社会支持，是社会环境对健康的一大重要功能。

（二）评估方法、内容

1. 交谈法　通过交谈收集资料。①可以询问被评估者诸如："你居住环境是否清洁、明亮？室内空气是否流通，有无通风、取暖设施？室内有无噪声？用电、用水是否安全？你工作的地方有无粉尘、烟雾、石棉等刺激物？有无废水、废气污染？是否存在强噪声、放射线等安全危害因素？"等问题评估其家庭、工作环境情况。②可通过询问："你的经济来源有哪些？单位工资福利如何？你觉得你的收入够用吗？家庭经济来源有哪些？医疗费用支付的形式是什么？"等问题对其经济能力进行评估。③可通过询问："你家庭关系是否稳定？家庭成员是否彼此尊重？与同事、领导的关系如何？家庭成员及同事是否能提供你所需的支持与帮助？你在家中和单位是否有被控制的感觉？你与病友、医生、护士的关系如何？是否得到应有的尊重与关怀？各种合理需求是否被及时满足？"等问题，了解其社会支持情况。④可以与被评估者或其亲友交谈，询问饮食、睡眠、活动、娱乐等方面的习惯与爱好以及有无吸烟、酗酒等不良嗜好来了解其生活方式。

2. 观察法　通过实地观察：①居住环境有无灰尘、蜘蛛网、昆虫，有无潜在污染、致敏物质存在，家庭中清洁剂、杀虫剂、油漆、汽油等化学物品储藏是否妥当，有无其它安全妨碍因素存在如楼梯窄小、门窗破损、墙面剥落、开裂、光线昏暗等；②工作场所有无废水、废气等污染源，是否存在强噪声、放射线、重型机器、高温、高压电、裸露电源等危害因素。③病室是否干净、整洁、无尘、无异味、无臭味，温度、湿度是否适宜，有无空调或其他取暖设备，地面是否干燥、平整、防滑，电源是否妥善安置及使用安全与否，用氧时有无防火、防油、防震标记，药物储藏是否安全可靠等方面对其物理环境进行评估。

可以直接观察被评估者及其亲朋好友同事的饮食、睡眠、活动、娱乐方式与习惯，有无吸烟、酗酒等。若家人、同事、朋友有不良生活方式，应进一步了解对被评估者的影响。

小　结

自我概念的评估（概念、组成、形成与变化、评估方法与内容）→认知评估（基础知识、评估方法与内容）→情绪和情感的评估（概念、区别与联系、分类、评估方法与内容）→个性评估（基础知识、评估方法）→压力与压力应对的评估（基础知识、评估方法与内容）→角色与角色适应（概念、分类、形成、角色适应不良、评估方法与内容）→家庭、文化、环境评估（基础知识、评估方法与内容）。

实训项目　心理与社会评估

【操作准备】

1.操作者准备:洗手、着装规范,必要时戴口罩,手要温暖润滑。

2.物品准备:笔、笔记本

【评估】

1.病例　杨某,67岁,既往身体健康,常年饮酒吸烟,7月1日生日,在生日当天,儿女为其庆寿,高兴之余喝了半斤白酒,白天一切正常,夜里老伴起床让其开窗,发现怎么叫也不醒,随即打120将其送入医院,入院后诊断为"脑血栓"。经过抢救,脱离危险期,但自此以后吐字不清。

2.环境　安静、温暖、光线充足、能保护隐私(清场或用屏风遮挡)。

【操作流程】

1.根据病例提出问题　该病人患了什么病？该病还有哪些类型？该病人可能出现的心理及社会问题有哪些？

2.嘱被评估者取平卧位,必要时坐位配合。

3.见习问诊　通过交谈的方式,以疾病引导模式采集病史时主要从护理对象的一般资料、主诉、现病史、既往史、家族史、日常生活史、心理社会史等方面收集资料;以评估健康模式采集病史时主要以功能性健康型态为框架收集护理对象的健康状况。

4.结束问诊　对被检查者的配合表示感谢。

5.整理问诊内容,书写病历(病史部分),交教师审阅、修改。

【考核评价】

1.失语症常见的类型

(1)运动性失语:不能说话,但对他人的言语及书面文字能理解。

(2)感受性失语:自述流利,但内容不正常,不能理解他人的语言,也不能理解自己所言。

(3)失写:能听懂他人语言及认识书面文字,但不能书写或写出的句子有遗漏、错误,抄写能力尚存。

(4)失读:丧失对视觉符号的认识能力,不识字句和图画。常与失写同时存在。

(5)命名性失语:称呼原熟悉的人名、物名的能力丧失,但他人告知名称时,能辨别对错,能说出物品使用方法。

2.失语症的常见病因　以脑血管疾病最为多见,大多是大脑中动脉或大脑后动脉。

考 点 导 航

A1/A2 型题

1.下列不属于心理评估内容的是(　　)。

　A.自我概念评估　　　　B.认知评估　　　　　　C.个性评估

　D.家庭评估　　　　　　E.情绪情感评估

2.下列选项中不属于对自我概念的评估的是(　　)。

A. 体像的评估　　　　B. 自我认同的评估　　　C. 自尊的评估

D. 社会认同的评估　　E. 自我价值的评估

3. 下列（　　）评估不是对定向力的评估。

A. 出院后有什么打算　B. 你叫什么名字　　　C. 你在病床的左边还是右边

D. 现在是哪年哪月哪日　E. 你现在在哪个地方

4. 下面不属于情绪的特性是（　　）。

A. 情境性　　　B. 深刻性　　　C. 激动性　　　D. 暂时性　　　E. 短暂性

5. 下列不是对家庭和居住环境评估的是（　　）。

A. 居住环境是否整洁明亮　　　　　　　B. 有无灰尘

C. 室内空气是否流通,有无取暖设施　　D. 室内有无噪声

E. 喜不喜欢看关于医学的电视节目

6. 下列（　　）不是社会构成的四大要素。

A. 环境　　　B. 人口　　　C. 素质　　　D. 文化　　　E. 语言

7. 通过观察个体的仪容、表情、言语、动作等外显行为了解其心理活动的研究方法
是（　　）。

A. 测量法　　B. 问卷法　　C. 观察法　　D. 交谈法　　E. 量化法

8. 焦虑属于心理应激状态下的（　　）反应。

A. 认知　　　B. 情绪　　　C. 行为反应　　D. 心理防御　　E. 情感

9. 以下对病人患病后自我概念发生变化的原因描述不确切的是（　　）。

A. 疾病所致应激会损害病人的自主感　　　B. 外界舆论的干扰

C. 疾病使病人丧失了包括健康在内的许多东西　D. 疾病使病人自信心下降

E. 疾病损害病人的身体健康,使其抵抗力下降

10. 下列（　　）不属于积极的应对方式。

A. 增强自信心　　　B. 有意忽视挫折　　　C. 哭泣发泄痛苦

D. 调整进取目标　　　E. 吸取教训继续努力

A3 型题

某女,55 岁,退休工人,配偶刚去世,独居。以往身体健康,最近自觉胸闷、烦躁去医院
检查。

1. 护理人员进行护理评估时特别应该注意以下（　　）方面。

A. 肺脏评估　　　B. 心脏评估　　　C. 肾脏评估

D. 心理评估　　　E. 肝脏评估

2. 下列（　　）护理措施更有利于病人康复。

A. 对其进行系列的体格检查,根据检查结果治疗

B. 通知其子女前来陪护,并对其做适当的心理护理

C. 静脉输液,补充营养　　　　D. 使用强心药物

E. 雾化吸入,清理呼吸道

（邓仲华　　姜卫生）

全媒体扫码学习资料

社会评估

心理评估

心理及社会评估检测

学习项目六　临床实验室检验

【学习目标】

1. 知道实验室检验的内容；基本检验的内容、正常参考值及意义。
2. 能正确采集常用的实验室检验标本和注意事项。
3. 对病人关心，保护病人的隐私。

临床实验室检验是通过物理学、化学和生物学等实验方法，对病人的血液、体液、分泌物、排泄物、组织细胞标本进行检验，从而获得疾病的病原体、组织的病理型态或器官的功能状态等资料，再结合临床表现进行分析的检验方法。其结果，在协助疾病诊断、推测疾病预后、制定治疗和护理措施、观察病情与疗效等方面具有独特的作用。因此，实验室检验是健康评估的重要组成部分。

一、实验室检验的主要内容

1. **临床一般检验**　是临床常用于筛查疾病的检验，多用定性或定量分析的方法对来自血液、体液、分泌物、排泄物等标本的理化性状、有形成分进行的检验。
2. **临床血液学检验**　主要针对原发于血液系统疾病的专门检验，以及非造血组织疾病所致的血液学变化的检验。
3. **临床生物化学检验**　是对血液及各种体液中生化物质以及治疗药物等浓度的定量检验。
4. **临床免疫学检验**　指包括病原血清学检验在内的各种特异性或非特异性免疫功能的检验。
5. **临床微生物学检验**　主要利用微生物学的方法对各种病原体进行检测，其结果可为感染性疾病的诊断和治疗提供依据，以及为预防和控制疾病的传播制定策略。
6. **临床遗传学检验**　主要针对遗传性疾病染色体及基因的检验。

二、实验室检验与临床护理

实验室检验与临床护理密切相关，一方面标本采集前向病人进行必要的解释与指导、正确地采集标本、标本采集后如何处理与送检、检验结果的评价和解释等，无一不与护理有关，亦无一不要求护士具备相关的知识与技能。另一方面实验室检验的结果可协助和指导护士观察与判断病情，并可为作出护理诊断提供客观依据。因此，护理专业的学生不仅要通过学习熟悉实验室检验项目的参考范围、临床价值，能够解释其临床意义，以作为临床观察、判断病情及确立护理诊断的参考，还要通过学习熟悉影响实验室检验结果的主要因素，掌握正确采集和处理检验标本的方法。学习本学习项目的过程中应重点关注和掌握的要点如下。

1.检验目的　为什么要对病人进行该项检验,其主要的临床价值是什么。

2.标本采集方法与主要干扰因素　包括采集标本的方法、影响实验室检验结果的主要因素及避免干扰的措施,以及如何指导病人配合采集标本。

3.检验项目的参考范围及其临床意义　参考范围一般是指用稳定可靠的试验方法,在特定的条件下检测健康人群或特定人群所得的包括95％测定值(正态分布)的范围。参考范围与所用的实验方法有关,与参考人群的特征如年龄、性别、体重、饮食结构、活动状态、体位、地理与气候条件、生活习惯、职业和种族等因素有关。护士应熟悉临床常用检验指标的参考范围及其影响因素,特别注意那些对疾病诊断、治疗和护理产生重大影响的参考范围,同时掌握这些指标的临床意义,为临床护理提供帮助。

三、影响实验室检验结果的主要因素

(一)标本采集前因素

1.饮食　饮食可使血液某些化学成分改变,从而影响检验结果。饮食对检验结果的影响主要取决于饮食的成分和进食的时间,如非素食者的尿酸、尿素和氨的血清水平较素食者高、餐后血糖和甘油三酯明显增高及进餐所致脂血浑浊等均可影响检测结果。为避免饮食对检测结果的影响,一般除急诊或其他特殊原因外,大部分生化检测要求空腹8～12 h以后采血。

2.情绪　检验前紧张、恐惧或焦虑可使血液内多种成分发生变化影响检验结果,尤其是肾上腺素、血气分析等项目。护士在检验前应作必要的解释、安慰和指导,使病人处于比较平静的情绪状态。

3.运动　运动所致骨骼肌代谢增加可使血液中丙酮酸和乳酸的含量增加,即使是轻微的运动也可使血乳酸增加2倍,剧烈运动时甚至可增加10倍之多。运动可引起细胞膜通透性增加,从而使血浆中源于骨骼肌的酶如天门冬氨酸氨基转移酶、乳酸脱氢酶和肌酸激酶等轻度增加,甚至行走数分钟,就可以出现变化。运动可使血胆固醇和甘油三酯持续降低数日。此外还有许多变化,如葡萄糖耐量、血浆各种蛋白质、纤溶活性等的改变。因此,采集血液标本前应嘱病人注意休息,避免剧烈活动。

4.体位　在卧位或站立位等不同体位下采集的血液标本,亦可影响某些检验结果。成人立位时的血容量一般比卧位时少600～700 ml,这种体位变化可使血容量减少约10％,但因为只有无蛋白的水溶液才能通过毛细血管壁,所以血浆量的减少比血容量更为显著。由于血浆液体的减少,血浆蛋白质浓度相对增加,这也包括了所有同蛋白有关的物质如酶、蛋白激素及与蛋白结合的药物、钙和胆红素等。当然这种变化还受到许多其他因素的影响,如体位变化的时间、血压的高低、血浆蛋白的浓度和年龄等。建议病人在接受血清清蛋白、酶、甘油三酯、胆固醇、钙和铁等易受体位影响的检验项目标本采集前不要长久站立。此外对同一个病人最好每次都在相同的体位采集标本,以利比较。

5.药物　激素、解热镇痛药、抗肿瘤药和抗生素等多种药物都可影响检验结果。通常采集标本前1日起尽可能避免使用任何药物,如果病人在应用某种可影响检验结果的药物时应提醒医生注意,作出必要的安排,如停药或推迟给药,直至完成检验。不能停用的药物应在检验申请单上注明,以便解释结果时参考。

6.检验申请单填写质量　检验申请单填写错误可从多方面影响检验结果,必须完整和正确地填写检验申请单的内容,包括病人姓名、性别、年龄、住院号、病区病床号、医生姓名、申请日期、标本采集时间、标本类型、检验项目、临床诊断和用药情况等,有条件者上述内容可采用条形码的形式储存和阅读,并通过计算机网络来传输,既方便快捷,又提高了准确性。

(二)标本采集中因素

1.标本采集错误　标本采集前因未仔细核对病人而错误地采集了他人的标本,其结果可导致错误的结论,甚至引起严重的后果。因此采集标本前必须认真核对病人的姓名、年龄、性别、病历号、病房号和临床诊断等资料,在合适的标本采集容器上做好条形码或手工标记。

2.应用止血带对静脉血液标本的影响　采集血液标本时多应用止血带以利采血,但结扎止血带可从以下两个方面引起血液成分的改变,从而影响检验结果。①液体丢失:结扎止血带使大静脉血流阻断,静脉压升高,液体和小分子物质通过毛细血管而使血液相对浓缩。1 min内变化轻微,但3 min后可有明显变化,甚至超过测定方法的分析变异范围。如采用定量真空采血器,第1针抽出的血液是最靠近止血带处的血液,其成分最能代表循环血液的成分,再继续抽出的血液主要来自小静脉和毛细血管,可明显地显示出静脉淤血的变化。又如第1管血液蛋白也许增加约5%,而第3管血就可能增加10%。有报道称3 min的淤血足以使蛋白及蛋白结合物增加15%之多。②细胞内含物的漏出:结扎止血带使静脉压持续升高时,流到组织的新鲜血液因之减少,但细胞的代谢仍然继续进行,这样会使静脉内的代谢产物如乳酸等增加,乳酸堆积使钾从细胞中漏出,血钾升高。肌肉的代谢比较活跃,在采血时让病人握拳、松拳的动作会增加其代谢的速率,有报道称使用止血带并用力握拳1 min可使血浆钾人为的升高1~1.5 mmol/L。若压迫时间过长,也可导致纤溶系统被激活、血小板活化及某些凝血因子活性增强等。综上所述,结扎止血带压迫时间越长,引起血液成分的变化就越大,采血时应尽量控制止血带压迫时间在1 min之内,最好采血针头进入静脉以后立即松开止血带。

3.标本溶血　溶血的标本离心后上层液体外观呈深或浅的红颜色,系红细胞破坏过多所致,可严重干扰检验结果。标本溶血的主要原因为采血器不干净、血液遇水、标本被强力震荡等。除病理性原因外,体外血液标本发生溶血的主要原因有:①采血用的注射器或试管潮湿。②静脉穿刺血流不顺利。③穿刺处消毒所用酒精未干即采血、注射器和针头连接不紧、采血时有空气进入或产生泡沫等。④混匀含添加剂的试管时用力过猛或运输时动作过大。⑤相对试管中的添加剂来说采血量不足,导致渗透压改变。⑥皮肤穿刺时,为增加血流而挤压穿刺部位或从皮肤上直接取血。⑦盛血的试管质量粗糙,运输过程中挤压红细胞等。为了避免溶血,采血时应注意避免上述各种可致标本溶血的因素。

4.标本污染　以输液时采血所致的标本污染最常见,应避免采集正在输液的病人的血液标本,尤其是用于葡萄糖或电解质测定。如必须检测,亦应在输液对侧的肢体采集。如果双侧肢体都因静脉输液或静脉输液对侧肢体的血管太细或有血肿不适合穿刺,可自静脉输液侧肢体的远端采血。对于某些病人要找到一个远离输液装置的静脉进行穿刺是很困难的,有人建议自足部采血,因为静脉输液装置通常不会在足部,但需征求主管医生同意方能在病人的足或踝部采血。危重病人的四肢血供不足,足或踝部采血可能造成危险的后果,如糖尿病病人可发生严重的伤口感染,也可能形成血栓,造成肢端循环不良。

(三)标本采集后因素

主要涉及标本采集后的处理和送检。在标本采集当时或采集以后,应按各检验项目的特点和要求进行相应处理,以达到保持标本完整性的目的。同时,标本一经采集后要尽快送检,不能及时送检亦应按要求予以适当处理。

四、血液标本的采集与处理

血液标本是实验室检验中应用最多的标本类型,广泛用于血液一般检验、血液生物化学与免疫学检验、血液病原微生物学检验等,正确采集与处理血液标本是获得准确、可靠检验结果的首要环节。

(一)血液标本的类型

根据血液标本的性质可将其分为全血、血浆和血清 3 种类型。

1. 全血 于血液标本中加入抗凝剂,阻止血液凝固,所得血液标本包括血细胞和血浆两部分。全血标本主要用于血细胞成分等的检验。

2. 血浆 于血液标本中加入抗凝剂,阻止血液凝固,经离心后分离出的上层液体即为血浆。有关凝血因子的检验必须采用血浆标本,部分临床化学检验也可用血浆标本进行。

3. 血清 不加抗凝剂的血液标本,凝固后经离心所得的上层液体。血清标本用于大部分临床化学及免疫学等的检测。

(二)血液标本的采集部位

血液标本采自于毛细血管、静脉或动脉。

1. 毛细血管采血 较为少用。主要用于因静脉采血困难而需血量又较少的检测项目如血液一般检验及部分床旁检测的项目。婴幼儿可于足跟处采血。成人首选的毛细血管采血部位是手指,以前也用耳垂,因其血液循环较差,且易受外界气温影响,血细胞计数结果不稳定,与静脉血细胞计数存在较大差异,现已少用。毛细血管采血时易混入组织液,可影响检验结果,应尽量使用静脉血。

2. 静脉采血 静脉血是应用最多的血液标本,经静脉穿刺术取得。成人首选的采血部位是肘部静脉,肘部静脉不明显时,可用腕部或踝部等处的静脉。幼儿可于颈外静脉采血。

3. 动脉采血 主要用于血气分析。多在肱动脉、桡动脉或股动脉处穿刺,采集的血液标本必须与空气隔离,立即送检。

(三)血液标本的采集时间

通常情况下采血时间以上午 7～9 时为宜,但不同的血液测定项目对血液标本的采集时间有不同的要求。

1. 空腹采血 一般指空腹 8～12 h 后采血,以避免进食引起的血液某些化学成分改变对实验结果的影响,用于大部分血液生化的检测,但过度空腹又可导致某些检测结果异常。

2. 定时采血 即在规定的时间段内采血,常用于口服葡萄糖耐量试验、血药浓度监测和激素测定等。

3. 随时或急诊采血 采血时间不受限制或无法限制,主要用于体内代谢较稳定或受体内干扰较少的检验项目。采血时申请单上需要注明采血时间,以利解释检验结果的临床意义。

(四)血液标本抗凝剂的种类与应用

抗凝剂种类很多,性质不同,作用各异,应根据检验目的,选择合适的抗凝剂,才能取得准确的检验结果。

1. 乙二胺四乙酸盐(EDTA) 主要用于血液学方面的检验,包括 EDTA 二钠、二钾及三钾盐,它们都能与钙离子形成螯合物,阻止血液凝固。国际血液学标准化委员会(International council for Standardization in Haematology,ICSH)推荐血细胞计数用 EDTA 二钾盐作为抗凝剂。EDTA 盐影响血小板聚集,不适于凝血象及血小板功能的检验。

2. 枸橼酸钠(trisodium citrate) 枸橼酸钠可与钙离子形成螯合物,阻止血液凝固。枸橼酸钠对凝血因子 V、Ⅷ有较好的保护作用,所以常用于凝血试验,也用于红细胞沉降率的测定。因其毒性作用较小,也是输血保养液中最适合的抗凝剂。

3. 肝素(heparin) 肝素存在于肥大细胞和嗜碱性粒细胞的颗粒中,是一种含硫酸基团的黏多糖,通过加强抗凝血酶Ⅲ灭活丝氨酸蛋白酶,阻止凝血酶形成而达到抗凝的作用,现用的有肝素钠盐、钾盐和锂盐。肝素是红细胞渗透脆性试验理想的抗凝剂,也适用于临床化学指标的检验,但不适合做血液一般检验。

4. 氟化钠(sodium fluoride) 氟化钠虽然也有弱抗凝作用,但通常作为血液葡萄糖的保护剂使用,因其可通过抑制参与糖酵解的酶的作用,保护葡萄糖在不能及时测定时不降低。

(五)采血容器

目前广泛使用的是真空定量采血系统,该系统由穿刺针和真空试管两部分组成,采用国际通用的试管帽和标签颜色显示采血管内添加剂的种类和检测用途,可根据需要选用(表 6-0-1)。这种封闭式定量采血系统的主要优点有:①符合卫生要求,不易造成环境污染,特别是可减少采血者的感染机会。②采血量准确,试管内一定量的负压决定了采血量的多少,对于要求抽血量准确的项目尤为重要,如红细胞沉降率测定要求血液与抗凝剂的比例为 4:1;血浆凝血酶原时间测定要求血液与抗凝剂的比例为 9:1 等。③血液与抗凝剂容易混匀,抗凝作用完全。④含促凝剂或分离胶的真空采血管能快速分离出血清。⑤各种采血管颜色标记清楚,不易出错。⑥有利于标本的储存和运输。

表 6-0-1　真空采血管内所含试剂及其主要用途

采血管帽颜色	添加剂	主要用途
红色	促凝剂	生成血清,用于大多数生化和免疫学检验
黄色	促凝剂分离胶	生成血清,用于大多数生化和免疫学检验
绿色	肝素	生成血浆,用于大多数生化和免疫学检验
紫色	EDTA	血细胞计数
蓝色	枸橼酸钠	凝血试验
黑色	枸橼酸钠	血沉测定
灰色	氟化钠/草酸钾	葡萄糖、乳酸测定

在应用真空定量采血系统时不可发生错误,也不能将一管内的血液污染到另一管内,因为不同管内含有不同的添加剂,使用不当会造成测定结果的错误,例如即使污染一滴紫色帽试管(含高浓度的 EDTA 钾盐)内的血液,就会使血钾明显升高,而钙和镁明显降低,同时肌酸激酶和碱性磷酸酶活性降低。

工作任务一 血 液 检 验

【预习案例】

案例 6-1:病人,女性,23 岁,因头晕、乏力半年,加重伴心慌 1 个月就诊。饮食正常,无鼻出血和牙龈出血。近 1 年月经量多,半年来更明显。

查体:T 36℃,P 102 次/min,R 19 次/min,Bp 110/70mmHg,贫血貌,皮肤黏膜无出血点,浅表淋巴结不大,巩膜不黄,心肺无异常,肝脾不大。

试分析:

1.根据病人的以上情况,考虑应做哪些实验室检验?

2.该病人检验结果有哪些异常?

血液是由血细胞和血浆组成的红色液体,流动于血管,循环于全身,直接或间接地与机体所有的组织和器官发生联系。血液中各成分数量或质量的改变可反映血液系统疾病的情况。因此,血液及骨髓检验对血液系统及其相关疾病的诊断、鉴别诊断、选择治疗方案和判断预后有重要意义。

一、红细胞检验

1. **红细胞计数与血红蛋白测定** 红细胞起源于骨髓造血干细胞分化来的红系祖细胞,在红细胞生成素(erythropoietin,EPO)的作用下,增殖、分化为骨髓原始红细胞,再经过 3～5 次分裂,依次经历早幼红细胞、中幼红细胞和晚幼红细胞发育阶段,晚幼红细胞丧失分裂能力,脱核后成为网织红细胞,进而成为成熟红细胞。红细胞的生成主要受 EPO 的影响,也受睾丸激素和其他神经体液因素的调节。

红细胞的主要生理功能是作为呼吸载体从肺部携带氧气运送至全身各组织,并将组织中的二氧化碳运送到肺而排出体外,这一功能主要是通过红细胞内的血红蛋白来完成的。

正常人体内的红细胞寿命平均为 120d,衰老的红细胞主要在单核-吞噬细胞系统被破坏,首要的器官是脾脏和肝脏,其次是骨髓和其他部位。红细胞破坏后血红蛋白降解为铁、珠蛋白和胆色素,铁进入全身铁代谢池供机体重新利用;珠蛋白肽链分解为氨基酸参加氨基酸代谢;胆色素经肝代谢通过粪便和尿液排出体外。

【**参考范围**】 红细胞计数:成年男性$(4.0～5.5)\times10^{12}/L$;成年女性$(3.5～5.0)\times10^{12}/L$;新生儿$(6.0～7.0)\times10^{12}/L$。血红蛋白:成年男性 $120～160$ g/L;成年女性 $110～150$ g/L;新生儿 $170～200$ g/L。

【临床意义】

(1)红细胞与血红蛋白增多:指单位容积血液中红细胞数及血红蛋白量高于参考范围上限,可分为相对性增多和绝对性增多两类。

1)相对性增多:因血浆容量减少,红细胞容量相对增多所致。见于剧烈呕吐、严重腹泻、大量出汗、大面积烧伤、尿崩症、甲状腺功能亢进症危象、糖尿病酮症酸中毒等。

2)绝对性增多:按发生原因可分为:①原发性红细胞增多:即真性红细胞增多症,为一种原因不明的以红细胞增多为主的骨髓增殖性疾病,病人总血容量增加,白细胞和血小板也不同程度增多。本病具有潜在恶性趋势,部分病例可转变为白血病。②继发性红细胞增多:主要由于 EPO 增多所引起。生理性见于胎儿、新生儿和高原地区居民。病理性见于阻塞性肺气肿、肺源性心脏病、发绀性先天性心脏病,也可见于肾癌、肝细胞癌、子宫肌瘤和卵巢癌等。

(2)红细胞和血红蛋白减少:即贫血(anemia)。生理性见于婴幼儿、15 岁前儿童、老年人和妊娠中、后期女性。病理性见于各种原因所致的贫血。

2. 红细胞型态学检验　正常红细胞呈双凹圆盘形,直径 6~9μm,平均 7.5μm,厚度边缘部约 2μm,中央约 1μm,瑞特染色后四周呈浅橘红色,中央呈淡染区。红细胞型态学检验结合血红蛋白测定、红细胞计数结果可粗略地推断贫血的原因,对贫血的诊断和鉴别诊断有重要意义。

(1)红细胞大小改变:

1)小红细胞:直径小于 6μm,见于缺铁性贫血、遗传性球形细胞增多症等。

2)大红细胞:直径大于 10μm,见于溶血性贫血及巨幼细胞贫血等。

3)巨红细胞:直径大于 15μm,最常见于巨幼细胞贫血。

4)红细胞大小不等:指红细胞之间直径相差一倍以上,见于缺铁性贫血、溶血性贫血、失血性贫血等达中度以上时,巨幼细胞贫血时尤为明显。

(2)红细胞型态改变:

1)球形红细胞:红细胞直径小于正常,厚度增加,中央淡染区消失。常见于遗传性球形细胞增多症和伴有球形红细胞增多的其他溶血性贫血。

2)椭圆形红细胞:红细胞呈椭圆形,横径缩短,长径增加,长度可大于宽度 3~4 倍,置于高渗、等渗、低渗溶液或正常人血清内,椭圆形保持不变。正常人外周血涂片仅可见约 1% 椭圆形红细胞,遗传性椭圆形细胞增多症病人可达 25% 以上,巨幼细胞贫血时可见巨椭圆形红细胞。

3)靶形红细胞:红细胞中央部位染色较深,外围为苍白区,细胞边缘又深染,似射击靶状。见于各种低色素性贫血,特别是珠蛋白生成障碍性贫血。

4)镰形红细胞:形如镰刀状,见于镰形细胞性贫血。

5)口形红细胞:红细胞中央苍白区呈扁平裂缝状,形如张开的鱼口。见于口形红细胞增多症、弥散性血管内凝血和酒精中毒等。

6)棘细胞:红细胞表面有钝锯齿状突起,见于 β-脂蛋白缺乏症、脾切除后、酒精中毒和尿毒症等。

7)红细胞型态不整:红细胞呈泪滴状、梨形、新月形等,最常见于巨幼细胞贫血和

DIC 等。

(3)红细胞内血红蛋白含量的改变：

1)正常色素性：见于正常人、急性失血、再生障碍性贫血和白血病等。

2)低色素性：红细胞中央淡染区扩大，甚至呈环形红细胞，提示红细胞内血红蛋白量显著减少，常见于缺铁性贫血、铁粒幼细胞性贫血、珠蛋白生成障碍性贫血及某些血红蛋白病等。

3)高色素性：红细胞中央淡染区消失，常见于巨幼细胞贫血。

4)嗜多色性：属于尚未完全成熟的红细胞，胞体较大，胞质中因存在多少不等的嗜碱性物质被染成灰蓝色。其增多反映骨髓造血功能活跃，见于增生性贫血，尤其是溶血性贫血时显著增多。

(4)红细胞内结构异常：

1)嗜碱性点彩：在瑞特染色条件下，红细胞胞质内有嗜碱性黑蓝色颗粒，属于未完全成熟的红细胞。在铅、铋、汞等重金属中毒时增多，常作为铅中毒的诊断筛选指标。

2)染色质小体：在成熟或幼稚红细胞的胞质中，呈圆形，$1\sim2\mu m$ 大小，染成紫红色，1至数个，可能是幼红细胞在核分裂过程中出现的一种异常染色体，或是核染色质的残余物。常见于巨幼细胞贫血、溶血性贫血及脾切除后。

3)卡波环：可能为胞质中脂蛋白变性所致，常与染色质小体同时存在。见于巨幼细胞贫血及铅中毒病人。

4)有核红细胞：即幼稚红细胞。正常成人有核红细胞存在于骨髓之中，外周血涂片中除出生 1 周内的新生儿可见到少量有核细胞外，成人如出现有核红细胞即属病理现象，最常见于各种溶血性贫血、白血病、骨髓纤维化、骨髓转移癌和严重缺氧等。

3.血细胞比容测定　血细胞比容(hematocrit,Hct)是抗凝全血经手工法离心沉淀后测得的红细胞占全血的容积百分比、或经血液分析仪法计算所得红细胞占全血的容积百分比，主要用于诊断贫血及判断贫血的严重程度。

【参考范围】　男性 0.40～0.50L/L；女性 0.37～0.48L/L。

【临床意义】

(1)血细胞比容增高：相对性增高见于各种原因所致的血液浓缩，如大量出汗、严重呕吐、腹泻、大面积烧伤等。临床上常以此作为计算脱水病人静脉输液量的参考。绝对性增高见于真性红细胞增多症。

(2)血细胞比容减低：见于各种贫血，由于贫血类型不同，红细胞大小不同，故血细胞比容的改变与红细胞数量不一定成正比。因此常将血细胞比容、红细胞数和血红蛋白量三者结合起来计算红细胞各项平均值更有助于贫血的鉴别诊断。

4.红细胞平均值测定　常用红细胞平均值有：①平均红细胞容积(mean corpuscular volume,MCV)：指全血中平均每个红细胞的体积，以飞升(femtoliter,MCH)为计算单位。②平均红细胞血红蛋白含量(mean corpuscular hemoglobin,PG)：指全血中平均每个红细胞内所含血红蛋白的量，以皮克(pictogram,pg)为计算单位。③平均红细胞血红蛋白浓度(mean corpuscular hemoglobin concentration,MCHC)：指全血中每升红细胞中所含血红蛋白量，以 g/L 为计算单位。MCV、和 MCHC 互为关联 3

【参考范围】 MCV:80~100fl。MCH:26~32pg。MCHC:320~360g/L。

【临床意义】 主要用于贫血的型态学分类,见本任务贫血的实验室检验。

5.红细胞体积分布宽度 红细胞体积分布宽度(red blood cell volume distribution,RDW)是经血液分析仪测定获得的红细胞参数,反映红细胞大小异质性的程度,常用所测全体红细胞体积大小的变异系数来表示。

【参考范围】 11%~14.5%。

【临床意义】

(1)用于缺铁性贫血的诊断和鉴别诊断:缺铁性贫血与珠蛋白生成障碍性贫血红细胞型态均呈小细胞低色素性,但缺铁性贫血病人 RDW 明显升高,而珠蛋白生成障碍性贫血病人 RDW 多正常。缺铁性贫血早期 RDW 就可增高,而 MCV 和 MCH 等仍可正常。

(2)用于贫血的型态学分类:见本任务贫血的实验室检验。

6.网织红细胞计数 网织红细胞(reticulocyte,Ret)指晚幼红细胞到成熟红细胞之间的尚未完全成熟的红细胞。因其胞质内尚存留多少不等的嗜碱性物质 RNA,用煌焦油蓝或新亚甲蓝进行活体染色,嗜碱性物质凝聚成颗粒状,颗粒又可构成网织状,故称此红细胞为网织红细胞。网状结构越多,表示该细胞越幼稚。

【参考范围】 百分数:成人 0.5%~15%;新生儿 3%~6%。绝对值:(24~84)×10⁹/L。

【临床意义】 网织红细胞数直接反映骨髓的造血功能,临床上主要用于增生性与非增生性贫血的鉴别及贫血治疗效果的监测。

(1)网织红细胞增多:提示骨髓红细胞系增生旺盛,见于增生性贫血,如溶血性贫血,尤其是急性大量溶血时,网织红细胞计数可高达 40%以上,急性失血性贫血时网织红细胞也明显增高。缺铁性贫血或巨幼细胞贫血经有效治疗 3~5d 可见网织红细胞增高,7~10 d 达高峰。

(2)网织红细胞减少:提示骨髓造血功能低下,见于再生障碍性贫血,典型病例常低于 $15×10^9/L$,可作为急性再生障碍性贫血的实验诊断依据。

(3)骨髓移植效果观察:骨髓移植术后第 21 天,如网织红细胞数大于 $15×10^9/L$,常表示无移植并发症;若网织红细胞数小于 $15×10^9/L$,伴中性粒细胞和血小板增高,常提示骨髓移植失败。

(4)网织红细胞其他参数的意义:依据荧光强度可将网织红细胞分成低荧光强度(low fluorescence rate,LFR)网织红细胞、中荧光强度(middle fluorescence rate,MFR)网织红细胞和高荧光强度(high fluorescence rate,HFR)网织红细胞,越幼稚的网织红细胞荧光强度越强,MFR＋HFR 称为未成熟网织红细胞比率(immature reticulocyte fraction,IRF),IRF 增高可作为估计骨髓移植后造血恢复的早期指标。

7.红细胞沉降率测定 红细胞沉降率(erythrocyte sedimentation,ESR)指红细胞在一定条件下沉降的速率,简称血沉。沉降的速率主要与红细胞本身和血浆成分有关,当各种因素使红细胞形成缗钱状聚集时,红细胞下降加快。促使红细胞缗钱状形成的因素有:①血浆蛋白质成分的改变:血浆纤维蛋白原、球蛋白、胆固醇、甘油三酯增多或清蛋白减少时,血沉加快。②红细胞数量和形状的改变:红细胞减少时,血沉加快;红细胞增多时血沉减慢。红细胞直径越大血沉越快。球形红细胞不易聚集成缗钱状,血沉减慢。

【标本采集】 顺利抽取静脉血,与抗凝剂(32g/L 枸橼酸钠)按 4∶1 的比例混匀后送检。采用真空采血系统抽血时,使用黑色管帽的真空采血管采血。

【参考范围】 魏氏法:成年男性 0～15 mm/h 末;成年女性 0～20 mm/h 末。

【临床意义】

(1)生理性变化:女性月经期血沉增快,妊娠 3 个月以上血沉逐渐增快,直到分娩后 3 周逐渐恢复正常,此与妊娠期生理性贫血、纤维蛋白原含量增高以及产伤等因素有关。60 岁以上的老人因纤维蛋白原含量逐渐增高也可使血沉增快。

(2)病理性变化:血沉测定并无特异性意义,但结合病史和临床表现,对疾病的诊断与鉴别诊断有一定的意义。

1)急性感染类型的鉴别:急性细菌性炎症时,血中急性时相反应物质迅速增多,血沉增快;病毒性感染时血沉变化不大。

2)风湿性疾病和结核病变活动与否的观察:活动期血沉加快;静止期血沉减慢。

3)组织损伤或坏死的鉴别:大面积组织损伤或手术创伤等时血沉加快。急性心肌梗死常于发病后 3～4d 血沉加快,可持续 1～3 周;心绞痛时血沉正常。

4)良性与恶性肿瘤的鉴别:恶性肿瘤血沉常明显增快;良性肿瘤血沉多正常。

5)各种原因引起的高球蛋白血症:如多发性骨髓瘤、巨球蛋白血症、亚急性感染性心内膜炎、系统性红斑狼疮和黑热病等血沉常明显加快。慢性肾炎、肝硬化时由于清蛋白减少、球蛋白增高,血沉也加快。

6)贫血的鉴别:贫血时血沉增快。但遗传性球形细胞增多症、镰形红细胞性贫血时,因红细胞不易聚集成缗钱状,血沉可不加快甚至减慢。

二、白细胞检验

生理情况下,人体外周血的白细胞包括中性粒细胞、嗜酸性粒细胞、嗜碱性粒细胞、淋巴细胞和单核细胞 5 种类型,均来自骨髓造血干细胞分化后的各系祖细胞。白细胞通过不同方式、不同机制消灭病原体、清除过敏原和参加免疫反应。白细胞计数和分类计数有助于诊断感染、肿瘤、过敏或免疫抑制状态等。

1.白细胞计数(white blood cell count,WBC) 白细胞计数反映外周血液中白细胞的总数。

【参考范围】 成年:(4～10)×10⁹/L。

婴儿(6 个月至 2 岁):(11～12)×10⁹/L。

新生儿:(15～20)×10⁹/L。

2.白细胞分类计数 白细胞分类计数(white blood cell differential count,WBCDC)检验方法包括血液分析仪法和显微镜法两类,后者是将血液制成血涂片,经瑞特染色,在显微镜下根据白细胞的型态学特征分别进行计数,获取各种类型白细胞的百分比例,结合白细胞总数可计算出各种白细胞每升血液中的绝对数。

【参考范围】 成人中性杆状核粒细胞 1%～5%,绝对值(0.04～0.50)×10⁹/L;中性分叶核粒细胞 50%～70%,绝对值(2～7)×10⁹/L;嗜酸性粒细胞 0.5%～5%,绝对值(0.02～0.5)×10⁹/L;嗜碱性粒细胞 0%～1%,绝对值(0～0.1)×10⁹/L;淋巴细胞

20%～40%,绝对值(0.8～4)×10⁹/L;单核细胞 3%～8%,绝对值(0.12～0.8)×10⁹/L。

【临床意义】

(1)中性粒细胞(neutrophil,N):中性粒细胞起源于骨髓造血干细胞,后者具有增殖和分化能力,依次分化、发育为粒-单核系祖细胞、原始粒细胞、早幼粒细胞、中幼粒细胞、晚幼粒细胞、杆状核粒细胞和分叶核粒细胞。这一过程被人为地分成分裂池、成熟池、储备池、循环池及边缘池。了解粒细胞的动力学过程有助于分析外周血粒细胞增多或减少的原因。从原粒至中幼粒细胞阶段,细胞具有分裂能力,包括在分裂池中。从晚幼粒至分叶核粒细胞,细胞不再具有分裂能力,包括在成熟池中。成熟的粒细胞并不立即释放到外周血中,而在储备池中备用,大约只有 1/20 的杆状核及分叶核粒细胞释放到外周血中。成熟粒细胞进入血液后约有一半游离于循环血液中,另一半则附着于血管内壁形成边缘池。循环池与边缘池中的粒细胞保持动态平衡。在临床常规工作中计数的白细胞数一般是循环池中的细胞数。细胞从循环血液进入组织或体腔中,完成它们的生理功能,一般不再返回血管。

中性粒细胞增多和减少直接影响到白细胞总数的变化,所以临床上绝大多数病例白细胞总数实际上反映了中性粒细胞的变化。

1)中性粒细胞数量变化:

中性粒细胞生理性增多:①年龄变化。初生儿白细胞较高,以中性粒细胞为主,出生后 6～9d 与淋巴细胞大致相等,以后淋巴细胞逐渐增多,至 4～5 岁两者又大致相等,以后以中性粒细胞为主,逐渐接近于成年人水平。②日间变化。早晨较低,下午较高;静息状态较低,活动或进食后较高;剧烈运动、剧痛和激动时可显著增多。③妊娠与分娩。妊娠与分娩时中性粒细胞可增多。

中性粒细胞病理性增多:①急性感染。尤其是急性化脓性细菌感染。中性粒细胞增高程度与感染微生物的种类、感染灶的范围、感染的严重程度、病人的反应能力有关。局限性轻微感染时,白细胞总数可不增高,但中性粒细胞比例增高;中等程度感染时,白细胞总数常＞20×10⁹/L,中性粒细胞百分率增高,伴有明显核左移和中毒性改变,甚至出现类白血病反应;极度感染时,白细胞总数反而减低。②严重组织损伤或大量血细胞破坏。如大手术后、急性心肌梗死和急性溶血反应等。③急性大出血。特别是急性内出血,如脾破裂、宫外孕输卵管破裂后中性粒细胞迅速增高,可作为急性内出血的一个诊断参考指标。④急性中毒。化学药物、生物毒素、代谢性中毒如糖尿病酮症酸中毒、慢性肾炎尿毒症时常见增高。⑤恶性肿瘤。急性或慢性粒细胞白血病时白细胞数可达数万甚至数十万;肝癌、胃癌时可产生促粒细胞生成素或其坏死产物促使骨髓储备池释放粒细胞从而出现持续性白细胞增高。

中性粒细胞减少:①某些感染性疾病。如伤寒杆菌、流感、麻疹和风疹等感染时可减少。②血液系统疾病。如再生障碍性贫血、粒细胞减少症、粒细胞缺乏症、非白血性白血病、恶性组织细胞病、巨幼细胞贫血和阵发性睡眠性血红蛋白尿等。③理化因素损伤。X线辐射,化学药物如解热镇痛药、氯霉素、磺胺类药、抗肿瘤药、抗甲状腺药及免疫抑制剂等。④脾功能亢进。⑤自身免疫性疾病。如系统性红斑狼疮等。

2)中性粒细胞核象变化：

核左移：指外周血中杆状核细胞增多或出现晚幼粒、中幼粒、早幼粒细胞等。常见于感染，尤其是急性化脓性细菌感染，也见于急性失血、急性中毒和急性溶血反应等。轻度核左移伴白细胞总数及中性粒细胞百分率增高者，提示感染轻，病人的抵抗力强；明显核左移伴白细胞总数及中性粒细胞百分率增高者，提示感染严重；核显著左移但白细胞总数不增高或减低者，提示感染极为严重。

核右移：正常人外周血中性粒细胞以 3 叶核为主，若 5 叶核以上者超过 3％称为核右移。主要见于巨幼细胞贫血及应用抗肿瘤代谢的药物后。炎症的恢复期出现一过性核右移属于正常现象，若在疾病进行期突然出现核右移常提示预后不良。

3)中性粒细胞形态学变化：在各种化脓性感染、败血症、恶性肿瘤、中毒及大面积烧伤等情况下，中性粒细胞可发生中毒性变化，包括：①大小不等。表现为中性粒细胞胞体大小悬殊。②中毒颗粒。在中性粒细胞胞浆中出现较粗大、大小不等、分布不均匀、染色较深呈黑色或紫黑色的颗粒。③空泡变性。在中性粒细胞胞浆中出现空泡，大小不等，1 个或数个，也可出现在细胞核上，常见于严重的感染。④核变性。指细胞核出现核固缩、核溶解及核碎裂等现象。此外，造血系统肿瘤性疾病如急性粒细胞白血病或急性单核细胞白血病者，中性粒细胞胞质中可出现红色的杆状物质，1 至数个，称为棒状小体（Auer's body）。这种棒状小体在急性淋巴细胞白血病中不会出现。

（2）嗜酸性粒细胞（eosinophil，E）：

1)嗜酸性粒细胞增多：①变态反应性疾病。如支气管哮喘、血管神经性水肿和食物过敏等。②寄生虫感染。如蛔虫病、钩虫病等，嗜酸性粒细胞可达（20）％以上，白细胞总数高达正常人的数倍以上，呈嗜酸性粒细胞型类白血病反应。③皮肤病。如湿疹和银屑病等。④血液系统疾病。如慢性粒细胞白血病、淋巴瘤、嗜酸性粒细胞白血病等。⑤某些传染病。急性传染病嗜酸性粒细胞大多减少，唯猩红热急性期反而增多。

2)嗜酸性粒细胞减少：见于伤寒、副伤寒、手术后严重组织损伤、应用肾上腺皮质激素或促肾上腺皮质激素后。

（3）嗜碱性粒细胞（basophil，B）：

1)嗜碱性粒细胞增多：①过敏性疾病。药物、食物、吸入物超敏反应及类风湿性关节炎等。②血液病。慢性粒细胞白血病、真性红细胞增多症、骨髓纤维化、嗜碱性粒细胞白血病等。③恶性肿瘤。特别是转移癌。④其他。如糖尿病、传染病如水痘、天花、结核等。

2)嗜碱性粒细胞减少：临床意义不大。

（4）淋巴细胞（lymphocyte，L）：

1)淋巴细胞数量变化：

淋巴细胞增多：①某些细菌或病毒感染，如风疹、流行性腮腺炎、传染性淋巴细胞增多症、传染性单核细胞增多症、病毒性肝炎、流行性出血热、百日咳和结核等。②组织器官移植后排斥反应。③急、慢性淋巴细胞白血病，淋巴瘤。④再生障碍性贫血时淋巴细胞相对增多。

淋巴细胞减少：主要见于接触放射线、应用肾上腺糖皮质激素或促肾上腺皮质激素及先天性或获得性免疫缺陷性疾病等。急性化脓性细菌感染时，由于中性粒细胞显著增多，可致淋巴细胞相对减少。

2)淋巴细胞形态学变化:传染性单核细胞增多症、病毒性肝炎和流行性出血热者淋巴细胞增生,并可出现形态改变,称为异形淋巴细胞,从形态学上可将其分为 I 型(空泡型)、Ⅱ型(不规则型)和Ⅲ型(幼稚型)。

(5)单核细胞(monocyte,M):

1)生理性增多:出生后 2 周的婴儿单核细胞可达 15% 或更多,正常儿童也比成年人稍多。

2)病理性增多:①感染性疾病。如亚急性感染性心内膜炎、疟疾、黑热病、结核及急性感染的恢复期。②血液系统疾病。如急性单核细胞白血病、粒细胞缺乏症恢复期、恶性组织细胞病、淋巴瘤和骨髓增生异常综合征等。

3)单核细胞减少:临床意义不大。

三、血小板检验

血小板(platelet)由骨髓巨核细胞产生,具有维持血管内皮完整性的功能,以及黏附、聚集、释放和血块收缩功能。血小板计数是全血细胞计数的重要参数之一,也是止血、凝血检验最常用的检验项目之一。

【参考范围】 $(100\sim300)\times10^9/L$。

【临床意义】

1.血小板减少 血小板计数低于 $100\times10^9/L$ 称为血小板减少。见于:①血小板生成障碍。如再生障碍性贫血、急性白血病、放射线损伤、骨髓纤维化和恶性肿瘤化学治疗等。②血小板破坏或消耗亢进:如弥散性血管内凝血、特发性血小板减少性紫癜、输血后血小板减少症、脾功能亢进和系统性红斑狼疮等。③血小板分布异常:如肝硬化、输入大量库存血或大量血浆引起的血液稀释。

2.血小板增多 血小板计数超过 $400\times10^9/L$ 称为血小板增多。原发性增多见于骨髓增生性疾病和恶性肿瘤如真性红细胞增多症、原发性血小板增多症和慢性粒细胞白血病慢性期等;反应性增多见于急性感染和急性溶血等。

工作任务二 尿 液 检 验

【预习案例】

案例 6-2:病人,女性,45 岁,反复尿频、尿急、尿痛 6 年,夜尿增多 1 年。体格检验:血压 158/106mmHg,双肾叩击痛。化验:尿白细胞(++),蛋白(++),尿相对密度 1.010,尿培养大肠杆菌生长,血肌酐 470 mol/L。B 超检验示:双肾不对称缩小,变形明显。

试分析:

1.该病人检验结果有哪些异常?

2.根据检验结果判断该病人所患疾病?

尿液是血液经过肾小球滤过、肾小管重吸收及分泌作用而形成,最终通过泌尿系统排出体外的代谢产物。泌尿系统本身的疾病可引起尿液成分的改变,其他系统疾病也可影响尿液的形成及成分的改变。

一、标本的采集与保存

尿液的采集是尿液检验的关键环节之一,其采集、保存及送检的方法正确与否关系到检验结果的准确与真实,保证尿液标本的正确采集和保存是临床护理工作的基本内容。

1. *留尿的容器*　尿液的一般检验应使用清洁干燥的大口瓶,必要时加盖。尿液做细菌培养时则应使用有塞的无菌大试管。

2. *留尿的种类*　根据临床需要和实际情况,留尿的种类大致可分为下列四种:

(1)随机尿:指随时留取任何时间的尿液。其优点是采集方便不受限制,多用于门、急诊病人;缺点是易受饮食、药物、运动、温度等因素的影响,有时结果不够准确。

(2)晨尿:指清晨起床后第一次排尿时收集的尿液标本。尿液在膀胱内潴留时间较长(6~8 h以上),尿液浓缩和酸化程度高,尿液中细胞、管型等有形成分检出率较高。适用于肾脏疾病进一步明确诊断及观察疗效。

(3)餐后尿:指餐后2 h留取的尿液,多于午餐2 h后留尿。适合于糖尿病和尿蛋白阳性病人做定性检测时使用。

(4)12 h尿或24 h尿:指留取12 h或24 h内排出的全部尿液。留尿时间也可根据需要适当调节长短,或在不同时间段内分瓶留取分段尿液。适合对尿液中所含的微量物质,如17羟、17酮皮质类固醇、尿糖、尿蛋白、尿电解质进行定量检测。

3. *留尿方法*　不同的检验项目留尿方法有所不同。常用者如下。

(1)尿液的一般检验:通常应留取新鲜尿液10~100 ml不等。女性应避开月经周期以防止阴道分泌物混入尿中,男性应避免精液及前列腺液的污染。留尿时最好弃去初段尿液不要,以免尿道口的不洁成分影响检验结果。

(2)尿液的细菌培养:留尿前应停用抗生素5d,留尿时先给病人冲洗外阴部或用1:1000苯扎溴铵(新洁尔灭)棉球擦拭外阴后再留取中段尿液,必要时可以用导尿的方法留取尿液标本。留尿全程中应遵守无菌操作规程,防止非尿道细菌及环境中的细菌污染标本,留好的尿液标本应及时送检。

(3)尿液中所含物质的定量检验(多用12 h尿或24 h):测定开始的当天中餐与晚餐应限制液体摄入量在200 ml以下,晚餐后不再饮水;次晨8时排尿弃去,收集此后12 h或24 h内的所有尿液,包括粪便排出时的尿液以及第2天上午8时最后排出的尿液。可按检测需要将全部尿液盛于一个容器,或分晨8时至晚8时的尿液与晚8时至晨8时的尿液盛于两个容器,也可将每两小时的尿液盛于一个容器中送检。如果尿液放置的时间较长,应将尿液冷藏或置于阴凉处保存,必要时可添加防腐剂。防腐剂的种类及使用方法见表6-2-1。

(4)婴幼儿尿液检验:先给婴幼儿做外阴冲洗,然后将容器紧贴于尿道口外或直接套住阴茎上经适当固定后留尿,否则不易满意留取尿液标本。

4.尿液的送检

(1)送检时间:一般完成尿液标本收集后均应立即送检。留尿至开始检测的时间最好不要超过 30 min,夏季最长不能超过 1 h,冬季最长不能超过 2 h。留取 12 h 或 24 h 尿标本应按前述要求添加防腐剂,如遇特殊情况不能及时检测应将标本置入冰箱保存。

(2)送检单:送检时应仔细核查瓶签并注明标本的种类、留取的准确时间、所加防腐剂种类等。

表 6-2-1　尿液防腐剂种类、添加量、使用目的及适用范围

防腐剂	添加量	目的	适用范围
甲苯	2ml/100ml 尿	形成薄膜阻止尿液与空气接触,保持标本中化学成分的稳定,对微生物无效	用于尿糖与尿蛋白等生化检测的防腐
甲醛	1～2ml/24 h 尿	凝固蛋白,抑制细菌生长,固定尿中有形成分	用于检出管型与细胞时防腐
福尔马林	1 滴/30 ml 尿	保存尿中有形成分,但增加尿中还原物质浓度,可与尿素形成沉淀	用于保存尿液有形成分,不能用于尿糖检测,添加过量时形成沉淀干扰镜检
浓盐酸	10 ml/24 h 尿	固定尿中 17-酮类固醇物、儿茶酚胺、扁桃酸类物质	用于尿 17-酮类固醇、儿茶酚胺、钙等物质检测时防腐
冰醋酸	10～25 ml/24 h 尿	固定尿中 5-羟色胺、醛固酮类物质	用于 5-羟色胺类物质检测时防腐
碳酸钠	10 g/24 h 尿	固定尿中卟啉类物质	用于尿卟啉检测时防腐并应用棕色瓶装标本

二、尿常规检验

尿常规检验项目主要指尿液的性状,包括尿量、外观、气味、比重及酸碱度等,大多通过肉眼及显微镜检验可获得结果。

(一)一般性状检验

1.尿量

(1)正常尿量:正常成人尿量为一昼夜 1 000～2 000 ml,尿量的多少与当日饮水量及其他途径排出的体液量有关。

(2)尿量异常:

1)多尿:每昼夜尿量＞2 500 ml 为多尿。暂时性多尿见于饮水过多、咖啡因类药物作用、应用利尿剂、输液过多等。病理性多尿见于尿崩症、糖尿病、慢性肾小球肾炎及慢性肾盂肾炎后期、急性肾衰竭多尿期。

2)少尿:每昼夜尿量＜400 ml 为少尿,＜100 ml 为无尿。见于以下几种情况:①肾前性:如各种原因所致的休克、严重脱水等。②肾性:如急性肾小球肾炎、急性肾衰竭少尿期、慢性肾衰竭等。③肾后性:如各种原因所致尿路梗阻。

2.外观

(1)正常尿液外观:正常尿液为淡黄色、透明液体,颜色的深浅与某些食物、药物的摄

入和尿量多少有关。

（2）异常尿液外观：

1）无色：见于尿崩症、糖尿病，也可见于饮水或输液量过多。

2）淡红色或红色洗肉水样：为肉眼血尿。尿中含血量超过每升 1 ml，由于尿含血量不同呈淡红色、红色、洗肉水样或混有血凝块。见于肾结核、肾或泌尿道结石、肾肿瘤、急性肾小球肾炎、泌尿系统感染、出血性疾病等。

3）浓茶色或酱油色：为血红蛋白尿，隐血试验阳性，主要见于血型不合输血反应、急性溶血性贫血等严重血管内溶血。

4）深黄色或褐色：尿液的泡沫也呈黄色，为胆红素尿，见于阻塞性或肝细胞性黄疸。服用痢特灵（呋喃唑酮）、大黄、核黄素等药物也可使尿呈黄色，但尿液的泡沫不黄。

5）白色混浊：主要见于两种情况。①脓尿（pyuria）和菌尿（bacteriuria）：尿液外观呈不同程度的黄白色混浊，由于急性肾盂肾炎、膀胱炎、尿道炎和肾多发性脓肿等泌尿系统感染，尿中含大量脓细胞或细菌所引起。②乳糜尿（chyluria）：尿液外观呈不同程度的乳白色，由于丝虫病、肿瘤、腹部创伤等致淋巴循环受阻所引起。

3. 气味

（1）正常气味：正常尿液的气味因尿内含有挥发酸而呈特殊微弱的芳香气味，久置后由于尿素分解可出现氨臭味。

（2）异常气味：糖尿病因尿中含有大量酮体可有烂苹果味；进食葱、蒜等含特殊气味的食品过多时，尿液也可出现相应的特殊气味。如刚排出的尿液即有氨味，可能为慢性膀胱炎或尿潴留；鼠臭味见于苯丙酮尿症。

4. 酸碱反应

【测定方法】　普通膳食情况下，留取新鲜晨尿 100 ml 盛于清洁干燥的中性容器中立即送检。一般采用广泛 pH 试纸测定，精确测定时改用 pH 计测定。

【参考值】　正常尿液一般为弱酸性，pH6.5 左右，有时可呈中性或弱碱性。

【临床意义】　正常尿液酸碱度受饮食的影响最大，如进食蛋白质多时，尿 pH 降低，进食蔬菜多时尿 pH 可升高。每次进食后，随着胃黏膜盐酸分泌增多，尿 pH 可呈一过性升高。夜间入睡后随呼吸减慢，尿 pH 可较白天有所降低。因此，在结果判定时只有排除了上述干扰因素后出现的 pH 过高或过低才称为尿液的酸碱度异常。

（1）尿酸度增高：见于酸中毒、发热、糖尿病、痛风或服用氯化铵等药物后。

（2）尿碱度增高：见于碱中毒、膀胱炎、肾小管性酸中毒及服用碱性药物后。

5. 比重

【参考值】　正常尿比重在 1.015～1.025。晨尿最高，一般＞1.02，新生儿尿比重在 1.002～1.004。

【临床意义】　正常尿比重的高低随尿液中水分、所含盐类及无机物等成分的多少而略有不同。病理情况下还受尿液中所含蛋白质、糖、细胞等成分多少的影响。饮水多时尿比重降低，机体缺水时尿比重增高。在没有水代谢紊乱的情况下，尿比重的高低可反映肾小管的浓缩稀释功能。

（1）尿比重增高：见于急性肾小球肾炎、心力衰竭、脱水、高热等，尿量少而比重高；糖尿病者尿量多而比重高。

（2）尿比重降低：见于慢性肾衰竭、尿崩症等。当肾实质破坏，肾浓缩稀释功能丧失时，尿比重低且固定在 1.010 ± 0.003。

（二）化学检验

1.尿蛋白质定性检验　正常尿内蛋白质含量极微，尿蛋白定性试验呈阴性反应。尿蛋白质定性试验呈阳性反应时称蛋白尿。临床用阴性（－）与阳性（＋）表示定性结果。同时用＋～＋＋＋＋来表示尿蛋白阳性的程度或大致的含量变化，见表 6-2-2。

表 6-2-2　尿蛋白定性结果

表示方法	结果	尿蛋白含量	
		一次尿（g/L）	24 h尿
（－）	无混浊	0～0.08	0.02～0.08g/24h
（±）	微混浊	＜0.1	＜0.1g/24h
（＋）	混浊	0.1～0.5	＜0.5g/24h
（＋＋）	颗粒状混浊	0.5～2.0	＜3.0g/24h
（＋＋＋）	絮状混浊	2.0～5.0	＜10.0g/24h
（＋＋＋＋）	块状混浊	＞0.5	＞10.0g/24h

【临床意义】

（1）肾小球性蛋白尿：主要因炎症、免疫等因素使肾小球基底膜损伤、孔径变大或静电屏障作用减弱所致，尿中的蛋白以大分子清蛋白为主。

1）生理性：尿蛋白定性一般不超过（＋），定量测定不超过 0.5 g/24 h，见于剧烈活动、发热、受寒或精神紧张时，泌尿系统无器质性病变。

2）病理性：见于肾小球器质性病变。蛋白尿的程度与病变部位及性质有关，但蛋白量的多少不能反映病变的程度和预后。原发性肾小球病变如急性肾小球肾炎尿蛋白定性试验常呈（＋）～（＋＋），定量测定一般不超过 3 g/24 h；隐匿性肾小球肾炎，尿蛋白定性试验多为（±）～（＋），定量检验常在 0.2 g/24 h；肾病综合征尿蛋白含量最多，尿蛋白定性试验多为（＋＋＋）～（＋＋＋＋），定量测定常为 3.5～10 g/24 h，最高可达 20 g/24 h。

3）继发性蛋白尿：继发于糖尿病、系统性红斑狼疮、毒物损害、心功能不全的肾损害，尿蛋白定性试验多呈（＋＋）～（＋＋＋）。

（2）肾小管性蛋白尿：主要由于肾小管因炎症或中毒损害，不能重吸收自肾小球滤过的小分子蛋白质所致。

1）肾小管病变：常见于肾盂肾炎，尿蛋白定性试验多呈（＋）～（＋＋），伴白细胞和红细胞。

2）肾间质损害：见于汞、镉、苯等金属盐类中毒或使用磺胺、庆大霉素、卡那霉素等抗生素，尿蛋白定性试验为（＋）～（＋＋），定量测定为 1.5 g/24 h，伴明显管型尿。

（3）混合性蛋白尿：肾脏病变同时累及肾小球与肾小管两部分，蛋白尿所含成分具有前述两种蛋白尿的特点。见于各种肾小球疾病后期、肾脏炎症、中毒等引起的肾小管间质病变、全身性疾病如糖尿病、系统性红斑狼疮等引起的肾损害。尿蛋白定性试验呈（＋）～

（＋＋＋）不等,定量测定常在 3.5 g/24 h 左右。

（4）溢出性蛋白尿:血中出现大量小分子蛋白质,如异常免疫球蛋白轻链或急性溶血时的游离血红蛋白,经肾小球滤出过多,超过肾小管的重吸收能力所致的蛋白尿。见于多发性骨髓瘤、巨球蛋白血症、急性溶血性疾病。

2.尿糖定性检验　正常人尿中可有微量葡萄糖。尿糖主要指葡萄糖,也有乳糖、半乳糖和果糖等。尿中是否出现葡萄糖取决于血糖浓度、肾血流量和肾糖阈。

【参考范围】　阴性。

【临床意义】　尿糖定性试验阳性称为葡萄糖尿(glucosuria)。

（1）血糖增高性糖尿:多见于内分泌疾病,如糖尿病、库欣综合征、甲状腺功能亢进、肢端肥大症和嗜铬细胞瘤等。

（2）血糖正常性糖尿:血糖浓度正常,由于肾小管病变导致葡萄糖重吸收能力降低所致,又称为肾性糖尿,见于慢性肾小球肾炎、肾病综合征、间质性肾炎或家族性糖尿等。

（3）暂时性糖尿:生理性见于进食大量碳水化合物或静脉输注葡萄糖;应激性见于颅脑外伤、脑血管意外、大面积烧伤和急性心肌梗死等时。

（4）非葡萄糖性糖尿:包括哺乳期妇女的乳糖尿、肝功不全者的果糖尿和(或)半乳糖尿,以及大量进食水果后的果糖尿、戊糖尿等。

（三）显微镜检验

指用显微镜对新鲜尿液标本中的沉渣进行镜检,寻找有无各种类型的细胞、管型和结晶体,并计数 10 个高倍视野中的细胞数量,管型则要观察 20 个低倍视野。一般各类细胞计数的检验结果可用＋～＋＋＋＋表示,即＋＞5 个、＋＋＞10 个、＋＋＋＞15 个、＋＋＋＋＞20 个。

1.上皮细胞　正常尿液中可有少量扁平上皮细胞和移行上皮细胞,如出现肾小管上皮细胞则提示肾实质已有损害,见于急性或慢性肾小球肾炎、肾移植后排异反应期。各类上皮细胞见图 6-2-1。

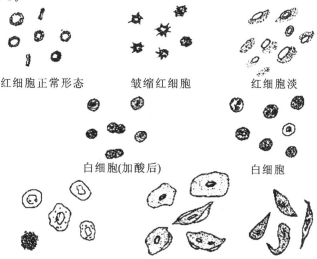

红细胞正常形态　　皱缩红细胞　　红细胞淡

白细胞(加酸后)　　白细胞

图 6-2-1　尿液中各类上皮细胞型态示意图

2.白细胞和脓细胞　正常尿液中只有少量白细胞。如发现每高倍视野中白细胞超过5个即为增多,称为镜下脓尿。各种肾脏疾病均可引起尿中白细胞轻度增加,泌尿系统感染时可明显增加。淋巴细胞性白血病、肾移植术后尿中可见淋巴细胞增多(图6-2-2)。

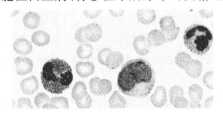

图 6-2-2　尿液中白细胞与红细胞型态示意图

3.红细胞　正常尿液中见不到或偶见红细胞。每高倍视野中红细胞数超过1～2个即为增多;超过3个,尿外观正常者,称为镜下血尿。镜下表现可分为三种类型:

(1)均一红细胞血尿:指红细胞型态及大小一致的镜下血尿,少数人可见血红蛋白脱出后的影细胞和外形轻微改变的棘细胞。

(2)变形红细胞血尿:血尿除红细胞大小不等外,还能见到外形有两种以上的变化,如破碎红细胞、皱缩红细胞、大型红细胞、外展或芽状红细胞、胞浆丢失或有颗粒沉着的红细胞等。

(3)混合性血尿:指上述两种情况均有的镜下血尿,可以根据数量超过50%的那一类红细胞命名。一般有两类。①肾小球源性血尿:多为变形红细胞血尿,见于急、慢性肾小球肾炎等。②非肾小球源性血尿:多为均一红细胞血尿,主要与肾小球以下部位和泌尿道出血有关,如肾结石、肾盂肾炎、急性膀胱炎等。

4.管型　指尿中的蛋白质、肾小管分泌物、各类细胞崩解后在肾小管、集合管中凝固而成的柱状蛋白聚体。当肾实质发生损害时有蛋白尿发生,加之尿流缓慢,局部尿液滞留,较易形成管型。管型可有多种类型(图6-2-3)。常见的有如下几种。

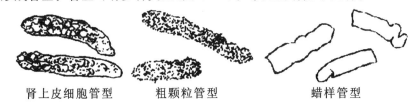

肾上皮细胞管型　　　粗颗粒管型　　　蜡样管型

图 6-2-3　尿液中各种常风管型示意图

(1)细胞管型:管型中细胞及其碎片的含量超过管型体积的1/3时称为细胞管型。可按其中所含细胞的种类分别称为上皮细胞管型、红细胞管型、白细胞管型等,其临床意义与尿液中相应细胞增多的意义一致。

(2)颗粒管型:管型中崩解产物颗粒量超过管型体积的1/3时称为颗粒管型。颗粒粗大浓密呈褐色为粗颗粒管型,多见于慢性肾小球肾炎及药物中毒所致的肾小管损伤;颗粒细小稀疏为细颗粒管型,见于慢性肾小球肾炎与急性肾小球肾炎后期。

(3)透明管型:主要由肾小管分泌的 Tamm-Horsfall 糖蛋白及少量清蛋白和氯化物构成。管型是无色半透明均匀的细柱体,两端钝圆,偶含少量颗粒,一般需暗视野下观察。

老年人清晨浓缩尿中偶见;急、慢性肾小球肾炎、急性肾盂肾炎、心力衰竭及恶性高血压多见;剧烈运动及体力劳动后,发热、麻醉时可暂时出现。

（4）蜡样管型:由细颗粒管型继续衍化而成,或由淀粉样变的上皮细胞溶解后产生。其出现提示肾小管病变严重,预后差。见于慢性肾小球肾炎晚期、肾衰竭及肾淀粉样变性等。

（5）脂肪管型:当管型基质中含有较多脂肪滴或嵌入含脂肪滴的肾小管上皮细胞时称脂肪管型。脂肪滴为折光强的卵圆形,是肾上皮细胞中的脂肪变形后的产物。见于肾病综合征及中毒性肾病等。

（6）肾衰竭管型:是尿液长期在肾中滞留,肾小管和集合管扩张后形成的管型。见于急、慢性肾衰竭。

5. 结晶体　正常尿液有时有盐类结晶体析出,大多与饮食及代谢有关。析出物的多少受该结晶体在尿液中的饱和度、尿 pH 和温度等因素的影响。常见的结晶体有以下几类:①碱性尿液中的结晶:有磷酸盐、磷酸钙、尿酸铵结晶等,加醋酸可溶解。②酸性尿液中的结晶:有尿酸及草酸钙结晶,亮氨酸、酪氨酸、胱氨酸结晶,胆红素结晶和胆固醇的结晶。③其他结晶:如磺胺类药物结晶。此类结晶易在酸性尿中形成,从而诱发泌尿系统结石及肾损伤,因此用药时应嘱病人多饮水并采取碱化尿液的措施。

尿中常见的结晶体如磷酸盐、尿酸及草酸钙结晶一般无临床意义。若持续出现于新鲜尿中并伴有较多红细胞,应疑有结石的可能。急性重型肝炎时尿液中可见亮氨酸和酪氨酸结晶。胆固醇结晶见于肾盂肾炎、膀胱炎、脓尿和乳糜尿内。尿中磺胺类药物结晶析出多时应停药。

（四）尿沉渣细胞计数

1. Addis 尿沉渣计数　指留取病人夜间 12 h 尿标本,定量检验沉渣中有机物的数量。

【参考值】　红细胞<50 万/12 h;白细胞<100 万/12 h;透明管型<5 000/12 h。

【临床意义】　上述细胞、管型数明显增加见于泌尿系统感染,如肾盂肾炎、尿路感染、前列腺炎等,肾小球肾炎时可轻度或明显增加。

2. 1 h 细胞排泄率测定　指收集病人常态下 3 h 的尿液,测定所含各类细胞数量后计算出的每小时该类细胞排出数。

【参考值】　男性:红细胞<3 万/h,白细胞<7 万/h。女性:红细胞<4 万/h,白细胞<14 万/h。

【临床意义】　肾盂肾炎时白细胞排泄率明显增高;急性肾小球肾炎时红细胞排泄率明显增高。

三、尿液的其他检验

（一）尿蛋白定量检验

一般指对 24 h 尿液中蛋白含量的测定。

【参考值】　正常一般为 20～80 mg/24 h 尿。尿蛋白质>100 mg/L,或尿蛋白含量达 150 mg/24 h 尿,称为蛋白尿。

【临床意义】　与尿蛋白质定性检验的临床意义一致。但这一方法可对尿液中的蛋白甚至微量蛋白的含量做精确的定量分析,是对尿蛋白质定性试验的补充检验,利于病人疗效的动态观察。

(二)尿糖定量检验

一般指对 24 h 尿液中含糖量的测定。

【参考值】 0.56~5.0 mmol/24 h(0.1~0.9 g/24 h)。

【临床意义】 与尿糖定性检验的临床意义一致。一般正常人尿糖含量甚微测不出来。如果血糖升高则除尿糖定性试验阳性外,可进一步做该检验以确定尿糖的具体含量,但临床多用血糖测定做尿糖定量的参考。尿糖定量检验主要用于糖尿病病人治疗过程中的疗效观察,也可在葡萄糖和半乳糖耐量试验或木糖吸收试验时用来测定尿中糖的精确含量。

(三)尿酮体检验

一般指对 24 h 尿液中酮体含量的测定。

【参考值】 阴性,指酮体含量 0.34~0.85 mmol/24 h(20~50 mg/24 h),其中丙酮<3 mg/24 h,乙酰乙酸<9 mg/24 h,β-羟丁酸<38 mg/24 h。

【临床意义】 酮体主要包括丙酮、乙酰乙酸和 β-羟丁酸,是脂肪分解代谢的中间产物。正常情况下酮体由肝产生,经血液送至组织并在其中氧化分解产生能量。当糖代谢障碍或脂肪分解加速时,产生的酮体量超过组织利用酮体的能力,血中酮体会迅速增加并从尿液中排出形成酮尿。阳性见于糖尿病酮症酸中毒、严重呕吐、腹泻、发热、饥饿等。

工作任务三　粪　便　检　验

【预习案例】

　　案例 6-3:患儿,女,5 岁,发热伴腹泻一天,20~30 min 一次大便,量少。化验:血 Hb 109g/L,WBC 23.4×10⁹/L,中性杆状细胞 8%,中性分叶细胞 70%,淋巴细胞 22%,PLT 110×10⁹/L,大便常规:黄色黏液脓血便。WBC (30~40)/Hp,RBC (3~8)/Hp

　　试分析:

　　1. 根据病人的以上情况,考虑应做哪些实验室检验?

　　2. 该病人检验结果有哪些异常?

　　粪便由食物残渣、胃肠道分泌物、脱落物、细菌和水分混合而成。对粪便进行检验可了解:① 消化道及肝、胆、胰等器官有无炎症、出血、寄生虫、肿瘤等病变。② 根据粪便性状了解消化状况,借以推断胰腺外分泌功能。③ 消化道内有无致病菌感染。

一、标本采集与送检

　　粪便标本的采集送检是否正确直接关系到检验结果的正确性与准确性,也是护理工作的重要内容。

　　工作中特别要注意下列问题。

（1）通常采用自然排出的新鲜粪便,必要时可用肛门指诊或采便管帮助进行粪便标本的采集。

（2）留取粪便的容器应为清洁干燥的玻璃瓶、塑料盒,或一次性使用的涂蜡纸盒。粪便中不应混有尿液、消化剂、污水等以免破坏粪便中的有形成分。细菌培养时则应采用有盖的无菌容器。

（3）粪便检验一般只需指头大（5 g）少量粪便即可,但应在粪便有脓血黏液处选材,并注意从粪便的不同部位选取标本。

（4）粪便寄生虫检验,3d 前应停用抗生素,留取的粪便至少在 30 g 以上。血吸虫毛蚴等虫卵孵化计数,应留取全部 24 h 粪便,混匀后送检。检验阿米巴滋养体,除从粪便脓血及稀便处取标本外,还应另做涂片立即送检,室温低于 20℃ 时,送检前载玻片应加温,送检途中要注意保温（以载玻片不烫手背为宜）,以提高阳性检出率。蛲虫虫卵检验应使用透明薄膜拭子于清晨排便前自肛门周围的皱襞外拭取标本然后送检,才易获得正确的结果。

（5）粪便隐血试验,为避免出现假阳性,病人应禁食铁剂、动物血、肝类、瘦肉及大量绿叶蔬菜 3d,然后再留取粪便送检,有牙龈出血者应嘱其勿下咽。

（6）标本采集后一般在 1 h 内检验完毕,以免 pH 改变以及消化酶作用等使粪便的有关成分分解破坏,影响检验结果的正确性。

二、粪便常规检验

粪便常规检验包括一般性状目视检验、显微镜检验及化学检验,其中前两项应用最多。

（一）一般性状检验

1. 量　正常人每天排便 1～2 次,排便量 100～300 g,可随食物种类、进食量及消化器官功能情况而变化,如大量进食粗纤维食物,消化道或消化腺功能紊乱以及炎症感染时,排便量会增加,甚至显著增多。

2. 颜色与性状　正常粪便为黄褐色成形便,婴儿略呈金黄色。病理情况时常有如下改变。

（1）黏液便:正常人粪便可有少量黏液均匀混合于粪便之中。小肠炎症时黏液增多,均匀地混于粪便之中;大肠炎症时黏液不易与粪便混合;直肠炎症时黏液附着于粪便表面。单纯性黏液无色透明,细菌性痢疾、阿米巴痢疾时分泌的脓性黏液便呈黄白色不透明状。

（2）脓性及脓血便:痢疾、溃疡性结肠炎、结肠或直肠癌等病变时常,排脓性及脓血便;阿米巴痢疾以血为主,血中带脓,呈暗红色果酱样;细菌性痢疾以黏液及脓为主,脓中带血,多呈鲜血状。

（3）黑便及柏油样便:上消化道出血量达 50～75ml 时可出现黑便,粪便隐血试验强阳性;若出血量较大,持续 2～3d 则可为黑色、发亮的柏油样便。服用铁剂、铋剂、药用炭等也可排出黑便,但无光泽,且隐血试验阴性。

（4）白陶土样便:粪便呈黄白色陶土样,系各种原因引胆道阻塞,进入肠道的胆红素减少或缺如,使粪胆素减少或缺如所致,见于胆汁淤积性黄疸。钡餐胃肠道造影术后粪便也可呈白色或黄白色。

(5)鲜血便:见于直肠息肉、直肠癌、肛裂及痔疮等。痔疮时常在排便后有鲜血滴落,其他疾病鲜血附着于粪便表面。

(6)水样便:多由于肠蠕动亢进或肠黏液分泌过多所致。假膜性肠炎时常排出大量稀汁样便,并含有膜状物;艾滋病病人伴发肠道隐孢子虫感染时,可排出稀水样便;霍乱弧菌感染时可排出米泔样便;小儿肠炎时由于肠蠕动加快,粪便呈绿色稀糊状。

(7)异常形状便:球形硬便见于便秘;扁平带状便见于直肠或肛门狭窄。

3.气味

【参考范围】 正常粪便因含吲哚与粪臭素而有臭味,食肉者粪便有强烈臭味,食蔬菜者臭味较轻。

【临床意义】 慢性肠炎、胰腺疾病、结肠或直肠癌溃烂时粪便有恶臭;阿米巴痢疾病人粪便有血腥臭味;脂肪或糖类消化不良时呈酸臭味。

4.寄生虫体

【参考范围】 正常人粪便中不含寄生虫体。

【临床意义】 肉眼可分辨的寄生虫虫体主要有蛔虫、蛲虫、绦虫节片等。钩虫虫体常需将粪便冲洗过筛后才能看到。使用驱虫剂者应检验粪便中有无虫体排出,驱绦虫后应仔细寻找绦虫头节以判断驱虫效果。

(二)显微镜检验

1.细胞 用显微镜观察细胞的型态及数量是粪便显微镜检验的基本内容。主要包括如下几种。

(1)细胞数量:

偶见:≤1个细胞/10个高倍镜视野。

0~3:10个高倍镜视野中不超过2~3个。

5~10:每10个高倍镜视野中最少见到5个细胞,最多10个细胞。

多数:每10个高倍镜视野中大多超过10个细胞。

满视野:每10个高倍镜视野中布满细胞不能计数。

(2)细胞种类及其临床意义:

1)红细胞:正常粪便中无红细胞,只有肠道下段炎症或出血时才能见到,如细菌性痢疾、肠炎、结肠癌等粪便中红细胞数量明显增多,型态完整。阿米巴痢疾粪便中的红细胞多粘连成堆并有残破现象。

2)白细胞:正常粪便中无或偶见白细胞,主要为中性粒细胞。肠炎时白细胞增多,但一般散在且不会>15个/高倍镜视野;细菌性痢疾时白细胞常满视野,成堆存在,所见到的细胞多呈灰白色,结构不完整,胞浆充满颗粒,胞核不清,胞体大,内有吞噬的异物或已破碎;过敏性肠炎、肠道寄生虫病者粪便中白细胞主要为嗜酸性粒细胞。

3)巨噬细胞:正常粪便中少见,细菌性痢疾、直肠炎时多见,溃疡性结肠炎时偶见。

2.寄生虫 肠道寄生虫主要依靠显微镜检验粪便中是否存在虫卵、原虫滋养体及包囊等来诊断。目前由于交通、旅游事业的不断发展,地区性寄生虫病的感染有传播的倾向,而大量免疫抑制剂的使用及环境污染加重了这一趋势。粪便中寄生虫卵有蛔虫卵、钩虫卵、鞭虫卵、姜片虫卵等。原虫主要是阿米巴滋养体及其包囊。

（三）化学检验

1.隐血试验

【正常值】 阴性。

【临床意义】 当消化道少量出血时,粪便颜色没有明显改变,但本试验可呈阳性,故对消化道出血有重要诊断价值。检测方法主要有两种。

（1）联苯胺法:可检出消化道任何部位的出血。

（2）免疫法:只能检出下消化道出血。

了解检测方法对鉴别消化道的出血部位有一定临床意义。当消化道有出血时粪便隐血试验常呈阳性,可根据血量多少进一步将其分为弱阳性、阳性、强阳性几个等级,用来大致估计出血量。隐血试验阳性多见于消化溃疡活动期,也见于消化道癌症、钩虫病、出血性疾病等。因临床影响隐血试验结果的因素较多,因此对疑有消化道出血而隐血试验阴性者应连续检验数次,即使隐血试验阳性也要重复检验数次才能确定其临床意义。

2.胆色素检验 包括粪胆红素、粪胆原、粪胆素定性试验。

【参考值】 粪胆红素定性试验阴性;粪胆原及粪胆素定性试验阳性。

【临床意义】 正常粪便中无胆红素而有粪胆原和粪胆素。若肠蠕动加速,胆道中的胆红素排入十二指肠后来不及转化为粪胆原、粪胆素即排出体外,粪便呈深黄色,胆红素检验常为强阳性。胆道梗阻时,胆红素不能排入肠道,粪胆原、粪胆素缺如,两者的定性检验皆可呈阴性,粪便外观呈陶土色,部分梗阻则可能呈弱阳性。溶血性黄疸时,胆红素排入肠道数量增多,粪胆原、粪胆素的含量也会增加,粪色加深,定性检验呈强阳性。

工作任务四 脑脊液检验

【预习案例】

案例6-4:患儿,男,6个月,发热伴呕吐8d。查体:T 38.6℃,P 130 次/min,R 42 次/min,Bp 82/64 mmHg,体重 9.6 kg,身长 70 cm,头围 42 cm,神清,精神差,前囟张力稍高,双瞳孔等大等圆,对光反射存在,颈项稍有抵抗,克氏征（＋）,巴氏征（－）。化验:Hb 109 g/L,WBC 28.4×10^9/L,PLT 160×10^9/L。腰穿:压力 260 mmH_2O,血性微混浊,细胞总数 560×10^6/L,白细胞数 360×10^6/L,糖 1.8 mmol/L,蛋白质 1200 mg/L,氯化物 110 mmol/L。提示:该病人临床诊断为急性化脓性脑膜炎。

试分析:

1.根据患儿的以上情况,考虑还需做哪些检验?

2.该病人检验结果有哪些异常?

脑脊液（cerebrospinal fluid,CSF）属于细胞外液,为存在于脑室及蛛网膜下腔内的一种无色透明液体,约70%由脑室脉络丛主动分泌和超滤形成,30%为来自脑和脊髓的细胞间质液。正常成人脑脊液总量为 120～180 ml,在脑室和蛛网膜下腔中循环,其主要功能有:①保护脑和脊髓免受外力震荡损伤。②调节颅腔、脊髓腔的容积,保持颅内压的恒定。③参与脑组织的物质代谢及供给脑和脊髓营养物质,并排出代谢废物。④调节神经系统酸碱平衡,保持其 pH 值在 7.31～7.34 之间。⑤通过脑脊液转运生物胺类物质影响垂体功能,参与神经内分泌调节。

生理情况下血液和脑脊液之间存在血－脑脊液屏障,对血浆中各种物质的通透性具有选择性,氯、钠、镁等离子最容易通过;清蛋白、葡萄糖、尿素等较易通过;纤维蛋白原、胆红素、胆固醇等不易通过。中枢神经系统任何部位发生感染、炎症、肿瘤、外伤、水肿或阻塞等器质性病变时,血－脑脊液屏障的通透性发生改变,导致脑脊液的压力、性状和成分发生改变。通过对脑脊液压力、一般性状、化学成分、有形成分、微生物及免疫学的检验,可对神经系统疾病进行诊断、疗效观察和预后判断。

(一)脑脊液检验的适应证与禁忌证

1.适应证　凡有以下条件之一者,为进行脑脊液检验的适应证:①有脑膜刺激症状。②疑有颅内出血。③有剧烈头痛、昏迷、抽搐或瘫痪等症状和体征而原因不明者。④疑有脑膜白血病。⑤中枢神经系统疾病进行椎管内给药治疗、手术前进行腰麻、造影等。

2.禁忌证　对怀疑有颅内压力明显增高、视盘水肿或有脑疝先兆者,不宜行此项检验。如必须检验时也应缓慢采集少量脑脊液,以免发生脑疝。凡病人处于休克、极度衰竭及穿刺部位皮肤有炎症、颅后窝有占位性病变或伴有脑干症状者禁忌行此检验。

(二)脑脊液标本的采集与处理

脑脊液标本由临床医师进行腰椎穿刺采集,必要时可行小脑延髓池或侧脑室穿刺。口头或书面告知病人或其家属标本采集的目的、方法和可能产生的不适,要求病人配合医生采集标本。穿刺后先作压力测定,任何病变使脑组织体积或脑脊液量增加时,脑脊液压力均可升高。压力测定后,将脑脊液分别收集于 3 个无菌试管中,每管 1～2 ml,第一管可能含少量红细胞,宜做细菌学检验;第二管做化学或免疫学检验;第三管做细胞计数。疑有恶性肿瘤,另留 1 管作脱落细胞检验。

标本采集后立即送检,一般不能超过 1 h,放置时间过久,下列因素可能引起脑脊液发生改变从而影响检验结果:①细胞破坏或沉淀,与纤维蛋白凝集成块,导致细胞分布不均,计数结果不准确。②细胞离体后迅速变形,影响分类计数。③葡萄糖迅速分解,造成糖含量降低。④细菌溶解,影响细菌的检出率。采集的脑脊液应尽量避免凝固和混入血液。病人应去枕俯伏,如有困难则去枕平卧 4～6 h,以免引起术后低颅压性头痛。

(三)一般性状检验

【参考范围】　正常脑脊液为无色透明的液体,清晰透明,由于不含纤维蛋白原,放置 24 h 不形成薄膜,无凝块和沉淀。

【临床意义】

1.颜色　中枢神经系统感染、出血或肿瘤时可致脑脊液呈不同的颜色改变。

(1)红色:提示脑脊液中混有一定量的血液,首先要排除穿刺损伤所致出血,此时第 1 瓶为血性,第 2 瓶和第 3 瓶依次因 RBC 数量减少而颜色变浅或消失,离心后 RBC 全部沉至管底,上清液无色透明。蛛网膜下腔或脑室出血时 3 瓶脑脊液呈均匀血性,离心后上清液可呈淡红色或黄色。

(2)黄色:多因脑脊液中含有变性血红蛋白、胆红素或蛋白质异常增高所致,见于脑及蛛网膜下腔陈旧性出血、蛛网膜下腔梗阻、重症黄疸。

(3)乳白色或灰白色:多因白细胞增加所致,见于各种化脓性脑膜炎。

(4)微绿色:见于铜绿假单胞菌、肺炎链球菌、甲型链球菌感染所致脑膜炎。

2.透明度　当脑脊液因中枢神经系统病变而含较多细胞或细菌时可变得浑浊,浑浊的程度因细胞量或性质不同而异。病毒性脑膜炎、流行性乙型脑炎或神经梅毒者脑脊液可清晰或微浑;结核性脑膜炎者脑脊液呈毛玻璃样浑浊;化脓性脑膜炎时脑脊液显浑浊。

3.凝固性　当脑脊液中炎症渗出物纤维蛋白原增多时可形成凝块。结核性脑膜炎时,脑脊液放置 12～24 h 后,可见液面形成纤细的网状薄膜,取此膜涂片查结核分枝杆菌,阳性率较高。急性化脓性脑膜炎时,脑脊液静置 1～2 h 后即可出现凝块或沉淀。蛛网膜下腔阻塞时,脑脊液因蛋白质含量显著增高,常呈黄色胶冻状。

4.压力　压力增高见于化脓性脑膜炎、结核性脑膜炎、脑肿瘤、脑出血、脑积水等颅内病变,也可见于高血压、动脉硬化等。压力减低主要见于脑脊液循环受阻、脑脊液流失过多等。

(四)化学检验

1.蛋白质检验　正常脑脊液中蛋白质含量极微,其中绝大部分为清蛋白。病理情况下脑脊液中蛋白质呈不同程度增加,且多为球蛋白。

【参考范围】

(1)蛋白质定量测定:脑脊液蛋白质的参考范围因年龄和标本来源不同而有差异,成人腰池蛋白质为 0.20～0.40 g/L,小脑延髓池内蛋白质为 0.10～0.25 g/L,脑室内蛋白质为 0.05～0.15 g/L。新生儿因血-脑脊液屏障尚不完善,脑脊液蛋白质含量相对较高,6个月后接近成人水平。

(2)蛋白质定性试验(Pandy 试验):阴性。

【临床意义】　脑脊液蛋白质含量增高可见于:①中枢神经系统炎症:化脓性脑膜炎时明显增加,严重者定性达＋＋＋＋以上,定量可达 5～10 g/L;结核性脑膜炎时中度增加,定量常为 2～3 g/L;病毒性脑膜炎、流行性乙型脑炎时仅轻度增加。②脑出血或蛛网膜下腔出血:蛋白质仅轻度增加。③脑脊液循环障碍:如脑肿瘤、脊髓肿瘤、蛛网膜下腔粘连等时显著增加。

2.葡萄糖测定　脑脊液中葡萄糖含量约为血糖的 60%,其含量受血糖浓度、血-脑脊液屏障通透性及脑脊液中葡萄糖酵解速度的影响。

【参考范围】　成人 2.5～45 mmol/L;儿童 2.8～4.5 mmol/L。

【临床意义】　中枢神经系统细菌感染时,病原体大量分解葡萄糖,细胞破坏后释放的酶也可降解葡萄糖从而使脑脊液中葡萄糖降低,尤以化脓性脑膜炎最为显著;结核性脑膜炎、隐球菌性脑膜炎脑脊液中葡萄糖亦可轻度降低;病毒性脑膜炎、脑脓肿等其他中枢神经系统疾病多无显著变化。颅内肿瘤也可致脑脊液葡萄糖含量减少。

3.氯化物测定　因脑脊液中蛋白质含量较少,为维持脑脊液和血浆之间的渗透压平衡,脑脊液中氯化物含量较血清中为高。病理状况下脑脊液氯化物含量随血氯水平、血-脑脊液屏障通透性及脑脊液中蛋白质含量的变化而变化,所以可通过氯化物测定反映以上病理改变。

【参考范围】　119～129 mmol/L。

【临床意义】　细菌性脑膜炎时氯化物减少,尤以结核性脑膜炎时降低明显;病毒性脑膜炎、脑脓肿等无显著变化。其他非中枢神经系统疾病,如呕吐、脱水、腹泻等大量丢失氯化物情况造成血氯减低时,脑脊液氯化物也可减少。

（五）显微镜检验

1.细胞计数和细胞分类

【参考范围】　正常脑脊液中无 RBC,仅有少量 WBC。成年人$(0\sim8)\times10^6/L$;儿童$(0\sim15)\times10^6/L$。细胞分类多为淋巴细胞和单核细胞,两者之比约为 7:3。

【临床意义】

(1)化脓性脑膜炎:脑脊液细胞数明显增高,主要为中性粒细胞。

(2)结核性脑膜炎:脑脊液细胞数增高,但很少超过$500\times10^6/L$。发病初期以中性粒细胞为主,但很快下降,以后淋巴细胞增多。

(3)病毒性脑炎及脑膜炎:脑脊液细胞数轻度增加,以淋巴细胞为主。

(4)新型隐球菌性脑膜炎:脑脊液细胞总数增加,以淋巴细胞为主。

(5)急性脑膜白血病:细胞数增加,分类时可见相应的白血病细胞。中枢神经系统肿瘤者脑脊液中细胞总数正常或稍高,以淋巴细胞为主。

(6)脑及蛛网膜下腔出血:为血性脑脊液,除了 RBC 增多外,可见外周血中的 WBC,以中性粒细胞为主。

(7)寄生虫性脑病:可见嗜酸性粒细胞增多。

2.细胞学检验

【参考范围】　正常脑脊液中无肿瘤细胞。

【临床意义】　脑部肿瘤时脑脊液中肿瘤细胞检测的阳性率 15%～40%,转移性肿瘤的阳性率高于原发性肿瘤。

（六）微生物学检验

将脑脊液直接涂片或离心沉淀后取沉淀物涂片,经革兰染色后显微镜检验;或经抗酸染色查找结核分枝杆菌、用墨汁染色查找隐球菌,还可用培养法检验。

【参考范围】　阴性。

【临床意义】　阳性可确诊中枢神经系统微生物感染。

工作任务五 临床常用血生化检验

一、血 糖 测 定

血糖即血液中的葡萄糖(blood glucose),是供给机体能量的主要物质。空腹血糖(fasting blood glucose test,FBG)为糖代谢紊乱中最常用的筛查指标。

【标本采集方法】

(1)病人晚餐后一般不再进食,最好不吸烟。

(2)次晨抽取空腹静脉血 1 ml,注入干燥试管中送检,不抗凝。亦可注入含抗凝剂的试管,混匀后送检。

(3)注意取血部位、标本性质及测定方法可影响检测结果。一般动脉及毛细血管(包括动、静脉血成分)血测出的血糖值高于静脉血,进食后尤为显著;由于红细胞的含糖量略低,所以测定全血血糖的结果会低于血浆或血清中的血糖值。这些在结果判定时应予注意。如不在常规部位采血的标本最好在相应的化验单上注明采血部位及标本性质。

【参考值】 成人 FBG:3.9～6.1 mmol/L(酶法)。

【临床意义】

1.血糖增高 血糖浓度>7.3 mmol/L(130 mg/dl)为血糖增高。可根据其增高的情况及程度进行分类:①轻度血糖升高:血糖在 7.3～7.8 mmol/L(130～140 mg/dl)。②中度血糖升高:血糖在 8.4～10.1 mmol/L(150～180 mg/dl)。③重度血糖升高:血糖>10.1 mmol/L(>180 mg/dl)。引起血糖增高的常见原因如下。

(1)生理性:见于饭后 0.5～1 h 及摄入高糖食物后。

(2)病理性增高:①各型糖尿病。②内分泌疾病:如甲状腺功能亢进症、巨人症、肢端肥大症、皮质醇增多症、嗜铬细胞瘤等。③应激性因素:如颅内压增高、颅脑损伤、急性感染、心肌梗死等。④药物影响:如噻嗪类利尿剂、口服避孕药、泼尼松等。⑤其他:如肝脏和胰腺疾病、血液浓缩等。

2.血糖降低 血糖浓度<3.9 mol/L(70 mg/dl)为降低。根据降低程度分为 3 类。①轻度降低:血糖在 3.4～3.9 mmol/L(60～70 mg/dl)。②中度降低:血糖在 2.2～2.8 mmol/L(40～50 mg/dl)。③重度降低:血糖<1.7 mmol/L(<30 mg/dl)。引起血糖降低的常见原因如下。

(1)生理性:见于饥饿和剧烈运动后。

(2)病理性降低①药源性低血糖。如胰岛素及降糖药使用过量等。②内源性胰岛素分泌过多:如胰岛 B 细胞瘤、胰腺癌等。③缺乏抗胰岛素激素:如肾上腺皮质激素、生长激素缺乏等。④其他:如重症肝炎、肝硬化、肝癌等,可因肝糖原代谢不足、贮存缺乏、异生障碍而导致低血糖;胃大部切除术后引起的倾倒综合征也常于餐后出现低血糖。

二、口服葡萄糖耐量试验

口服葡萄糖耐量试验(oral glucose tolerance test,OGTT)是诊断糖尿病的重要指标。

临床上对空腹血糖正常或稍高,偶有尿糖,但糖尿病症状尚不明显的病人,常用 OGTT 试验来明确诊断。

【标本采集方法】

(1)适用于空腹血糖正常或稍高诊断不明确者。空腹血糖已有明显增高者(指多次空腹血糖>7.3 mmol/(130 mg/dl)不宜做此试验。

(2)受试前 3d 正常饮食(每日碳水化合物摄入量>150 g),受试前晚餐后禁食或禁食10~16 h。

(3)受试前 8 h 内禁止吸烟、饮酒或咖啡等刺激性饮料;停用胰岛素及肾上腺皮质激素类药并卧床休息,注意避免剧烈运动和精神紧张。

(4)试验时多采用葡萄糖 100 g 溶于 300~400 ml 温开水中嘱病人一次饮完。于摄入葡萄糖前及服糖后 0.5 h、1 h、2 h 及 3 h 各抽取静脉血 1 ml 并搜集尿标本共 5 次。

【参考值】

1.血糖 ①空腹:血糖<6.1 mmol/L。②摄糖后:血糖应在 0.5~1 h 上升达高峰,峰值一般在 7.8~9.0 mmol/L 之间。③2 h 血糖<7.8 mmol/L。④3 h 血糖恢复至空腹水平。

2.尿糖 各检测时间点的尿糖均为阴性。

【临床意义】 凡血糖峰值过高或不能降至空腹水平为糖耐量异常(impaired glucose tolerance,IGT)。

1.糖尿病性 OGTT FBG>7.0 mmol/L,血糖峰值或 2 h 血糖>11.1 mmol/L。

2.减退性 OGTT FBG<7.0 mmol/L,血糖峰值≥11.1 mmol/L,2 h 血糖在 7.8~11.1 mmol/L,称为糖耐量减低。见于空腹血糖过高、2 型糖尿病、痛风、肥胖病、甲状腺功能亢进症、肢端肥大及皮质醇增多症等。

三、血清电解质测定

【标本采集方法】

(1)抽取空腹静脉血 3 ml(单项测定时应为 2 ml),注入干燥试管中送检,不抗凝。

(2)注意测定试管中切勿混入草酸钾、柠檬酸钠等抗凝剂及其他杂质。

(3)测定前应尽量避免引起电解质非自然改变的因素,如大量饮水,剧烈运动,服用利尿剂等。

(一)血清钾测定

【参考值】 3.5~5.5 mmol/L。

【临床意义】

1.血清钾增高 血清钾>5.5 mmol/L 为高钾血症。血清钾高于 7.5 mmol/L 将引起心律失常甚至心脏骤停,必须给予合适治疗。K^+ 增高常见于以下几种情况。①体内钾排出减少:急性、慢性肾衰竭肾脏排钾功能障碍、肾上腺皮质功能减退所致肾脏排钾能力下降、长期应用抗醛固酮类药物或保钾利尿剂所致的钾潴留、家族性高钾性周期性麻痹(原发性肾小管排钾缺陷)等。②钾摄入量过多:食入或注入大量钾盐超过肾脏排钾能力所致的血清钾升高,如输入大量库存血、静脉误推氯化钾或静滴氯化钾过速等。③细胞内钾外移:溶血、严重烧伤、组织挤压伤、胰岛素缺乏、代谢性酸中毒、洋地黄中毒等均可致细胞内钾外流、外逸或重新分布引起血清钾增高。

2.血清钾降低　血清钾<3.5 mmol/L为低钾血症。常见于以下几种情况。①体内钾排出过多:呕吐、腹泻、胃肠引流或胃肠功能紊乱所致胃肠道丢钾过多;服用排钾利尿剂以及醛固酮增多症所致的肾脏排钾增多。②钾摄入量不足:长期低钾饮食或禁食后补钾不足、酒精中毒等。③细胞外钾内移:胰岛素注射过量、代谢性碱中毒、心功能不全或肾性水肿等,因细胞外钾内流加速及重新分布,或因细胞外液过度稀释导致低钾血症。

(二)血清钠测定

【参考值】　135～145 mmol/L。

【临床意义】

1.血清钠增高　血清钠>145 mmol/L为高钠血症。临床较为少见。主要见于输入含钠溶液、原发性醛固酮增多症、肾上腺皮质功能亢进症、脱水、脑血管意外或脑外伤等。

2.血清钠降低　血清钠<135 mmol/L为低钠血症。是电解质紊乱中最常见的一种。常见于低盐饮食、大量排钠利尿剂、慢性肾病、严重呕吐、腹泻、烧伤、肝硬化低蛋白血症、肿瘤等。

(三)血清氯测定

【参考值】　95～105 mmol/L。

【临床意义】

1.血清氯增高　血清氯>105 mmol/L为高氯血症。见于以下两种情况。①氯化物摄入过多:长期高盐饮食、静脉输入过多生理盐水等。②氯化物排出减少:急、慢性肾小球肾炎导致的肾功能不全、尿路梗阻、心力衰竭等所致的肾脏排氯减少;癔症或药物刺激引起的过度换气也可因呼吸性碱中毒导致血清氯化物增高。

2.血清氯降低　血清氯<95 mmol/L为低氯血症。临床上一般无失氯的原因,血清氯化物降低多为稀释性,不伴酸碱平衡失调的低氯血症一般无重要的临床意义。其原因有:①氯化物排出过多:严重呕吐、腹泻、胃肠造瘘或引流等丢失大量含氯消化液而引起的血清氯化物降低;慢性肾上腺皮质功能减退、肾衰竭时长期大量使用利尿剂、严重糖尿病等均可导致氯化物经尿排出增加而出现低氯血症。②氯化物摄入不足:长期饥饿、神经性厌食、无盐饮食等所致氯摄入量不足。

(四)血清钙、磷测定

【标本采集方法】　标本采集同血清钾、钠、氯化物的测定。如测单项需血2 ml,测钾、钠、钙、氯化物、磷中的四项或五项也仅需抽血2 ml。

【参考值】　血清钙:2.25～2.58 mmol/L。血清磷:0.97～1.61 mmol/L。

【临床意义】

1.血清钙

(1)血清钙增高:血清钙>2.58 mmol/L为高钙血症。主要原因有3个。①骨钙破坏释放加速及肾小管对钙重吸收增加:见于原发性或继发性甲状旁腺功能亢进、原发性或转移性骨髓瘤、急性骨萎缩等。②肠道吸收及转运钙增加:可见于大量服用维生素D或对维生素过敏者引起的维生素 D 中毒。

（2）血清钙降低：血清钙＜2.25 mmol/L 为降低，也称为低钙血症。临床发生率明显高于高钙血症，尤其多见于婴幼儿。主要原因有：①甲状旁腺功能减退：原发性甲状旁腺功能减退、甲状腺切除术或甲状腺癌放射治疗等引起的甲状旁腺损伤，可同时伴有血磷升高。②维生素 D 缺乏：婴幼儿生长期维生素 D 补充不足、阳光照射不足或消化不良、阻塞性黄疸、妊娠后期等情况导致的体内维生素 D 缺乏，可同时伴有血磷降低。③其他：营养不良或胃肠功能紊乱所致的钙吸收减少；严重肝病、肿瘤、肾病综合征引起的血浆蛋白降低；慢性肾小球肾炎、肾病、尿毒症导致的远曲肾小管性酸中毒；新生儿低血钙、代谢性碱中毒离子钙减少引起的手足抽搐等。

2. 血清磷

（1）血磷增高：血磷＞1.61 mmol/L 为升高。见于原发性或继发性甲状旁腺功能减退所致的尿磷排出减少，多发性骨髓瘤、骨折愈合期所致的血钙相对升高，尿毒症并发代谢酸中毒及 Addison 病引起的磷吸收增加及排泄障碍，以及急性重型肝炎、白血病等。

（2）血磷降低：血磷＜0.97 mmol/L 为降低。见于甲状旁腺功能亢进、骨软化症、佝偻病活动期、糖尿病及肾小管变性所致的尿磷排泄增加，长期腹泻或吸收不良引起的磷吸收减少等。

四、心肌酶和心肌蛋白

（一）血清肌酸激酶测定

肌酸激酶（creatine kinase，CK）主要存在于细胞质和线粒体中，以骨骼肌和心肌含量最多，在脑组织中也少量存在。CK 有 3 种同工酶，CK-MM（肌型）、CK-BB（脑型）、CK-MB（心肌型），其中 CK-MB 占总 CK 的 5% 以下。总 CK 对心肌缺乏特异性；而 CK-MB 特异性较总 CK 高。

【参考值】 连续监测法（37 ℃）。男性：37～174 U/L。女性：26～140 U/L。

【临床意义】 总 CK 升高可见于急性心肌梗死（AMI）、进行性肌萎缩、皮肌炎及肌肉其他损伤的病人。CK-MB 可用于 AMI 的早期诊断，而且长期以来一直是诊断心肌梗死的金标准。在 AMI 发生后 6 h 就开始升高。24 h 达高峰，3～4d 后恢复正常。在 AMI 病程中，如 CK-MB 再次升高，提示心肌再次梗死或个别梗死范围扩展。

（二）乳酸脱氢酶测定

乳酸脱氢酶（lactatedehydrogenase，LDH）有多种同工酶，包括 LDH_1、LDH_2、LDH_3、LDH_4、LDH_5 等，其中 LDH_1 在心肌中含量最高。

【参考值】 速率法 95～200U/L（37 ℃）；连续监测法 104～245U/L。

【临床意义】 AMI 后 8～10 h 开始升高，2～3d 后达高峰，可持续 10～14d 恢复正常；心肌梗死时同工酶 LDH_1/LDH_2＞1，以 LDH_1 增高为主。LDH 诊断 AMI 灵敏度高，但特异性不高，一定要与临床症状紧密结合。另外，心力衰竭、心包炎伴肝淤血时 LDH 活力可中度增高；肝脏疾病、恶性肿瘤、骨骼肌病和肾病等也可增高。

（三）肌钙蛋白测定

心肌肌钙蛋白（cardiac troponin，cTn）有 3 种亚单位，分别为肌钙蛋白 C（TnC）、心肌肌钙蛋白 T(cTnT)和心肌肌钙蛋白 I(cTnI),TnC 在骨骼肌和心肌中是相同的,而 cTnI 和 cTnT 是特异性存在于心肌细胞内的,且不能透过完整的细胞膜,故健康人血中含量极微。

【参考值】　cTnT:0.02～0.13 μg/L,＞0.2 μg/L 为临界值,＞0.5 μg/L 可以诊断 AMI。cTnI:＜0.2 μg/L ,＞1.5 μg/L 为临界值。

【临床意义】　①诊断 AMI,cTnT 和 cTnI 是目前 AMI 的确诊标志物,灵敏性、特异性都较 CK-MB 高,且诊断窗口期长。在 AMI 发生 3～6h 血中 cTnT 和 cTnI 很快升高,可持续几天乃至 2 周,正逐渐取代 CK-MB 成为诊断 AMI 的金指标。②不稳定型心绞痛预后的判断,如不稳定型心绞痛病人出现 cTn 阳性,提示已发生微小心肌损伤,预后较差。

五、血清脂质及脂蛋白

【标本采集方法】　采血前护士应指导病人:①采血前 2 周普食。②采血前 12 h 禁食(包括零食),可少量饮水。③采血前 24 h 内禁止饮酒。采集标本时护士应注意防止标本溶血。

(一)血清总胆固醇检测

【参考值】　①合适水平＜5.20 mmol/L。②边缘水平 5.23～5.69 mmol/L。③升高＞5.72 mmol/L。

【临床意义】

1.增高　常见于长期高脂饮食、动脉粥样硬化性心脏病、甲状腺功能减退、糖尿病、胆道梗阻、肾病综合征等。

2.降低　常见于严重肝病、甲状腺功能亢进、严重营养不良等。

(二)血清甘油三酯测定

【参考值】0.56～1.70 mmol/L。

【临床意义】

1.增高　常见于冠心病、原发性高脂血症、动脉粥样硬化症、肥胖症、糖尿病、高脂饮食、甲状腺功能减退、肾病综合征和阻塞性黄疸等。

2.降低　常见于严重的肝脏疾病、营养不良、甲状腺功能亢进、肾上腺皮质功能减退症等。

(三)低密度脂蛋白胆固醇测定

【参考值】　①合适水平≤3.12 mmol/L。②边缘水平 3.15～3.16 mmol/L。③升高＞3.64 mmol/L。

【临床意义】

1.增高　①低密度脂蛋白是动脉粥样硬化的危险因子,增高水平与冠心病发病呈正相关,可用于判断发生冠心病的危险性。②其他:遗传性高脂蛋白血症、甲状腺功能减退、肾病综合征、阻塞性黄疸、肥胖症以及应用雄激素、糖皮质激素等。

2.减低　常见于无 β-脂蛋白血症、甲状腺功能亢进、吸收不良、肝硬化,以及低脂饮食和运动等。

(四)高密度脂蛋白胆固醇（HDL-Ch）测定

【参考值】　①合适水平＞1.04 mmol/L。②危险水平≤0.91 mmol/L。

【临床意义】

1.增高 高密度脂蛋白胆固醇与心血管疾病的发病率及病变程度呈负相关,其增高对防止动脉粥样硬化、预防冠心病的发生有重要作用。还可见于慢性肝炎、原发性胆汁性肝硬化等。

2.降低 常见于动脉粥样硬化、糖尿病、急性感染、慢性衰竭、肾病综合征,以及应用雄激素、β受体阻滞剂和孕酮等药物。

(五)载脂蛋白测定

脂蛋白中的蛋白部分称为载脂蛋白(apo-Iipoprotein,Apo)。Apo 一般分为 ApoA、ApoB、ApoC、ApoE 和 Apo(a)。

【参考范围】 $ApoA_1$:男性(1.291±0.161)g/L;女性(1.305±0.142)g/L。$ApoB_{100}$:男性(0.832±0.139)g/L;女性(0.804±0.144)g/L。

【临床意义】 载脂蛋白测定主要用于评价和预测动脉粥样硬化和冠心病的危险性,是临床上普遍彩的指标。

考 点 导 航

A1 型题

1.据国内标准,Hb 测定下列( )可诊断为贫血。

A. 成年男性<110 g/L
B. 成年女性(非妊娠)<110 g/L
C. 成年女性(非妊娠)<120 g/L
D. 初生儿至 3 个月<150 g/L
E. 初生儿至 3 个月<160g/L

2.血小板增多,是指血小板计数高于( )。

A. $100×10^9/L$
B. $200×10^9/L$
C. $300×10^9/L$
D. $400×10^9/L$
E. $500×10^9/L$

3.霍乱、副霍乱病人的大便性状为( )。

A. 黏液便
B. 脓血便
C. 鲜血便
D. 米泔样便
E. 冻状便

4.关于尿胆红素测定,下列叙述( )正确。

A. 正常可出现阳性反应
B. 肝细胞黄疸时,尿胆红素中度增加
C. 阻塞性黄疸时,尿胆红素阴性
D. 溶血性黄疸时,尿胆红素明显增加
E. 严重肾损伤时,尿胆红素明显增加

5.下列哪项是反映肝损害的最敏感的检验指标( )。

A. AFP
B. ALT
C. AST
D. ALP
E. GGT

6.下列哪项检验不需空腹采静脉血( )。

A. 血清总蛋白和清、球蛋白
B. 血清总胆固醇

　　C. 血清甘油三酯　　　　　　　　　　　　　D. 血清钾、钠、氯、钙

　　E. 血清总胆红素

7. 空腹血糖升高主要见于(　　　)。

　　A. 胰岛 β 细胞瘤　　　　　B. 饱餐后　　　　　　C. 肾上腺皮质功能亢进

　　D. 颅内压升高　　　　　　　　　　　　　　　E. 糖尿病

A2 型题

1. 某病人,男性,56 岁,2 月前无明显诱因出现腹胀伴恶心、呕吐,消瘦,大便隐血试验持续
　　阳性,考虑为(　　　)。

　　A. 胃溃疡　　　　　　　　B. 十二指肠溃疡　　　　C. 胃癌

　　D. 胃炎　　　　　　　　　　　　　　　　　　　E. 肠道下端炎症

2. 某病人,男性,46 岁,泡沫尿 15 年,恶心、少尿 10d 拟诊为"慢性肾功能不全",进行内生
　　肌酐清除率检验前,护士嘱病人连续 3d 禁食的食物是(　　　)。

　　A. 绿叶蔬菜　　　　　　　B. 水果　　　　　　　　C. 肉类

　　D. 碳水化合物　　　　　　　　　　　　　　　　E. 含碘丰富的食物

3. 某病人,男性,26 岁,反复上腹痛 2 年,饥饿痛及夜间痛明显,1d 前出现一过性晕厥,无
　　呕血、黑便,医生嘱做粪便隐血试验,护士嘱病人的注意事项是(　　　)。

　　A. 粪便隐血试验前 3d 病人应少食水果

　　B. 粪便隐血试验前 3d 病人素食,并禁服铁剂及维生素 C 等药物

　　C. 粪便隐血试验前 1d 病人应禁食

　　D. 粪便隐血试验前 2d 病人应禁食碳水化合物

　　E. 粪便隐血试验前 1d 病人应禁服维生素 A

4. 某病人,女性,36 岁,尿频、尿急、尿痛 2d 拟诊为"急性尿路感染",护士指导其采集尿标
　　本时,错误的是(　　　)。

　　A. 注意清洁尿道口　　　　　　　　　　　　B. 最好留取清晨首次尿标本

　　C. 用清洁干燥容器留取标本　　　　　　　　D. 尿标本收集后应及时送检

　　E. 为全面观察病情,应在月经期留取标本

5. 某病人,女性,48 岁,因子宫肌瘤导致月经过多 2 年,查血常规示 Hb50g/L,则该病人贫
　　血分度为(　　　)。

　　A. 轻度贫血　　　　　　　　B. 中度贫血　　　　　　C. 重度贫血

　　D. 极重度贫血　　　　　　　　　　　　　　　　E. 重度 I 型贫血

6. 某病人,女性,18 岁,发热、头痛、恶心、呕吐 9d 查体脑膜刺激征阳性。医生拟行常规脑
　　脊液检验,则采集标本时,脑脊液采集的第一管是用于做下列哪项检验(　　　)。

　　A. 细菌学检验　　　　　　　B. 生物化学检验　　　　C. 免疫学检验

　　D. 细胞计数和分类　　　　　　　　　　　　　　E. 脱落细胞学检验

A3 型题

某患儿,6 岁,1d 前因饮食不洁出现畏寒,发热,体温 39.6℃,腹痛,腹泻,伴里急后重,排
黏液脓血便,医生拟诊为"细菌性痢疾"。

1. 护士指导患儿家属采集粪便标本,正确的是(　　　)。

A. 为避免标本干燥,留取标本的容器应保持湿润

B. 做细菌学检验时,为保持标本新鲜,应使用敞口容器

C. 粪便标本有脓血时,应当挑取脓血及黏液部分涂片检验

D. 如患儿无粪便,可灌肠后收集粪便送检

E. 常规检验取 1 g 粪便即可,不宜过多。

2. 患儿住院后,在评估患儿时,( )是客观资料。

A. 腹痛 　　　　　　B. 恶心、呕吐 　　　　　　C. 畏寒

D. 发热 　　　　　　E. 里急后重

3. 患儿出院后,护士对患儿及其家属做健康指导时,应注意下列( )方面。

A. 心理方面 　　　　B. 活动习惯 　　　　　　C. 居住环境

D. 饮食卫生 　　　　E. 家庭环境

工作任务六　临床常用免疫学检验

临床免疫学是将基础免疫学与临床医学相结合的边缘学科,主要应用免疫学理论和技术研究疾病的病因、发病机制、诊断及治疗。临床免疫学检验常用于感染性疾病、自身免疫性疾病、变态反应性疾病、免疫缺陷病和肿瘤等疾病的诊断及疗效观察。

一、免疫球蛋白测定

免疫球蛋白(immunoglobulin,Ig)是一组具有抗体活性的球蛋白,由浆细胞合成与分泌,广泛分布于血液、体液及部分细胞的表面。Ig 可分为 IgG、IgA、IgM、IgD 和 IgE 五类。

（一）IgG、IgA、IgM、IgD 测定

IgG 是血清免疫球蛋白的主要成分,约占血清总 Ig 的 75%,主要由脾脏和淋巴结中的浆细胞合成,是机体重要的抗菌、抗病毒和抗毒素抗体,也是唯一能通过胎盘的 Ig。IgA 主要由肠系膜淋巴组织中的浆细胞产生,约占血清中总 Ig 的 10%,可分为血清型和分泌型 2 种,分泌型 IgA 在抗呼吸道、消化道和泌尿生殖道的感染中起重要作用。IgM 是相对分子量最大的 Ig 又称巨球蛋白,由 5 个 IgM 单体组成的五聚体大分子 Ig,这种多聚体结构赋予 IgM 较高的抗原结合价,在补体和吞噬细胞参与下,其杀菌、溶菌、激活补体和促进吞噬等作用均显著强于 IgG,IgM 主要分布于血液中,占血清中 Ig 的 5%～10%,在防止发生菌血症方面起到重要作用。IgD 是 1965 年从骨髓瘤病人血清中发现的一种 Ig,在血清中以单体形式存在,含量很低,占血清中 Ig 总量的 1%,目前对其结构和功能了解不多,可能与变态反应和自身免疫性疾病有关。

【标本采集】　血清,黄色或红色管帽真空采血管采血。

【参考范围】　IgG:5.65～17.65 g/L。IgM:0.5～3.0 g/L。IgA:0.4～3.5 g/L。IgD:0.001～0.004 g/L(不同方法、不同实验室应建立自己的参考范围)。

【临床意义】

1. 高免疫球蛋白血症　多细胞株蛋白血症可见于慢性感染、肝病、自身免疫病、恶性

肿瘤等。单细胞株蛋白血症主要见于浆细胞恶性病变,包括各类 Ig 多发性骨髓瘤、巨球蛋白血症和浆细胞瘤。

(1)IgG 增高:见于各种感染性疾病和自身免疫性疾病,如慢性活动性肝炎、传染性单核细胞增多症、结核病、全身念珠菌感染、系统性红斑狼疮、类风湿关节炎等。

(2)IgA 增高:主要为黏膜炎症和皮肤病变,如溃疡性结肠炎、酒精性肝炎、曲菌病、过敏性紫癜、皮肌炎等。

(3)IgM 增高:多见于毒血症和感染性疾病的早期,如原发性胆汁性肝硬化和急性肝炎的发病初期、传染性单核细胞增多症、曲菌病、类风湿性关节炎等。

(4)IgD 增高:主要见于 IgD 型骨髓瘤、慢性骨髓炎、皮肤感染、流行性出血热等。

2.低免疫球蛋白血症　①先天性低 Ig 血症:主要见于体液免疫缺陷和联合免疫缺陷病,一种是 Ig 全缺,另一种是缺一种或两种,其中以 IgA 缺乏多见,病人呼吸道易反复感染;缺乏 IgG 者易患化脓性感染;缺乏 IgM 者易患革兰阴性菌败血症。②获得性低 Ig 血症:可能与严重胃肠道疾病、肾病综合征、恶性肿瘤骨转移、重症传染病等疾病有关。

(二)IgE 测定

IgE 主要由鼻咽部、扁桃体、支气管、胃肠道等黏膜同有层的浆细胞分泌,血清含量很低,为血清中总 Ig 的 0.002％,能与肥大细胞、嗜碱性粒细胞膜结合,在 I 型变态反应性疾病的发病中具有重要作用。

【标本采集】　血清,黄色或红色管帽真空采血管采血。

【参考范围】　$0.1～0.9\ mg/L$(不同方法、不同实验室应建立自己的参考范围)。

【临床意义】　IgE 是介导 I 型变态反应的主要抗体,在过敏性支气管炎、异位性皮炎、过敏性鼻炎、荨麻疹、IgE 型骨髓瘤,寄生虫感染、系统性红斑狼疮、类风湿性关节炎等疾病中增高。检测血清总 IgE 水平是针对各种变应原 IgE 的总和,作为过敏反应性疾病的初筛试验,不能说明对何种物质过敏,但在鉴别过敏与非过敏方面有一定价值。特异性 IgE 检测是针对某一种变应原的 IgE 测定,有助于寻找和确定变应原。

IgE 降低,见于先天性或获得性免疫缺陷综合征、恶性肿瘤、长期使用免疫抑制剂等。

二、血清补体测定

补体(complement)是存在于新鲜血清中具有潜在酶活力且不耐热的 3 组球蛋白,第 1 组由 C1～C9 的 9 种补体成分组成;第 2 组包括 B、D、P、H 等因子;第 3 组为补体的调节蛋白,如 C1 抑制物、C4 结合蛋白等;补体具有溶解靶细胞、促进吞噬、参与炎症反应等功能,还在免疫调节、清除免疫复合物、稳定机体内环境、参与变态反应及自身免疫性疾病等方面起重要作用。

(一)总补体溶血活性测定

总补体溶血活性(complement hemolysis,CH)反映的主要是补体 9 种成分的综合水平,一般以 50％的溶血率(CH_{50})作为判别点。

【标本采集】　血清,黄色或红色管帽真空采血管采血。标本必须新鲜,如室温放置 2 h 以外则补体活性明显下降。防止标本溶血。

【参考范围】　50 000～100 000U/L。

【临床意义】

1.CH50 活性增高　常见于各种急性期反应,如急性炎症(风湿热急性期、结节性动脉炎、皮肌炎、伤寒、麻疹、肺炎、急性心肌梗死等)、急性组织损伤、恶性肿瘤等。

2.CH50 活性降低　可由先天性和后天因素引起,先天性补体缺乏症较少见,可由补体基因缺损或突变引起,主要导致补体成分或调解成分缺陷;后天因素主要由消耗过多、合成减少等因素引起,见于急性肾小球肾炎、系统性红斑狼疮、大面积烧伤、冷球蛋白血症、严重感染、肝硬化等。

(二)血清补体 C3 测定

补体 C3 主要由吞噬细胞和肝脏合成。

【标本采集】　血清,黄色或红色管帽真空采血管采血。

【参考范围】　免疫比浊法:0.85~1.70 g/L。

【临床意义】

1.C3 增高　C3 作为一种急性时相反应蛋白,在急性炎症或传染性疾病早期,如风湿热急性期、心肌炎、心肌梗死、关节炎等增高。

2.C3 降低　见于:①补体合成能力降低,如慢性活动性肝炎、肝硬化、重型肝炎等。②补体消耗或丢失过多,如活动性红斑狼疮、急性肾小球肾炎、冷球蛋白血症、严重类风湿关节炎、严重烧伤等。③补体合成原料不足,如儿童营养不良性疾病。④先天性补体缺乏。

(三)血清补体 C4 测定

补体 C4 由吞噬细胞和肝脏合成,C4 是补体经典激活途径的一个重要组分,其临床意义基本与 C3 相似。

【标本采集】　血清,黄色或红色管帽真空采血管采血。

【参考范围】　免疫比浊法:0.22~0.34 g/L。

【临床意义】　与 C3 相似,C4 降低还见于多发性骨髓瘤、IgA 肾病、遗传性血管性水肿、遗传性 C4 缺乏等。

三、感染性疾病免疫学检验

感染是病原体与人体在一定条件下相互作用的病理过程。感染的病原体包括各种细菌、病毒、寄生虫、真菌、支原体、衣原体、螺旋体等。病原体的来源可分为外源性和内源性两种,外源性感染指外界的病原体如志贺菌、结核分枝杆菌、人类获得性免疫缺陷病毒等侵入人体引起的感染,内源性感染指人体内经常寄生的微生物如大肠埃希菌、肠球菌、某些真菌等在一定条件下引起的感染。

感染性疾病的实验室检验主要包括病原体的检验和血清学试验,本任务介绍病原体感染的血清学试验,即通过免疫学诊断试验来诊断感染性疾病。病原体感染后,机体免疫系统活化,产生针对病原体抗原的特异性抗体,感染初期产生的抗体主要为 IgM,后期以 IgG 为主,特异性抗体的产生是病原体感染免疫学诊断的重要依据,但一部分血清学试验所用的抗原为病原体的共同抗原,其阳性结果为非特异性。本任务主要介绍甲、乙和丙型肝炎病毒、人类获得性免疫缺陷病毒、梅毒感染的免疫学诊断试验,以及由于弓形虫、风疹病毒、巨细胞病毒、单纯疱疹病毒等在围生期感染导致流产、早产、先天畸形、智力发育障碍、死胎等,这些病毒感染的诊断常作为优生优育的常规检验项目。

(一)甲型肝炎病毒标志物检测

甲型肝炎病毒(Hepatitis A virus,HAV)主要通过粪-口途径传播,在肝细胞内进行复制,通过胆汁从粪便排出。HAV 感染后,机体在急性期和恢复早期出现抗－HAV IgM 抗体,在恢复后期出现抗-HAV IgG 抗体,且可维持终身,对 HAV 的再感染有免疫防御能力。目前主要通过 ELISA 法检测抗-HAV IgM 和抗-HAV IgG 两种血清标志物。

【标本采集】　血清,黄色或红色管帽真空采血管采血。

【参考范围】　阴性。

【临床意义】　抗-HAV IgM 阳性是甲型肝炎病毒急性感染早期诊断的主要标志物,可作为临床确诊依据;抗-HAV IgG 阳性表示曾感染过 HAV,主要用于甲肝的流行病学调查。

(二)乙型肝炎病毒标志物检测

乙型肝炎病毒(Hepatitis B virus,HBV)主要通过血液途径传播,也可由性接触或母婴垂直传播,一般机体感染 HBV 后产生相应的 3 种不同的抗原抗体系统,即 HBsAg 和抗-HBs、HBeAg 和抗-HBe、HBcAg 和抗-HBc,这些血清学标志物可通过 ELISA、化学发光等方法检测。血液中的 HBV DNA 的存在是 HBV 感染最直接、最灵敏和最特异的检测指标,常用聚合酶链反应(PCR)、荧光定量 PCR 等方法进行检测。

【标本采集】　血清,黄色或红色管帽真空采血管采血。

【参考范围】　均为阴性。

【临床意义】

1. HBsAg　感染 HBV 1~2 个月后于血清中出现,可维持数周、数月至数年,HBsAg 本身不具有传染性,但阳性常作为传染性的标志之一,HBsAg 阳性见于:①乙型肝炎潜伏期和急性期。②慢性乙型肝炎、肝硬化、肝癌。③慢性 HBsAg 携带者。

2. 抗-HBs　为针对 HBsAg 产生的中和抗体,一般于 HBsAg 转阴后出现,可持续多年,其滴度与保护作用相平行。抗-HBs 阳性见于:①既往曾感染 HBV,现已有一定的免疫力。②接种乙肝疫苗后,一般只出现抗-HBs 单项阳性。③被动性获得抗-HBs 抗体,如接受免疫球蛋白或输血治疗的病人。

3. HBeAg　由感染的肝细胞分泌入血,在血液中可游离存在,HBeAg 阳性见于 HBsAg 阳性的病人,是病毒复制、传染性强的指标,HBeAg 持续阳性的乙型肝炎易转变为慢性肝炎。

4. 抗-HBe　是 HBeAg 的对应抗体,但不是中和抗体,出现于急性感染的恢复期,持续时间较长,抗-HBe 和 HBeAg 一般不会同时阳性,抗-HBe 阳性见于:①HBeAg 转阴的急性乙型肝炎病人,提示病毒复制减少,传染性减低。②部分慢性乙型肝炎、肝硬化、肝癌病人。

5. HBcAg 和抗-HBc　HBcAg 主要存在于受感染的肝细胞核内,不游离于血清中,检测较困难,临床一般不作为常规检测指标。抗-HBc 是 HBcAg 的对应抗体,为反映肝细胞受到 HBV 侵害的指标,主要包括 IgM、IgG 型,可检测总抗-HBc,也可分别检测抗-HB-

cIgM、抗-HBcIgG。抗-HBcIgM 是感染 HBV 后血液中最早出现的特异性抗体,急性期滴度高,是诊断急性乙型肝炎和判断病毒复制、传染性强的重要指标,阳性还见于慢性活动性肝炎。抗-HBc IgG 高滴度表明病人正在感染,低滴度表示既往感染过 HBV,在体内持续时间长,具有流行病学意义。

6.HBV-DNA 定性或定量测定 HBV-DNA 阳性是急性乙肝病毒感染的可靠诊断指标,还用于乙肝抗病毒药物治疗效果评价、献血员筛检、监测血液制品的传染性、乙肝疫苗的安全性等。

乙型肝炎 5 项血清学标志物检测的临床意义见表 6-6-1。

表 6-6-1 HBV 血清学标志物的临床意义

感染模式	HBsAg	抗-HBs	HBeAg	抗-HBe	抗-HBc	临床意义
1	+	−	+	−	+	急、慢性乙肝,强传染性
2	+	−	−	−	+	急、慢性乙肝,慢性 HBsAg 携带者
3	+	−	−	+	+	急性乙肝趋向恢复或慢性乙肝,弱传染性
4	−	+	−	−	+	急性 HBV 感染康复期或有既往感染史,目前有免疫力
5	−	−	−	+	+	乙肝恢复期,弱传染性
6	−	−	−	−	+	急性 HBV 感染窗口期或既往曾感染过乙肝,有流行病学意义
7	−	+	−	−	−	疫苗接种后或 HBV 感染后康复
8	−	+	−	+	+	急性乙肝康复期,开始产生免疫力
9	−	−	−	−	−	非乙肝感染

(三)丙型肝炎病毒标志物检测

丙型肝炎病毒(Hepatitis C virus,HCV)属于黄病毒科的丙型肝炎病毒属,含有单股正链 RNA,主要通过血液传播,是引起输血后肝炎的病原体之一。丙型肝炎病毒易发生变异,病情较乙型肝炎轻,但更易转为慢性。主要的实验室检验指标有抗－HCV IgM、抗-HCV IgG 和 HCV-RNA 测定。

1.丙型肝炎病毒抗体测定

【标本采集】 血清,黄色或红色管帽真空采血管采血。

【参考范围】 阴性。

【临床意义】

(1)抗-HCV:为非保护性抗体,阳性结果是诊断 HCV 感染的重要依据。

(2)抗-HCV IgM:阳性见于急性 HCV 感染,为诊断丙型肝炎的早期敏感指标。

(3)抗-HCV IgG:出现晚于抗-HCV IgM,阳性表明体内有 HCV 感染,但不能作为早期诊断指标,阴性不能完全排除 HCV 感染。

2.丙型肝炎病毒 RNA 定性和定量测定

【标本采集】 静脉血液,置于经 RNA 酶灭活的无菌试管内送检,严重溶血标本可影响检验结果。

【参考范围】　阴性。

【临床意义】

（1）HCV-RNA 定性：阳性提示 HCV 复制活跃，传染性强。

（2）HCV-RNA 定量：可连续观察 HCV-RNA 的动态变化，对判断病情、监测药物治疗效果及血液制品的安全性有重要意义。

（四）人获得性免疫缺陷病毒感染检验

人类免疫缺陷病毒（human immunodeficiency virus，HIV）也称为艾滋病病毒，为单链 RNA 病毒，分为 1 型和 2 型，主要攻击和破坏辅助性 T 细胞（Th）。Th 细胞具有协助体液免疫和细胞免疫应答的功能，抑制 T 细胞（Ts）具有抑制体液和细胞免疫的功能，Th 和 Ts 互相协调和制约，形成 T 细胞网络。HIV 对 Th 细胞有亲和力，穿入该细胞后使之破裂、溶解和消失，机体的 Th 细胞减少，Th/Ts 倒置，细胞免疫功能缺损，呈免疫抑制状态，从而发生各种条件致病性感染及肿瘤等。HIV 主要通过性接触、血液和母婴垂直传播。

HIV 感染的实验室检验主要包括抗-HIV 抗体检测、病毒培养、核酸检测和抗原检测，其中抗-HIV 抗体检测为最常规使用的方法；不但因为这类检测特异性、敏感性较高，方法相对简便、成熟，还因为 HIV 抗体在病毒感染后，除早期短暂的窗口期外于整个生命期间长期稳定的存在并可被检测到。当抗体检测无法满足 HIV 感染诊断的需要时，病毒分离及测定、核酸检测、抗原检测可作为辅助手段使用。

HIV 抗体一般在人感染后几周逐渐出现，可延续终生，血清学检验分为初筛试验和确认试验，初筛试验敏感性很高，初筛阳性的标本再用特异性强的方法进行确认。最常用的初筛试验是酶联免疫吸附试验（ELISA），确认试验常用免疫印迹试验（Western blot，WB）。

【标本采集】　静脉血液，RNA 检测标本须置于经 RNA 酶灭活的无菌试管内送检。

【参考范围】　阴性。

【临床意义】　主要用于 HIV 感染的诊断。初筛试验第 1 次阳性必须用不同试剂作第 2 次试验，以免出现假阳性。免疫印迹试验阳性可确诊 HIV 感染。

（五）梅毒血清学检验

梅毒是由梅毒螺旋体引起的性传播性疾病，主要经过性接触传播，手术、哺乳、输血、接触污染物也可被传染。患有梅毒的孕妇，梅毒螺旋体可通过胎盘感染胎儿，早期可致胎儿流产、早产，晚期感染的成活胎儿可患先天梅毒。

梅毒螺旋体几乎可在人体内任何组织或器官引起多变的临床表现，机体对梅毒螺旋体感染的免疫反应较为复杂，这为实验诊断提供了基础，感染梅毒螺旋体后机体可产生多种抗体，主要有 IgM、IgG 两种特异性抗梅毒螺旋体抗体，IgM 抗体持续时间短，IgG 抗体可终身存在。非特异性抗体又称反应素，是由螺旋体破坏的组织细胞所释放的类脂样物质以及螺旋体自身的类脂和脂蛋白刺激机体产生的 IgM、IgG 抗体，这种抗体可在非梅毒螺旋体感染的多种急、慢性疾病病人的血液中检出。临床上用于诊断梅毒的血清学试验有非特异性和特异性两类方法，分别用于筛查和确诊。

1. 非特异性类脂质抗原试验　试验使用的抗原由从牛心肌中提取的心磷脂、胆固醇和纯化的卵磷脂组成，即类脂质抗原，来检测病人血清中是否存在反应素。此类试验为诊断梅毒感染的筛选试验。临床上广泛采用的方法是快速血浆反应素试验（rapid plasma regain test，RPR）。

【标本采集】 血清，黄色或红色管帽真空采血管采血。溶血、脂血标本可影响检验结果。

【参考范围】 阴性。

【临床意义】 RPR 是非特异的定性试验，某些麻风、疟疾、病毒性肝炎病人等血清RPR 试验可出现假阳性，故阳性结果者需进一步做确诊试验。

2.梅毒螺旋体抗体试验 属于确诊试验，用密螺旋体抗原检测血清中螺旋体的特异性抗体，常用的方法有荧光密螺旋体抗体吸附试验 fluorescent treponemal antibodyabsorption，FTA-ABS）、梅毒螺旋体血凝试验（treponemal pallidum hemagglutination，TPHA）等。

【标本采集】 血清，黄色或红色管帽真空采血管采血。溶血、脂血标本可影响检验结果。

【参考范围】 阴性。

【临床意义】 确诊试验阳性，结合临床可明确诊断为梅毒。

四、自身免疫性疾病实验室检验

自身免疫性疾病（autoimmune disease，AID）是指由于某些原因造成免疫系统对自身成分的免疫耐受减低或破坏，致使自身抗体和（或）致敏淋巴细胞损伤自身器官组织而引起的疾病，表现为相应组织器官的功能障碍。自身免疫性疾病按自身抗原分布的范围可分为器官特异性和非器官特异性两类，前者指自身抗原为某一器官的特定成分，病变局限于该器官如桥本甲状腺炎，后者是指自身抗原为细胞核成分或线粒体等，病变可遍及全身各组织器官如系统性红斑狼疮。一般而言，器官特异性自身免疫性疾病预后较好，非器官特异性自身免疫性疾病病变广泛，预后不良。

自身抗体是诊断自身免疫性疾病的重要指标，但有些自身抗体缺乏疾病诊断的特异性和敏感性，在选择和应用自身抗体检验时应予以注意。对于自身免疫性疾病病人，应同时做抗核抗体和器官特异性自身抗体检测，自身抗体阳性者，应继续做滴度或定量检测，有助于对疾病进程和疗效的观察。

(一)类风湿因子检测

类风湿因子（rheumatoid factor，RF）是变性 IgG 刺激机体产生的一种自身抗体，主要为 IgM 型，也可见 IgG、IgA、IgD 和 IgE 型。RF 主要存在于类风湿性关节炎病人的血清及关节腔液中。临床上主要测定 IgM 型类风湿因子，测定方法有乳胶凝集法、酶联免疫吸附法以及免疫比浊法，免疫比浊法最常用。

【标本采集】 血清，黄色或红色管帽真空采血管采血。

【参考范围】 免疫比浊法：<20U/ml。

【临床意义】 RF 阳性主要见于类风湿关节炎，约 90％类风湿性关节炎病人 RF 阳性，其中尤以病变广泛、病情严重、病程长、活动期及有关节外病变者的阳性率高，滴度高，动态观察 RF 可作为病变活动性及药物治疗的疗效评价。其他结缔组织性疾病，如系统性红斑狼疮的阳性率约 60％，硬皮病、多发性肌炎等也可检出 RF，但滴度较低。此外，正常人尤其是老年人阳性率也可达5％～10％。

（二）抗核抗体检测

狭义的抗核抗体（antinuclear antibody，ANA）是指抗细胞核成分的抗体，广义的抗核抗体包括抗脱氧核糖核酸抗体和抗可提取性核抗原抗体等。抗核抗体主要存在于血清中，也可存在于滑膜液、胸腔积液和尿液等其他体液中。

1.抗核抗体　应用间接免疫荧光法作为总的抗核抗体的筛选试验。

【标本采集】　血清，黄色或红色管帽真空采血管采血。严重溶血的标本影响测定结果。

【参考范围】　＜1∶40（因所用试剂不同参考范围可有较大差异）。

【临床意义】　现已证实抗核抗体对很多自身免疫性疾病有诊断价值。抗核抗体阳性（高滴度）标志了自身免疫性疾病的可能性，抗核抗体的检测对风湿性疾病的诊断和鉴别具有重要意义。

2.抗脱氧核糖核酸抗体　抗脱氧核糖核酸抗体（anti－DNA antibody，抗DNA）分为两大类：①抗天然DNA抗体（nDNA），或称抗双链DNA（dsDNA）抗体。②抗变性DNA抗体，或称抗单链DNA（ssDNA）抗体。

【标本采集】　血清，黄色或红色管帽真空采血管采血。严重溶血的标本影响测定结果。

【参考范围】　＜1∶10（所用试剂不同参考范围有较大差异）。

【临床意义】　抗dsDNA抗体对SLE有较高的特异性，70％～90％的活动期病人该抗体阳性。抗ssDNA抗体可见于多种疾病，特异性较差。

3.抗可提取性核抗原抗体　可提取性核抗原是核物质中一类蛋白的总称，因这类核蛋白的共同特点是不含组蛋白，均能溶解于生理盐水和磷酸盐缓冲液，故称可提取性核抗原（ENA），ENA抗原主要包括Sm、干燥综合征A抗原、干燥综合征B抗原、硬化病-70、Jo-1、多发性肌炎-1等，针对这些抗原产生的抗体统称为抗ENA抗体。

【标本采集】　血清，黄色或红色管帽真空采血管采血。严重溶血的标本影响测定结果。

【参考范围】　阴性。

【临床意义】

（1）抗Sm抗体：抗Sm抗体阳性对SLE诊断有高度的特异性，属于SLE血清标志性抗体之一，但阳性率较低，若与抗dsDNA抗体同时检测，可提高SLE的诊断率。

（2）抗SS-A抗体和抗SS-B抗体：抗SS-A抗体主要见于干燥综合征，也可见于其他自身免疫性疾病，如SLE。13％的SLE及30％的干燥综合征病人有抗SS-B抗体。

（3）抗SS-70抗体：见于25％～75％的进行性系统性硬化症（播散性）病人。

（4）抗Jo-1抗体：主要见于多发性肌炎或皮肌炎病人。

五、肿瘤标志物检测

肿瘤标志物（tumor marker）是指存在于肿瘤细胞内或肿瘤细胞表达及脱落的物质，或者是宿主对体内肿瘤反应而产生的物质，可存在于细胞胞质、细胞核中或细胞表面，也可见于血液、组织或体液中。检测血液或其他体液中的肿瘤标志物(体液肿瘤标志物)以及细胞内或细胞表面的肿瘤标志物(细胞肿瘤标志物),根据其浓度有可能对肿瘤的存在、发病过程和预后作出诊断。

理想的肿瘤标志物应具备:①在正常人体内无表达,一旦微小肿瘤出现便有足够量可从体液中检出。②高度特异性,能鉴别肿瘤和非肿瘤。③有器官特异性,不同类型肿瘤应表达特异的肿瘤标志物,对肿瘤进行准确定位。④肿瘤标志物浓度与瘤体大小、临床分期相关,可用于判断预后。⑤半寿期短,能反映体内肿瘤的动态变化,监测治疗效果、复发和转移。但目前还没有发现完全满足这些条件的理想肿瘤标志物。

(一)血清甲胎蛋白测定

甲胎蛋白(alpha-fetoprotein,AFP)是胎儿发育早期的一种糖蛋白,由卵黄囊及胚胎肝脏产生。AFP 存在于胎儿血清中,其浓度以胎龄 4~5 个月的胎儿血清含量最高,以后随胎龄增长而逐渐下降,出生后 AFP 的合成很快受到抑制,6 个月至 1 岁时,血中 AFP 逐渐降至正常成人水平。当肝细胞或生殖腺胚胎组织发生恶性病变时,有关基因重新被激活,使原来已丧失合成 AFP 能力的细胞又重新具有合成能力,导致血中 AFP 含量明显增高。

【标本采集】 血清,黄色或红色管帽真空采血管采血。

【参考范围】 <20 g/L(不同方法参考范围不同)。

【临床意义】

(1)AFP 是诊断原发性肝细胞癌较敏感和特异的肿瘤标志物,AFP>300 g/L 有诊断意义。

(2)AFP 是肝癌治疗效果和预后判断的一项敏感指标,AFP 在一定程度上反映肿瘤的大小,其动态变化与病情有一定的关系。

(3)其他肿瘤如睾丸癌、卵巢癌、畸胎瘤、胃癌、胰腺癌等 AFP 也可升高。

(4)病毒性肝炎及肝硬化病人血 AFP 轻度升高。

(5)妊娠 3 个月后体内 AFP 开始升高,分娩后 3 周恢复正常。

(二)血清癌胚抗原测定

癌胚抗原(carcinoembryonic antigen,CEA)是一种多糖蛋白复合物。正常情况下,CEA 由胎儿胃肠道上皮组织、胰和肝的细胞合成。妊娠前 6 个月内 CEA 含量增高,出生后血中含量极低。细胞发生恶性变时,肿瘤细胞合成 CEA 异常,血清 CEA 浓度增高。

【标本采集】 血清,黄色或红色管帽真空采血管采血。严重溶血标本影响测定结果。

【参考范围】 <5 g/L(不同方法参考范围不同)。

【临床意义】 CEA 是一种广谱肿瘤标志物,虽然不能作为诊断某种恶性肿瘤的特异性指标,但在恶性肿瘤的鉴别诊断、病情监测、疗效评价上仍有重要的临床价值:①用于消化系统恶性肿瘤的诊断:CEA 是一种重要的非器官特异性肿瘤相关抗原,分泌 CEA 的肿瘤大多位于空腔脏器,如胃肠道、呼吸道、泌尿道等,所以结肠癌、直肠癌、肺癌、胃癌、乳腺癌、胰腺癌、卵巢癌及子宫癌等 CEA 增高。②用于指导肿瘤的治疗及随访:CEA 含量与肿瘤大小、有无转移存在丁定关系,对肿瘤病人血液或其他体液中 CEA 浓度进行连续观察,能为病情判断、预后及疗效观察提供重要的依据。③其他疾病如肝硬化、肺气肿、直肠急肉、肠胃炎症等 CEA 可轻度升高。

(吴琼 吴晓华)

全媒体扫码学习资料

临床实验室检查课件　　临床实验室检查检测

学习项目七 心电图评估

心电图是心脏电活动的记录,和脑电图、肌电图等同为生物电流现象的记录。心脏在收缩之前就有电激动,约在电激动0.02~0.07 s后,才有机械的收缩活动。心脏的电激动产生动作电流,通过人体的容积导体将心脏的动作电流传导至身体各部,利用心电图机将心脏每一心动周期所产生电活动变化所形成的曲线记录下来,此种曲线图称为心脏电流图,简称心电图(electrocardiogram,ECG)。

心电图检查是用以描记和分析心脏电活动的重要方法之一,广泛应用于临床,是心血管疾病诊断中实用、简便的无创检查方法。对分析和鉴别各种心律失常、缺血性心脏病等,具有较高的价值。但心电图波形的改变受许多因素影响,缺乏特异性,故心电图检查有其局限性,必须结合临床资料方能做出正确诊断。

【学习目标】

1. 知道常规心电图导联的连接方法并熟练描记心电图;能理解正常心电图的特点并熟练测量心电图。

2. 能初步识别正常心电图;能说出常见异常心电图的心电图特征并初步识别。

3. 了解心电发生原理与心电向量概念。

【预习案例】

案例7-1:女性,75岁,以心肌梗死入院治疗。突然出现意识丧失、血压下降、四肢抽搐,作心电图检查如下:

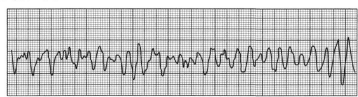

试分析:

1. 如何正确测量心电图?

2. 该病人心电图出现了什么异常表现?

3. 针对该病人提出的相关护理诊断有哪些?

工作任务一 心电图的基本知识

一、心电图产生原理

心脏在每一次机械收缩前,均会产生电激动。心脏电激动产生的微小电流可经人体组织传导至体表。心电图(electrocardiogram,ECG)是利用心电图机自体表记录的心脏每一心动周期所产生的电活动变化的曲线图形。

(一)心肌细胞的除极与复极

心电图反映了整个心脏电激动的综合过程,其基础是单个心肌细胞的电激动,过程可分为极化、除极和复极 3 个阶段(图 7-1-1)。

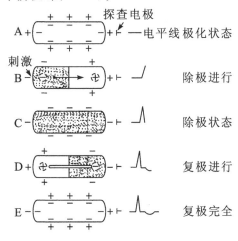

图 7-1-1　心肌细胞除极与复极过程电位变化示意图

1.极化阶段　心肌细胞在静息状态时,细胞膜外带正电荷,细胞膜内带负电荷,即细胞膜外得到一定数量的带正电荷的阳离子,细胞膜内则得到相同数量的带负电荷的阴离子。因此,膜外的电位高于膜内的电位。在静息状态时,心肌细胞始终保持着稳定的状态而不产生电流,称为极化状态(polarization)。此时,若在心肌细胞的两端连接导线至电流计,则描记出一条水平的等电位线。

2.除极阶段　当心肌细胞某个部位受到一定强度的刺激时,细胞膜对离子的通透性发生改变,Na^+ 的通透性突然升高(快 Na^+ 通道开放),K^+ 通透性降低(K^+ 通道关闭),瞬间细胞膜外大量 Na^+ 迅速流入细胞内。这种离子的跨膜流动导致细胞膜内外的正、负离子分布发生逆转,使膜内的电位上升转为正电位,即由极化阶段内负外正的状态转为内正外负的状态,这一转变就是心肌细胞的除极(depolarization)过程,而此时心肌细胞内带正电荷,膜外带负电荷,称为除极状态。

当心肌细胞被激动而除极时,离子跨过细胞膜,使已除极部位的细胞膜外带负电荷,而邻近未除极部位细胞膜外仍带正电荷,两者之间产生电位差,电流从未除极部位流向已除极部位。在已除极部位与未除极部位的交界处就形成了一对电偶(dipole),电偶的电源(正电荷)在前,电穴(负电荷)在后,除极的方向就是电荷移动的方向。此时,如探查电极面对除极方向(即面对电源),则描记出向上的波形;如探查电极背对除极方向(即面对电穴),则描记出向下的波形;如探查电极置于细胞的中部,则描记出先正后负的双向波形。整个细胞除极完毕后,细胞膜外均带负电荷,无电位差,电流曲线回至等电位线。

3.复极阶段　心肌细胞除极之后,由于细胞的新陈代谢,使细胞膜依靠 K^+-Na^+ 泵的作用,重新调整对 Na^+、K^+ 的通透性,于是细胞膜内外的正、负离子分布逐渐恢复到极化状态,即由外负内正的状态转变为外正内负的状态,这一过程称为复极(repolarization)。

复极的过程与除极相同,即先开始除极的部分先开始复极。在复极过程中,已复极部分的细胞膜外重新带有正电荷,未复极的部分仍为负电荷,膜外形成电位差,产生电流,电流的方向是从已复极的部位流向未复极的部位,即电穴(负电荷)在前,电源(正电荷)在后,其方向正好与除极过程相反,故描记的复极波方向与除极波相反。因复极的过程比除极要慢2～7倍,故除极波起伏陡峭,波形高尖,而复极波则起伏迟缓,振幅较低。复极完毕后,细胞膜外均带正电荷,电位差消失,电流曲线回至等电位线(图7-1-2)。

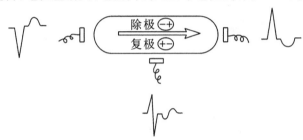

图7-1-2　单个心肌细胞的除极与复极过程及其电偶变化示意图

(二)心室壁的除极与复极

正常人心室除极时,从心内膜开始,向心外膜推进,即正电荷由心内膜向心外膜移动,因此面对心外膜的电极描记出一个向上的波形,面对心内膜的电极则描记出一个向下的波形。而心室的复极和除极方向不一致,是从心外膜向心内膜。可能是由于心外膜下的心肌温度较心内膜下高,心室收缩时,心外膜承受的压力又比心内膜小,故心外膜处的心肌复极过程发生较早。此时,面对心外膜的电极亦可描记出一个向上的波形。因此,在正常人的心电图中,记录到的复极波方向常与除极波的主波方向一致,这与单个心肌细胞不同。

二、心电图导联体系

从理论上来说,任何心电导联系统从本质上都是双极导联,故将双极导联的两极(正极和负极)置于体表的任何部位都可以测出心脏的电位活动情况。即在人体体表相隔一定距离的任意两点放置正、负电极,并通过导联线与心电图机连接形成电路,即可描记出一系列心电波形,这种连接和记录的方法称为心电图导联。在导联的正负极间做一假想的连线,就形成了该导联的导联轴,方向由正极指向负极。由于电极位置和连接的方法不同,可组成许多不同的导联。但在临床工作中,为了便于对同一病人或不同时期所做的心电图进行比较,所以对电极的放置部位和导联的连接方式进行了明确的规定。目前,临床上最普遍应用的是由Einthoven创设的国际通用导联体系(lead system),称为常规12导联体系。

(一)肢体导联

肢体导联(limb leads)包括标准导联Ⅰ、Ⅱ、Ⅲ和加压单极肢体导联VR、VL、VF。标准导联(standard leads)为双极肢体导联,反映两个肢体之间的电位差变化。加压单极肢体导联属单极导联,基本上代表的是正极(探查电极)所置部位的电位变化,其负极为连接

其余两个肢体的电极各串联 5000 欧姆电阻后并联起来构成的中心电端(central termi-
nal)或无干电极。肢体导联的电极主要放置于右臂(R)、左臂(L)和左腿(F)(表 7-1-1、图
7-1-3、图 7-1-4),连接此 3 点所形成的等边三角形即 Einthoven 三角,其中心点相当于中
心电端。

表 7-1-1　肢体导联的电极位置

导联名称	正极(探查电极)	负极
I	左上肢	右上肢
II	左下肢	右上肢
III	左下肢	左上肢
aVR	右上肢	左上肢+左下肢
aVL	左上肢	右上肢+左下肢
aVF	左下肢	右上肢+左上肢

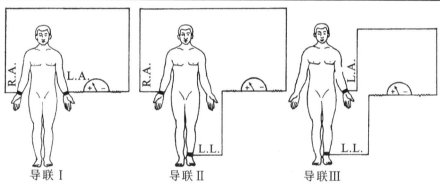

图 7-1-3　标准导联电极连接方式示意图

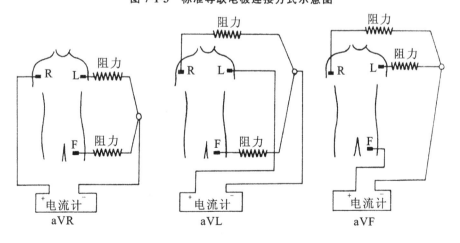

图 7-1-4　加压单极肢体导联电极连接方式示意图

6个肢体导联形成了6个导联轴，Ⅰ、Ⅱ、Ⅲ导联的导联轴分别是 Einthoven 三角的3条边，aVR、aVL、aVF 的导联轴分别是自 Einthoven 三角的中心点（中心电端）指向3个顶点的3条线。为了便于表明6个导联轴之间的方向关系，将Ⅰ、Ⅱ、Ⅲ导联的导联轴平行移动，使之与 aVR、aVL、aVF 的导联轴一并通过 Einthoven 的中心点，便构成了额面六轴系统（图7-1-5）。此坐标系采用±180°的角度标志，以左侧为0°，顺钟向的角度为正，逆钟向的角度为负。每个导联轴从中心点被分成正负两半，每个相邻导联轴间的夹角为30°。额面六轴系统主要用于判断肢体导联的心电图波形以及测定额面心电轴。

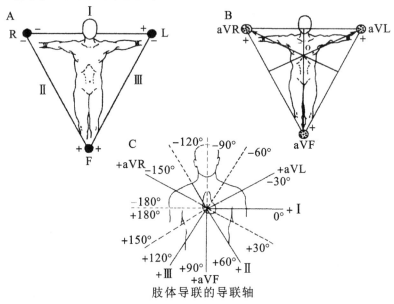

图 7-1-5　肢体导联的额面六轴系统示意图

（二）心前区导联

心前区导联（chest leads）属单极导联，反映检测部位的电位变化，包括 $V_1 \sim V_6$ 导联，又称心前区导联。心前区导联的正极置于胸壁固定部位（表7-1-2、图7-1-6），其负极为肢体导联3个电极各串联5000欧姆电阻后并联起来构成的中心电端或无干电极，该处的电位接近零电位且较稳定。

表 7-1-2　心前区导联的电极位置

导联名称	正极（探查电极）	负极
V_1	胸骨右缘第4肋间	中心电端
V_2	胸骨左缘第4肋间	中心电端
V_3	V_2 与 V_4 连线中点	中心电端
V_4	左锁骨中线平第5肋间	中心电端
V_5	左腋前线与 V_4 同一水平	中心电端
V_6	左腋中线与 V_4 同一水平	中心电端

临床上遇有后壁心肌梗死、左心室肥大或心脏移位可疑者,一般多需加做 $V_7 \sim V_9$ 导联;V_7 位于左腋后线 V_4 水平处;V_8 位于左肩胛骨线 V_4 水平处;V_9 位于左脊旁线 V_4 水平处。小儿心电图或诊断右心病变有时需要选用 $V_{3R} \sim V_{6R}$ 导联,电极放置右胸部与 $V_3 \sim V_6$ 对称处。

心前区导联的导联轴均从中心电端指向探查电极,6 个心前区导联的导联轴在人体水平面上的投影构成了心前区导联的导联轴系统。主要用于判断心前区导联的心电图波形以及心电轴的钟向转位(图 7-1-7)。

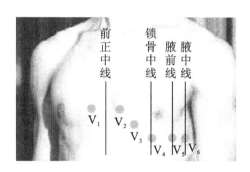

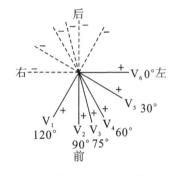

图 7-1-6　心前区导联连接方式示意图　　图 7-1-7　心前区导联的导联轴系统示意图

三、心电向量与心电图

(一)心电向量

向量又叫矢量,是物理学上的一个专用名词,通常用箭头指示方向,用箭杆长短表示大小。心肌细胞除极或复极过程中可产生电偶,电偶的移动是有一定方向的。尽管每个单位面积心肌细胞产生的电偶数完全相同,但由于心肌不是规则的整体,因而在心肌进行除极的过程中,有时除极面较大,有时较小,这样就产生了量的差异。这种电位幅度既有一定方向又有一定大小,所以被称为心电向量。

(二)瞬间综合心电向量

心脏电激动的每一个瞬间均有许多心肌细胞同时除极或复极,产生许许多多方向大小各不相同的心电向量,这些心电向量可以按照一定的规则合成为瞬间综合心电向量。具体规则为(图 7-1-8):若两个向量方向相同,则方向不变,幅度相加;若两个向量方向相反,则方向与较大的向量一致,幅度相减;若两个向量的方向构成一定角度,则以平行四边形法求得其对角线为综合向量。

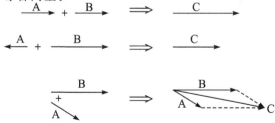

图 7-1-8　心电向量综合法示意图

可以认为,体表测得的心电变化是所有参与电活动的心肌细胞所产生的电位变化的综合结果,其强度与下列因素有关:①与心肌细胞数量(心肌厚度)呈正比关系。②与探查电极位置和心肌细胞之间的距离呈反比关系。③与探查电极的方位和心肌除极的方向所构成的角度有关,夹角越大,心电位在导联上的投影越小,电位越弱(图 7-1-9)。

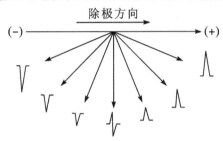

图 7-1-9　探查电极电位和波形与心肌除极方向的关系示意图

(三)立体心电向量环

随着每一心动周期时间的推移,瞬间综合心电向量的方向和大小不断发生变动,直至该心动周期中全部心肌的电活动完成时,重新回到零点。将每一心动周期中循序出现的瞬间综合心电向量的顶端连接起来所构成的环状轨道,即为立体心电向量环。心脏在除极和复极的过程中,共形成了 3 个立体心电向量环,分别是 P、QRS 和 T 向量环。

心房除极产生 P 环,心电图上表现为 P 波。心室除极产生 QRS 环,在心电图上表现为 QRS 波群。心室复极产生 T 向量环,在心电图上表现为 T 波。

四、心电图各波段的形成与命名

正常心脏的电激动起源于窦房结,兴奋心房的同时,激动沿结间束传导至房室结(激动传导在此延迟 0.05～0.07 s),然后循希氏束→左、右束支→浦肯野纤维顺序传导,最后兴奋心室。这种先后有序的电激动的传播,引起一系列电位变化,形成了心电图上的相应波段(图 7-1-10、图 7-1-11)。临床心电学对这些波段的名称进行了统一的规定。

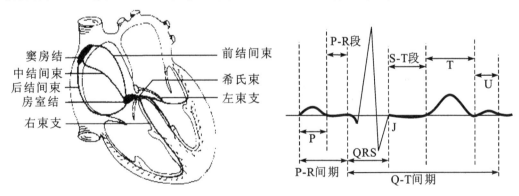

图 7-1-10　心脏的起搏传导系统　　　　**图 7-1-11　心电图各波段示意图**

1. P 波　最早出现的振幅较小的波,反映心房除极过程的电位变化。P 波起始部代表右心房除极,终末部代表左心房除极,中间部代表左、右心房除极。

2.P-R 段　自 P 波终点至 QRS 波群起点间的线段,反映心房复极过程及房室结、希氏束、束支的电活动。

3.P-R 间期　自 P 波起点至 QRS 波群起点间的线段,包括了 P 波和 P－R 段,反映自心房开始除极至心室开始除极的时间。

4.QRS 波群　为振幅最大的波,反映心室除极过程的电位变化。因探查电极所处位置的不同,QRS 波群可呈现多种型态,其命名方法如下:在参考水平线以上第一个出现的正向波称为 R 波;Q 波为 R 波前的负向波;S 波为 R 波后的第一个负向波;R′波为 S 波后的正向波;S′波为 R′波后的负向波。如果 QRS 波群只有负向波,则称为 QS 波。若位于参考水平线同侧的一个波有 2 个或以上转折点,则称为切迹或顿挫。一般用英文字母的大小写来区分各波波幅的大小。若波幅≥0.5mV 者,常用 Q、R、S 表示;若波幅<0.5mV 者,常用 q、r、s 表示;在同一导联中,若波幅小于最高波幅的½,也应用小写英文字母表示(图 7-1-12)。

5.J 点　QRS 波与 ST 段的交点,用于 ST 段偏移的测量。

6.S-T 段　自 QRS 波群终点至 T 波起点间的线段,反映心室缓慢复极过程的电位变化。

7.T 波　为 ST 段后一个圆钝而较大的波,反映心室快速复极过程的电位变化。

8.Q-T 间期　自 QRS 波群起点至 T 波终点的水平距离,反映心室开始除极至心室复极完毕全过程的时间。

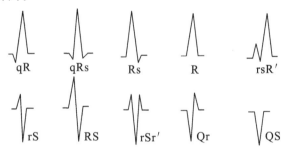

图 7-1-12　QRS 波群命名示意图

9.U 波　为 T 波之后出现的振幅很小的波,反映心室后继电位,U 波明显增高常见于低血钾症。

工作任务二　正常心电图评估

一、心电图的测量

心电图一般描记在特殊的记录纸即心电图记录纸上。心电图记录纸(图 7-2-1)由诸多粗细两种纵线和横线划分的小格组成。两细线之间距为 1mm,两粗线之间距为 5 mm。纵线之间构成的纵格表示电压,当标准电压 1 mV＝10 mm 时,两细线之间距(1 mm)代表 0.1 mV 电压,每一大纵格代表 0.5 mV 电压;通常心电图机走纸速度为 25 mm/s,每一小横格(1 mm)代表0.04 s,每一大横格代表 0.20 s。

（一）心率的测量

先进的心电图分析诊断仪,可将 12 导联心电图和心率一起显示出来。

无自动分析测量功能的心电图机,在心电图上测量心率,应用双脚规测量 P-P 间期求出心房率,测量 R-R 间期求出心室率。心律正常的情况下测 R-R(或 P-P)间期的秒数,然后再除以 60 即可求出心率。例如,R-R 间期为 0.75 s,则心率＝60/0.75＝80 次/min。

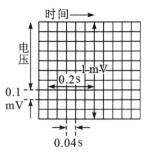

图 7-2-1　心电图纸纵线和横线图解示意图

心率的测量也可用简便的目测法粗略推算心率,根据心电图机走纸速度每秒 25 mm(即 5 个大格),每个大格为 0.20 s,两个大格为 0.40 s,其他依此类推。目测 R-R(或 P-P)间距约占几大格,若其间距为 2 大格,心率为 60/0.4＝150 次/min,若为 3 大格心率则为 60/0.6＝100 次/min。若为 4、5 或 6 个大格,其心率分别为 75 次/min、60 次/min、50 次/min。在实际工作中,只要能熟记上述规律,可立即推算出心率。

心率的测量还可使用专门的心率尺或采用查表法直接看出相应的心率数。心律明显不齐时,一般采用心动周期的平均值来进行推算。

（二）各波段时间的测量

测量各波的时间时,应从该波起始部的内缘至波形终末部分的内缘。正向波的时间从基线下缘测量,负向波的时间应从基线上缘测量,测量对应选择波形清晰的导联。室壁激动时间(VAT)是从 QRS 波群起点到 R 波峰垂直线之间的水平距离(图 7-2-3)。

（三）各波段振幅的测量

测量 P 波振幅的参考水平应以 P 波起始前的水平线为准。QRS 波群、J 点、ST 段、T 波和 U 波的振幅测量参考水平统一以 QRS 起始部水平线为准。如果 QRS 起始部为一斜段(受心房复极波或预激波的影响),其测量的参考点应取 QRS 波群的起点。测量向上波的高度时,应从基线的上缘测出波顶端的垂直距离;测量向下波形的深度时,应从基线的下缘测出波底端的垂直距离。

二、正常心电图波形特点和正常值

正常心电图波形特点见图 7-2-2。

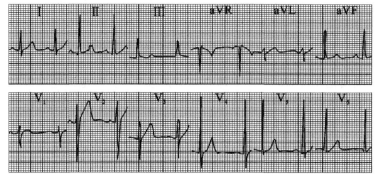

图 7-2-2　正常心电图特点

1.P 波　是左、右心房除极的重合波。右心房的激动一般早于左心房0.01～0.03 s。

(1)型态:P 波的型态取决于 P 向量环在导联轴上的投影,心脏的激动起源于窦房结,因此心房除极的综合向量是指向左、前、下。窦性 P 波在大部分导联上呈圆钝形,可能有时有轻微的切迹,P 波的方向在Ⅰ、Ⅱ、aVF、V_4～V_6 导联中均向上,aVR 导联中向下,其他导联中可呈双向、倒置或低平。

(2)时间:在肢体导联中为 0.06～0.10 s,超过 0.11 s 为 P 波过宽;在胸导联中,P 波多在 0.06 s 之内。

(3)振幅:在各导联中为 0.05～0.25 mV,平均为 0.1～0.2 mV,大于 0.25 mV 者为 P 波过高,小于 0.05 mV 者为 P 波过低。在肢体导联中 P 波振幅应小于 0.25 mV,在胸导联中应小于 0.2 mV。

2.P-R 间期　又称 P-Q 间期,包括激动自窦房结开始,通过心房、房室结及房室束的全部时间,即代表心房开始除极到心室开始除极的时间。

成年人心率在正常范围时,P-R 间期的正常值为 0.12～0.20 s。P-R 间期与年龄、心率有直接关系,儿童及心率增快者相应缩短,在老年人及心率缓慢者相应延长,但不应超过 0.22 s。

3.QRS 波群　代表两个心室除极的电位变化。正常的 QRS 波群可呈多种型态。

(1)时间:在正常成人中,QRS 时间为 0.06～0.10 s,在胸导联中,QRS 时间较肢体导联略宽些,但不应该超过 0.10 s,在儿童中或心率较快时,QRS 时间可略短些,但不应小于 0.06 s。在各导联中,正常的 Q 波不超过 0.03～0.04 s,但不包括 QS 型导联。

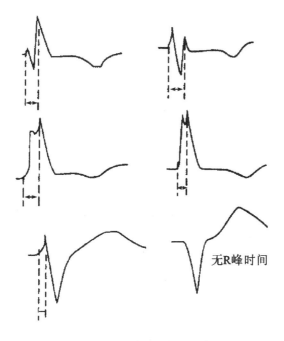

图 7-2-3　R 峰时间测量示意图

R峰时间又称本位曲折时间或室壁激动时间,指的是从QRS波群开始至R顶峰垂直线之间的距离。如有R′波,则应测量至R′峰;如R峰有切迹,应测量至切迹的第二峰。测量的方法见(图7-2-3)。正常成人R峰时间在V_1、V_2导联不应超过0.04 s,在V_5、V_6导联不应超过0.05 s。

(2)型态:正常QRS波群型态多呈峻峭陡急形,少数在波峰或基线底部可有轻度钝挫,偶有轻微的切迹。QRS波群可呈多种型态。在肢体导联Ⅰ、Ⅱ、Ⅲ中,QRS波群在电轴无偏斜的情况下主波多向上;在aVR导联中QRS主波向下,呈QS、rS、rSr′或Qr型。

(3)电压:在不同的导联中,QRS波群的电压各不相同。一般情况下,正常Q波的幅度不应超过同导联R波的¼正常Q时时间不超过0.04s。R波的振幅在Ⅰ、Ⅱ、Ⅲ导联中分别为1.5、2.5、2.0 mV以内,在aVR导联中不应超过0.5 mV,在aVL导联中不应超过1.2 mV,在aVF导联中不应超过2.0 mV,在胸导联中V_1的R波振幅最小,一般不应大于1.0 mV,在V_5导联中R波振幅最高,但不应大于2.5 mV。在正常情况下,V_1导联中R/S<1,V_5导联中R/S>1,在V_3导联中R/S接近1;$R_{V_1}+S_{V_5}<1.2$ mV,$R_{V_5}+S_{V_1}$男性小于4.0 mV、女性小于3.5 mV。

6个肢体导联的QRS波群振幅(正向波和负向波的绝对值相加)一般应大于0.5 mV,6个胸导联的QRS波群振幅(正向波和负向波的绝对值相加)一般应大于0.8 mV,否则称为低电压。

4.J点 也称结合点,为QRS波群的终点与ST段交接处。该点主要表示心室肌已全部除极结束。J点大多在等电位线上,有时随ST段的偏移而发生偏移,但上、下偏移不超过0.1mV。

5.ST段 为QRS波群终点(J点)至T波开始的这一段时间,它主要代表心室除极结束到心室复极开始的这一短暂时间。

由于心室处于除极化状态,并无电位变化,因而呈等电位线。正常情况下,ST段有时出现轻微的偏移,但在任一导联,ST段下移不应超过0.05mV,ST段上抬在V_1、V_2导联不超过0.3mV,V_3导联不超过0.5mV,V_4~V_6导联和肢体导联不超过0.1mV。ST段正常的时限为0.05~0.12 s,过去认为,ST段的时限变化在通常情况下无重要的临床意义,但近年来有人注意到ST段呈水平延长(>0.12 s)与冠状动脉的早期缺血有关。

6.T波 代表左、右心室的复极过程。

(1)方向:T波的方向在正常情况下一般与QRS波群的主波方向一致。T波方向在Ⅰ、Ⅱ、V_4~V_6导联直立,在aVR导联倒置,在Ⅲ、aVL、aVF、V_1~V_3导联上可以直立、低平、倒置或双向。如果T波在V_1直立,在V_2~V_6导联则不应倒置。

(2)振幅:正常情况下,T波除Ⅲ、aVL、aVF、V_1~V_3导联外,其振幅不应少于同导联R波的1/10。在胸导联上有时可高达1.2~1.5mV也属正常。

7.Q-T间期 代表心室从除极至复极完毕整个过程所需要的时间。即从QRS波群的起点到T波终点。

Q-T间期的长短因心率、年龄及性别的不同而有所改变。一般情况下,心率越快,Q-T间期越短,反之则越长;女性常较男性和儿童略长些。心率在60~100次/min之间者,Q-T间期的正常范围在0.32~0.44 s。由于Q-T间期受心率的影响较大,因此,常用校正的 Q-T 间期,即 Q-T 校正值(corrected Q-T,Q-Tc)＝Q-T/$\sqrt{R-R}$。Q-Tc 就是 R-R 间期为 1 s(心率 60 次/min)时的 QT 间期。QTc 不应超过 0.44 s,超过该时限就属 QT 间期延长。

8.U 波　在 T 波之后 0.01～0.04s 出现的一个正向的小圆波,称为 U 波。U 波代表心室复极 T 波后的电位效应,是心脏超兴奋状态下出现的。U 波明显增高常见于低血钾、高血钙等。

工作任务三　常见异常心电图

一、心房与心室肥大

(一)心房肥大

心房肥大多表现为心房的扩大而很少表现为心房肌的肥厚。心房扩大导致整个心房肌除极综合向量的振幅和方向发生变化,心电图主要表现为 P 波振幅、除极时间及型态的改变。

1.左房肥大　正常情况下右心房先除极,左心房后除极。当左房肥大(left atrial enlargement)时,心电图主要表现为心房除极时间延长。其心电图(图 7-3-1)特征如下。

(1)P 波增宽,其时限≥0.12 s,P 波常呈双峰型,两峰间距≥0.04 s,以Ⅰ、Ⅱ、aVL 导联明显,称"二尖瓣型 P 波"。

(2)V₁ 导联上 P 波呈先正向而后出现深宽的负向波。V₁ 导联的负向 P 波的时间乘以负向 P 波的振幅,称为 P 波终末电势。左房肥大时 P 波终末电势≥0.04 mm・s。

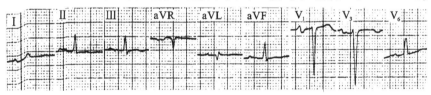

图 7-3-1　左房肥大

2.右房肥大　当右房肥大(right atrial enlargement)时,除极时间延长,因为与左房除极时间重叠,总的心房除极时间并不延长。心电图主要表现为心房除极波振幅增高。其心电图(图 7-3-2)特征如下。

(1)P 波尖而高耸,胸导联电压≥0.2mV,肢体导联电压≥0.25mV,以Ⅱ、Ⅲ、aVF 导联最为明显,多见于肺源性心脏病,称"肺型 P 波"。

(2)V₁ 导联上 P 波直立时,振幅≥0.15mV。

3.双心房肥大　双心房肥大的心电图特征如下。

(1)P 波增宽,其时限≥0.12 s,振幅≥0.25mV。

(2)V₁ 导联上 P 波高大双向,上下振幅均超过正常范围。

(二)心室肥大

心室扩大或/和肥厚是器质性心脏病的常见后果,是由心室舒张期或/和收缩期负荷

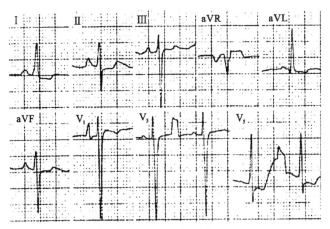

图 7-3-2 右房肥大

过重所引起。当心室肥大达到一定程度时,即可引起心电图变化。

1.左心室肥大 由于左心室壁明显厚于右心室,心室除极综合向量表现为左心室占优势的特征。左心室肥大(left ventricular hypertrophy)时,左心室的优势更显突出。面向左室的导联(Ⅰ、aVL、V_5、V_6)R 波振幅增加,而面向右室导联(V_1、V_2)出现较深的 S波。其心电图(图 7-3-3)特征如下。

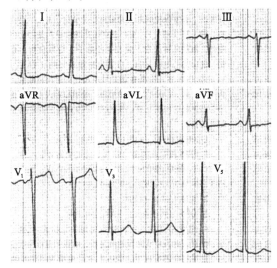

图 7-3-3 左心室肥大

(1)QRS 波群电压增高:肢体导联 $R_I + S_{III} > 2.5\text{mV}$;$R_I > 1.5\text{mV}$;$R_{aVL} > 1.2\text{mV}$;$R_{aVF} > 2.0\text{mV}$;胸导联 $R_{V5} > 2.5\text{mV}$;$R_{v5} + S_{v1} > 3.5\text{mV}$(女性)或 $> 4.0\text{mV}$(男性)。

(2)电轴左偏。

(3)QRS 波群时间延长到 $0.10 \sim 0.11\text{ s}$,但小于 0.12 s。

(4)V_5 或 V_6 导联 VAT(室壁激动时间)$> 0.05\text{ s}$。

(5)ST-T 改变:表现为主波向上的导联 ST 段下降,T 波低平、双向或倒置;主波向下的导联 ST 段抬高,T 波直立。

以上条件具备两条或两条以上即可诊断为左心室肥大。仅具备一条电压增高可诊断为"左心室高电压",QRS 波群电压增高同时伴有 ST-T 改变者,称左室肥厚伴劳损。

2.右心室肥大 右心室壁厚度仅有左心室壁的 1/3,轻度的右心室肥大,可表现为正常心电图,主要是因为右心室所产生的心电向量不能抵消左心室占优势的心电向量。只有当右心室壁的厚度达到相当程度时,才会使综合向量转为右心室优势,导致位于右室壁的导联(aVR、V_1)的 R 波增高,位于左室面的导联(Ⅰ、aVL、V_5)的 S 波变深。右心室肥大(right ventricular hypertrophy)的心电图(图 7-3-4)特征如下:

(1)QRS 波群电压改变:$R_{aVR}>0.5mV$;$R_{v1}>1.0mV$;$R_{v1}+S_{v5}>1.2mV$;V_1 导联 R/S≥1;呈 R 型或 Rs 型;V_5 导联 R/S≤1 或 S 波比正常加深;重度右心室肥大 V_1 呈 qR 型。

(2)心电轴右偏≥+90°,重症>+110°。

(3)V_1 导联 VAT>0.03 s。

(4)ST-T 改变:右胸导联(V_1、V_2)ST 段压低,T 波双向、倒置。

具备以上两条或两条以上方可诊断右心室肥大。

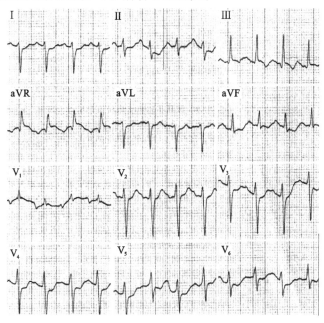

图 7-3-4 右心室肥大

3.双侧心室肥大 双侧心室肥大(biventricular hypertrophy)的心电图(图 7-3-5)特征如下。

(1)大致正常心电图:由于双侧心室电压同时增高,增加的除极向量方向相反互相抵消。

(2)一侧心室肥大的心电图改变:只表现一侧心室肥大,另一侧心室肥大图形被掩盖。

(3)双侧心室肥大心电图:既有右室肥大的心电图特征,同时存在左室肥大的某些心电图特征。

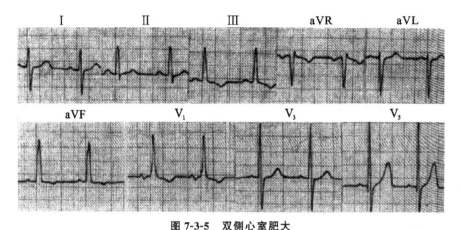

图 7-3-5 双侧心室肥大

二、心肌缺血的心电图特点

心肌缺血主要发生在冠状动脉粥样硬化的基础上。心肌缺血将影响心室复极的正常进行,并在与缺血区相关的导联上发生 ST-T 异常改变。根据心室壁受累的层次可大致出现以下两种类型的心电图改变。

(一)缺血型心电图改变

正常情况下心室肌的复极过程可看作是从心外膜开始向心内膜方向推进,发生心肌缺血(myocardial ischemia)时,复极过程发生改变,心电图出现 T 波变化。

1. T 波高大直立　若心内膜下心肌层缺血,心肌复极时间较正常延迟,心内膜复极向量减小或消失,致使 T 波向量幅度增加而方向不变,出现与 QRS 波主向量一致的狭长 T 环或高大 T 波。例如下壁心内膜部分心肌缺血时,在心电图上 II、III、avF 导联可出现高大直立的 T 波。

2. T 波倒置　若心外膜部分的心肌发生缺血时,则可引起心肌复极顺序的逆转,即转为心内膜复极在先而心外膜复极在后。心电图上出现与正常方向相反的 T 波向量。例如前壁心外膜下缺血时,胸导联可出现 T 波倒置。

3. T 波低平或双向　心脏双侧对应部位心内膜下心肌均缺血,或心内膜和心外膜下心肌同时缺血时,心肌上述两种心电向量的改变可综合出现,部分相互抵消,因此心电图即表现为 T 波低平、双向。

(二)损伤型心电图改变

心肌缺血还可出现损伤型 ST 改变,损伤型 ST 段偏移可表现为 ST 段压低及 ST 段抬高两种类型。

心肌损伤时,ST 向量从正常心肌指向损伤心肌。心内膜下心肌损伤时,位于心外膜面的导联出现 ST 段压低;心外膜下心肌损伤时(包括透壁性心肌缺血),引起 ST 段抬高。

上述 ST-T 改变系非特异性的心肌复极异常的共同表现。它常见于冠状动脉粥样硬化性心脏病所致的冠状动脉供血不足。典型心绞痛时可出现一时性的 ST 段下移、T 波低平、双向或倒置;变异性心绞痛发作时在心电图上可出现心内膜下缺血的样或酷似急性心肌梗死的"损伤型"改变(ST 段抬高且常伴高耸的 T 波);慢性冠状动脉供血不足时,心电图可出现 T 波低平、双向或倒置且常伴有 ST 段下移。

三、心肌梗死

心肌梗死(myocardial infarction)是由于冠状动脉阻塞,被供血处心肌发生严重而持久的缺血所引起。心肌梗死的范围及严重程度,主要取决于冠状动脉闭塞的部位、程度、速度及侧支循环的沟通情况。心肌梗死的部位大多在左心室、心室间隔或右心室与左心室毗邻之处,右心室梗死较少见,心房梗死偶见。

(一)心肌梗死的心电图改变及产生原理

冠状动脉发生闭塞后,随着时间的推移,心肌相继出现缺血、损伤、甚至坏死,在心电图上可先后出现缺血、损伤和坏死三种类型的图形改变。

1. 缺血型改变　缺血型改变主要表现为 T 波改变。

(1)心内膜下心肌缺血时,T 波表现高耸巨大、直立、前后两肢对称。

(2)心外膜下心肌缺血时,T 波表现倒置、呈"冠状 T"。

2. 损伤型改变　由于缺血时间逐渐延长,缺血程度进一步加重,就会出现"损伤型"图形改变。主要表现为面向损伤心肌的导联出现 ST 段抬高。

3. 坏死型改变　心肌更进一步的缺血导致细胞变性、坏死。坏死部位心肌不再产生心电向量,而正常健康心肌仍旧照常除极,产生一个与梗死部位相反的综合向量。"坏死型"图形改变主要表现为面向坏死区的导联出现异常 Q 波,即 Q 波时限≥0.04s,振幅≥1/4 R。坏死层穿透整个室壁,还可表现为异常 QS 波。

(二)心肌梗死的心电图演变及分期

急性心肌梗死发生后,随着心肌缺血、损伤、坏死的发展和恢复,心电图的变化呈现一定的演变规律。根据心电图图形的演变过程和演变时间可分为超急性期、急性期、近期、陈旧期等四期(图 7-3-6)。

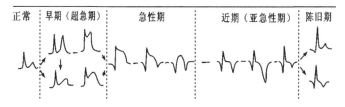

图 7-3-6　典型心肌梗死图形演变及分期

1. 超急性期　急性心肌梗死发生数分钟后,首先出现短暂的心内膜下心肌缺血。心电图上出现高大的 T 波,随即出现 ST 段呈斜型抬高,与高耸直立的 T 波相连。还可见 QRS 波群振幅增高,轻度增宽,但尚未出现异常 Q 波。此期多因持续时间太短而不易被记录到。

2. 急性期　此期开始于梗死后数小时或数日,可持续到数周。出现损伤合并坏死图形,ST 段呈弓背向上抬高,继而逐渐下降;面向坏死区的导联的 R 波振幅降低或消失,出现异常 Q 波或 Qs 波;T 波由直立变为倒置并逐渐加深。缺血型 T 波倒置、损伤型 ST 段抬高及坏死型 Q 波在此期同时并存。

3. 近期 出现于梗死后数周至数月。坏死型 Q 波持续存在,抬高的 ST 段恢复至基线,缺血型 T 波由倒置较深逐渐变浅或趋于恒定不变。

4. 陈旧期 约出现于梗死后 6 个月左右或更久。ST 段或 T 波恢复正常或 T 波持续倒置、低平,残留坏死型 Q 波。

（三）心肌梗死的定位诊断

心电图上心肌梗死部位主要是根据坏死型图形(异常 Q 波或 QS 波)出现于哪些导联而确定。具体定位诊断方法见表 7-3-1。发生心肌梗死的部位多与冠状动脉分支的供血区域有关。如下壁心肌梗死时,在 Ⅱ、Ⅲ、aVF 导联出现异常 Q 波或 QS 波(图 7-3-7);广泛前壁心肌梗死时,在 $V_1 \sim V_6$ 导联出现异常 Q 波或 QS 波(图 7-3-8);前间壁心肌梗死时,在 $V_1 \sim V_3$ 导联出现异常 Q 波或 QS 波(图 7-3-9)。

表 7-3-1 心肌梗死的心电图定位诊断

导联	前间壁	前壁	前侧壁	高侧壁	广泛前壁	下壁	后壁
V_1	+				+		
V_2	+				+		
V_3	+	+			+		
V_4		+	±		+		
V_5		±	+		+		
V_6			+		+		
V_7							+
V_8							+
V_9							+
Ⅰ				+	±		
aVL				+	±		
Ⅱ						+	
Ⅲ						+	
aVF						+	
注:+表示该导联出现坏死型图形							
±表示该导联可能出现坏死型图形							

四、心律失常

正常人的心脏起搏点为窦房结,窦房结发出的冲动按正常传导系统顺序激动心房和心室。如果心脏激动的起源异常和/或传导异常,称为心律失常(arrhythmias)。心律失常目前多按形成原因进行分类。

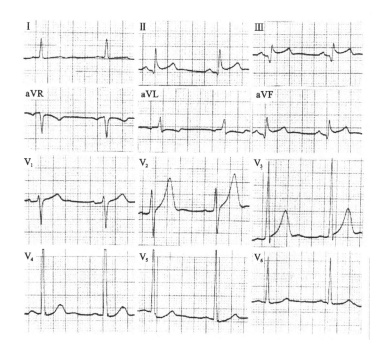

图 7-3-7　急性下壁心肌梗死

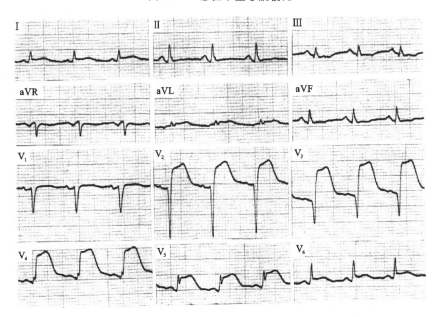

图 7-3-8　急性广泛前壁心肌梗死

(一)窦性心律与窦性心律失常

正常窦性心律的心电图有如下特点。P波规律出现,且P波型态表明激动来自窦房结(P波在Ⅰ、Ⅱ、aVF、V₄～V₆直立,aVR倒置),频率正常范围60～100次/min。

1.窦性心动过速(sinus tachycardia)　指成人窦性心律的频率>100次/min,但一般

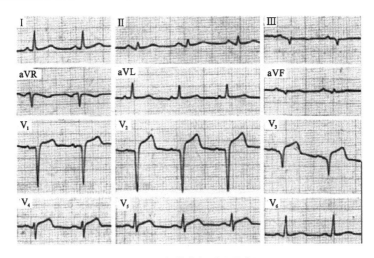

图 7-3-9　急性前间壁心肌梗死

<160 次/min(图 7-3-10)。常见于运动、精神紧张、发热、甲状腺功能亢进、贫血、应用拟肾上腺素类药物等情况。

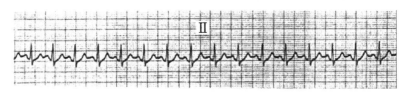

图 7-3-10　窦性心动过速

2. 窦性心动过缓(sinus bradycardia)　指窦性心律的频率<60 次/min(图 7-3-11)。窦性心动过缓常见于窦房结功能障碍、甲状腺功能低下、服用某些药物(如 β 受体阻滞剂)等情况,也可见于老年人和运动员。

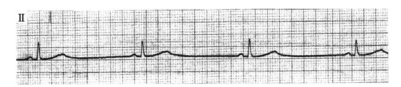

图 7-3-11　窦性心动过缓

3. 窦性心律不齐(sinus arrhythmia)　指窦性心律的起源未变,但节律不整,在同一导联上 P-P 间距之差大于 0.12 s(图 7-3-12)。与呼吸周期有关的心律不齐,称呼吸性窦性心律不齐,常见于青少年,多无临床意义。与呼吸无关的心律不齐,称非呼吸性窦性心律不齐。它是指窦房结发放冲动不规则,多见于心脏病病人。

4. 窦性停搏(sinus arrest)　亦称窦性静止。指在规律的窦性心律中,有时因迷走神经活动张力增高或窦房结功能障碍,在一段时间内窦房结停止发放激动。心电图上可见规则的 P-P 间距中突然出现 P 波脱落,形成长 P-P 间距,且 P-P 间距与正常 P-P 间距不成倍数关系,亦可出现交界性逸搏或室性逸搏(图 7-3-13)。

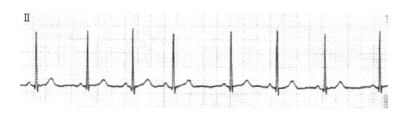

图 7-3-12　窦性心律不齐

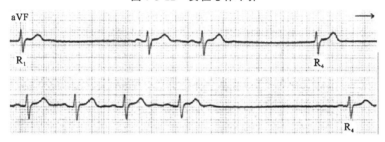

图 7-3-13　窦性停搏

5. 病态窦房结综合征(silk sinus syndrome. ,SSS)　指窦房结及其周围组织的器质性病变,导致传导功能障碍所产生的一系列慢性心律失常,常引起头晕、黑蒙、晕厥等临床表现。其心电图特征为如下。

(1)持续的窦性心动过缓,心率<50 次/min,用阿托品等药物不易纠正。

(2)窦性停搏或窦房阻滞。

(3)窦房阻滞伴或不伴有交界性逸搏。

(4)在显著窦性心动过缓基础上,出现室上性快速心律失常,即慢—快综合征。

(二)期前收缩

期前收缩是指起源于窦房结以外的异位起搏点提前发出的激动,又称过早搏动。根据异位起搏点的位置不同又分为房性期前收缩、交界性期前收缩、室性期前收缩三种类型。其中以室性期前收缩最为常见。

1. 室性期前收缩(premature ventricular complex)　由心室中的某一个异位起搏点在窦房结的激动未到达之前提前发生激动,引起心室除极。其心电图特征如下(图 7-3-14)。

(1)提前出现的 QRS 波,其前无相关的 P 波。

(2)QRS 波群宽大畸形,时限>0.12 s。

(3)QRS 波群后多为完全性代偿间歇,即期前收缩前后的两个窦性 P 波间距等于正常 P-P 间距的 2 倍。

(4)继发 ST-T 改变:以 R 波为主的导联 S-T 段下降,T 波倒置;以 S 波为主的导联 S-T 段抬高,T 波直立。

(5)期前收缩可频发呈二联律、三联律、四联律。

2. 房性期前收缩(premature atrial complex)　是指心房内异位起搏点在窦房结激动未到达时首先发生激动。其心电图(图 7-3-15)特征为如下。

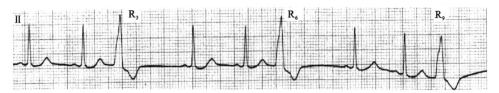

图 7-3-14　室性期前收缩呈三联律

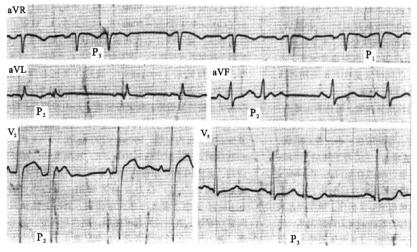

图 7-3-15　房性期前收缩

（1）提前出现的异位 P 波，其型态与窦性 P 波不同。

（2）P′-R 间期＞0.12 s。

（3）QRS 波群后代偿间歇不完全。

3. 交界性期前收缩（premature junctional complex）　是指房室交界区异位起搏点在窦房结激动未到达时首先发生激动。其心电图特征如下（图 7-3-16）。

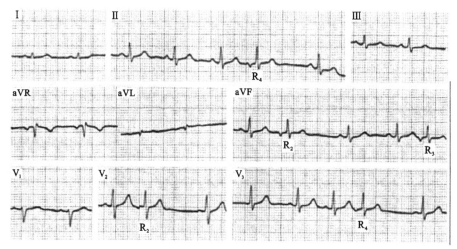

图 7-3-16　交界性期前收缩

（1）提前出现的 QRS-T 波，其前无窦性 P 波。QRS 波型态与窦性下传者基本相同。

（2）出现逆行 P′波，P′波在Ⅱ、Ⅲ、avF 导联倒置，avR 导联直立。

（3）有完全性代偿间歇。

（三）异位性心动过速

异位性心动过速是指异位节律点兴奋性增高或折返激动引起的快速异位心律。根据异位节律点的部位可分为房性、交界性、室性心动过速，因房性心动过速与交界性心动过速 P'波不易辨别，故将两者合称为室上性心动过速。

1.阵发性室上性心动过速（paroxysmal supraventricular tachycardia.，PSVT）　阵发性室上性心动过速为连续发生的 3 个或 3 个以上房性或交界性期前收缩。其心电图（图 7-3-17）特征如下。

（1）连续出现的快而匀齐的 QRS 波群，频率为 160～250 次/min。

（2）QRS 时限一般小于 0.12 s。

（3）具有突发、突止的特点。

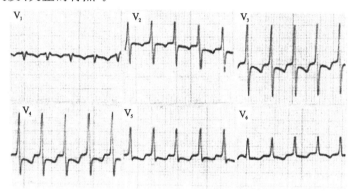

图 7-3-17　阵发性室上性心动过速

2.室性心动过速（venttricular tachycardia.PVT）　室性心动过速为连续发生的 3 个或 3 个以上室性期前收缩。其心电图（图 7-3-18）特征如下。

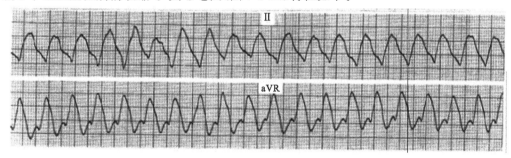

图 7-3-18　室性心动过速

（1）连续出现的 3 个或 3 个以上宽大畸形的 QRS 波群，QRS 时限≥0.12 s，R-R 间距略有不齐，频率为 140～200 次/min。

（2）可见房室脱节，房律慢、室律快，P 波与 R 波无关。

（3）可见心室夺获或形成室性融合波。

（四）扑动与颤动

扑动、颤动可出现于心房或心室，主要由于心肌的兴奋性增高，不应期缩短，伴有一定的传导障碍，形成环形激动及多发微折返所致。

1.心房扑动(atrial flutter,AFL) 心房扑动的发生机制为房内大折返环路激动。其心电图特征为:

(1)P波消失,代以匀齐的锯齿状或波浪状的F波,频率为250~350次/min。

(2)F波与R波以2:1传导多见,如传导比例固定,R-R间距匀齐;如比例不固定或伴有文氏传导现象,R-R间距不匀齐(图7-3-19)。

2.心房颤动(atrial fibrillation,AF) 心房颤动多与心房扩大和心肌受损有关。其发病机制为多个小折返激动所致。其心电图特征如下。

(1)P波消失,代之以大小不等、形状各异的f波,频率为350~600次/min。

(2)R-R间距绝对不等,心室率>100次/min称为快速心房纤颤;心室率<60次/min称慢速心房纤颤;心室率>180次/min提示心房纤颤合并预激综合征(图7-3-20)。

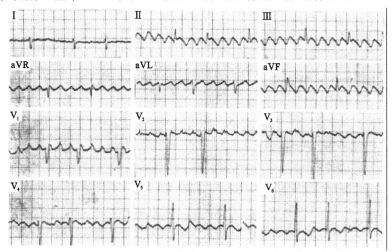

图7-3-19 心房扑动

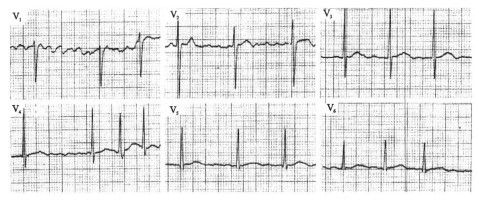

图7-3-20 心房颤动

3.心室扑动(ventricular flutter,VF) 心室扑动是心室肌产生环形激动的结果。其心电图(图7-3-21)特征为:无正常QRS-T波,代之以匀齐的、连续的较大振幅的波,频率为200~250次/min。

4.心室颤动(ventricular fibrillation,Vf)心室颤动往往是心脏停跳前的短暂征象,心电图(图7-3-21)特征为:QRS-T波完全消失,出现大小不等、极不匀齐的低小波,频率在

$200\sim500$ 次/min。

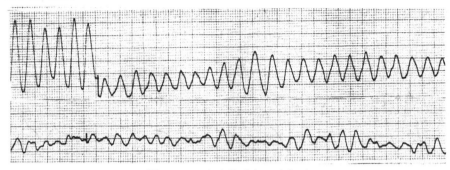

图 7-3-21　心室扑动与心室颤动

(五)传导阻滞

心脏的传导阻滞是由于心脏内传导系统的病理状态,使激动在传导过程中发生障碍或时间延长,在心电图上出现特征性表现。传导阻滞按发生的部位可分为窦房阻滞、房内阻滞、房室传导阻滞和室内阻滞。按阻滞的程度可分为一度(传导延缓)、二度(部分激动传导中断)、三度(传导完全中断)。

1. **房室传导阻滞(atrioventricular block,AVB)**　是由于房室交界区不应期延长所引起的房室传导迟缓或阻断。按阻滞的程度可分为Ⅰ度房室传导阻滞、Ⅱ度房室传导阻滞、Ⅲ度房室传导阻滞。其中Ⅰ度房室传导阻滞、Ⅱ度房室传导阻滞属于不完全性房室传导阻滞,Ⅲ度房室传导阻滞属于完全性房室传导阻滞。

(1)Ⅰ度房室传导阻滞:由于房室交界区的相对不应期延长,引起房室传导时间延长,但每次心房激动都能下传至心室。其心电图(图 7-3-22)特征为:P-R 间期延长>0.20 s;无 QRS 波群脱落现象;与前次心电图比较,在心率没有明显变化的情况下 P-R 间期较前延长 0.04 s,可诊断为Ⅰ度房室传导阻滞。

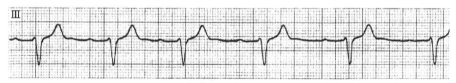

图 7-3-22　Ⅰ度房室传导阻滞

(2)Ⅱ度房室传导阻滞:Ⅱ度房室传导阻滞又包括Ⅰ型和Ⅱ型两种。前者多为功能性改变所致,预后较好;后者多为器质性损害所致,易发展成完全性房室传导阻滞,预后较差。

Ⅱ度Ⅰ型房室传导阻滞:心电图(图 7-3-23)特征为 P-R 间期逐渐延长直至 QRS 波群脱落;R-R 间期逐渐缩短,然后又逐渐延长,直至一个长间歇;长间歇之前的 R-R 间距小于长间歇之后的 R-R 间距;长间歇小于任何两个短间歇之和。

Ⅱ度Ⅱ型房室传导阻滞:其心电图(图 7-3-24)特征为 P-R 间期固定;QRS 波群呈比例脱落,如呈 2∶1 或 3∶2 脱落;R-R 间距匀齐。

(3)Ⅲ度房室传导阻滞:其心电图(图 7-3-25)特征为:P-P 间距与 R-R 间距各自匀齐,P 波与 QRS 波毫无关系;心房率大于心室率;可根据 QRS 波群型态判定起搏点位置,如

QRS 波群时限<0.12 s,心室率 40～60 次/min,起搏点在房室交界区;QRS 波群宽大畸形,时限>0.12 s,心室率 30～40 次/min,起搏点在浦肯野纤维。

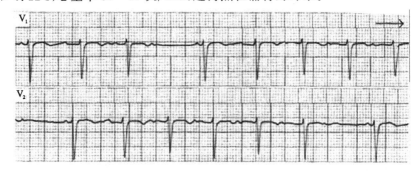

图 7-3-23　Ⅱ度Ⅰ型房室传导阻滞

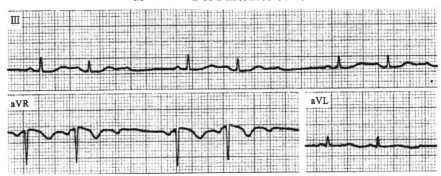

图 7-3-24　Ⅱ度Ⅱ型房室传导阻滞

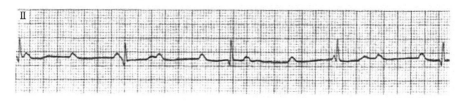

图 7-3-25　Ⅲ度房室传导阻滞

2.束支与分支阻滞　房室束为心脏特殊传导系统的一部分,房室束在室间隔上部分为两大分支:右束支支配右心室,左束支支配左心室。左束支又分为左前分支、左后分支及间隔支。它们可以分别发生不同程度的传导阻滞。

(1)左束支阻滞(left bundle branch block,LBBB):左束支阻滞多由器质性病变引起。左束支阻滞时,由于初始室间隔除极变为右向左方向,从而使Ⅰ、V₅、V₆导联正常室间隔除极波(q 波)消失;由于左室除极是通过心室肌缓慢传导,故除极时间明显延长。根据 QRS 波群的时限是否大于 0.12 s 又分为完全性左束支阻滞和不完全性左束支阻滞。

完全性左束支阻滞心电图(图 7-3-26)特征为:QRS 波群时限延长≥0.12 s;QRS 波群型态改变,V_1、V_2、V_3 导联呈 QS 或 Rs 型,Ⅰ、avL、V_5、V_6 导联为宽钝的 R 波或呈"M"型;Ⅰ、V_5、V_6 导联 q 波一般消失;V_5、V_6 导联 R 峰时间>0.06 s;ST-T 方向与 QRS 主波方向相反。

(2)右束支阻滞(right bundle branch block,RBBB):右束支阻滞可以发生在各种器质

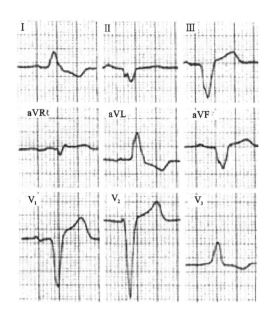

图 7-3-26　完全性左束支阻滞

性心脏病,也可见于健康人。右束支阻滞时,心室自左向右方向除极,快速激动左室,通过缓慢的心室肌传导激动右室。因此表现为 QRS 波群前半部接近正常,后半部时间延迟,型态发生改变。根据 QRS 波群时限是否大于 0.12 s 又分为完全性右束支阻滞和不完全性右束支阻滞。

完全性右束支阻滞心电图(图 7-3-27)特征为:QRS 波群时限延长 $\geqslant 0.12$ s;V_1 或 V_2 导联 QRS 波呈 rsR' 型或 M 型,此为最具特征性的改变;I、V_5、V_6 导联 S 波增宽而有切迹,时限 $\geqslant 0.04$ s;V_1 导联 R 峰时间 >0.05 s;V_1、V_2 导联 ST 段轻度压低,T 波倒置;I、V_5、V_6 导联 T 波直立。

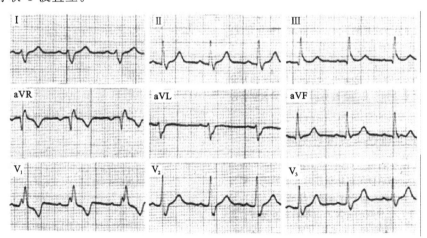

图 7-3-27　完全性右束支阻滞

不完全性右束支阻滞 QRS 波群型态与完全性右束支阻滞相似,但 QRS 波群时限 $<$ 0.12 s。

(3)左前分支阻滞(left anterior fascicular block,LAFB):左前分支阻滞时,左心室除

极综合向量指向左、前、上,造成心电轴显著左偏。其心电图(图 7-3-28)特征为:心电轴左偏在-30°～-90°,以等于或超过-45°较有诊断价值;QRS 波群型态改变,Ⅱ、Ⅲ、avF 导联呈 rS 型;Ⅰ、avL 导联呈 qR 型;QRS 波群时限轻度延长,但<0.12 s。

(4)左后分支阻滞(left posterior fascicular block,LPFB):左后分支阻滞时,左室除极综合向量指向右、后、下,造成电轴显著右偏。其心电图(图 7-3-29)特征为:心电轴显著右偏,在+90°～+180°,以超过+120°有较肯定的诊断价值;QRS 波群型态改变,Ⅰ、avL 导联 rS 型,Ⅲ、avF 导联呈 qR 型,$R_Ⅲ>R_Ⅱ$;QRS 波群时限<0.12 s。

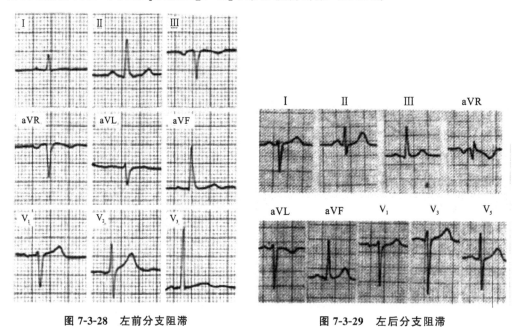

图 7-3-28　左前分支阻滞　　　　　图 7-3-29　左后分支阻滞

(六)预激综合征(pre-excitation syndrome)

窦房结的激动在向心室传导的过程中,有一部分心室肌由于某种原因预先发生激动,与另一部分经正常传导途径下传的激动在心室相融合所形成的一系列心电图特征性改变,称为预激综合征。预激综合征的发生主要是由于在心房与心室之间存在着附加的传导径路,使心房电激动通过附加径路快速下传而使一部分心室肌提前激动所致。目前经组织学证实的附加传导径路有肯氏束(Kent)、詹姆束(James)及马汉姆束(Mahaim)三类。预激综合征在临床上又分以下类型。

1. WPW 综合征(Wolff-Parkinson-White syndrome)(图 7-3-30)　这一类型的解剖学基础为房室环存在直接连接心房与心室的肯氏束。其心电图特征为:

(1)P-R 间期缩短<0.12 s。

(2)QRS 波群增宽,时限≥0.12 s。

(3)QRS 波群起始部有预激波(δ 波,即 delta 波)。

(4)可伴有继发性 ST-T 改变。

2. LGL 综合征(Lown-Ganong-Levine syndrome)(图 7-3-31)　这一类型的解剖学基础是存在绕过房室结传导的旁路纤维詹姆束。其心电图特征如下:

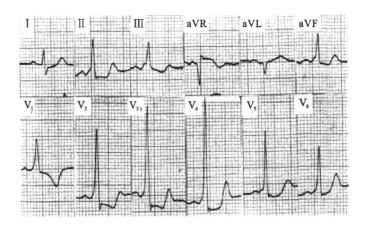

图 7-3-30　WPW 综合征

（1）P-R 间期＜0.12 s。

（2）QRS 波群起始部无预激波。

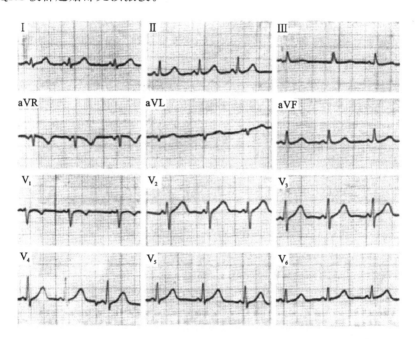

图 7-3-31　LGL 综合征

3.Mahaim 型预激综合征　是指由马汉姆纤维形成的综合征。马汉姆纤维是一种特殊的房室传导旁路，传导缓慢，呈递减性传导。其心电图特征如下。

（1）P-R 间期＞0.12 s。

（2）QRS 时限＞0.12 s，有预激波（δ波）。

预激综合征的主要危害是它常可引发房室折返性心动过速。WPW 综合征如合并心房颤动，可引起快速的心室率，甚至发生室颤。因此预激综合征属于一种严重的心律失常类型。近年来由于开展导管射频消融术已可对预激综合征进行彻底根治。

(七)逸搏和逸搏心律

正常情况下窦房结的自律性最高,为心脏的主节律点,其他节律点为异位起搏点。当主节律点发生病变或受到抑制而出现停搏或节律明显减慢(如病态窦房结综合征)、或因传导障碍而不能下传时(如房室传导阻滞),作为一种保护性措施,窦房结以下的异位起搏点就会代替窦房结发出延迟的激动,激动心房或心室,称为逸搏(escape)。连续发生3次或3次以上逸搏称为逸搏心律(escape rhythm)。逸搏或逸搏心律是一种与原发病相伴随的被动的缓率性心律失常。根据起搏点的部位可将逸搏与逸搏心律分为房性、交界性、室性3种,临床上以房室交界性逸搏最为多见,室性逸搏次之,房性逸搏较少见。

1.房性逸搏及房性逸搏心律 心房内分布着许多潜在节律点,频率为50～60次/min,略低于窦房结。房性逸搏多发生于窦房阻滞、房性早搏以后。

房性逸搏的心电图特点如下。

(1)长间歇后出现异常 P′波(P 波倒置或双向)。

(2)P′-R 间期略短,但>0.12 s。

(3)QRS 时限<0.12 s,其型态与窦性下传之 QRS 波群基本相似。

房性逸搏心律的心电图特点如下。

(1)房性逸搏连续出现3次以上。

(2)频率为50～60次/min。

2.交界性逸搏及交界性逸搏心律 交界区逸搏主要因窦房结本身病变或窦性激动传出障碍所致。可见于窦性心动过缓、窦性停搏等。

交界性逸搏心电图特点如下。

(1)逸搏出现于长间歇之后,一般为1.0～1.5 s,周期固定。

(2)逸搏 QRS 波群型态与窦性下传 QRS 波群型态一致,时限<0.12 s。

(3)P 波与 QRS 波群的关系有以下3种:窦性 P 波、逆行 P 波、QRS 波群前后无任何 P 波。

交界性逸搏心律的心电图特点如下(图 7-3-32)。

(1)交界性逸搏连续出现3次以上。

(2)节律规整,频率为40～50次/min。

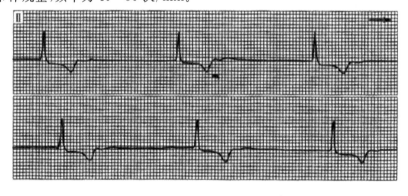

图 7-3-32 交界性逸搏心律

3. 室性逸搏及室性逸搏心律(图 7-3-33)

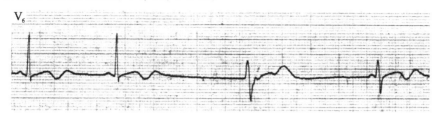

图 7-3-33 室性逸搏心律

室性逸搏的心电图特点为:

(1)出现于较长间歇后,一般大于 1.5 s。

(2)QRS 波群宽大畸形,时限>0.12 s。

室性逸搏心律的心电图特点如下。

(1)室性逸搏连续出现 3 次以上。

(2)节律可稍不匀齐,频率 20~40 次/min。

工作任务四 心电图的临床应用与分析

一、心电图分析方法

在临床上心电图是重要的客观资料之一,不同业务水平的人对同一份心电图会做出不同的诊断。只要熟记正常心电图的标准范围及常见异常心电图的诊断标准,结合病人的实际情况,经过实践就能分析心电图。阅读时可按以下步骤进行。

(一)心电图的分析步骤

1. 检查心电图的描记技术 先大致浏览一遍各导联的心电图,注意观察有无伪差,常见的心电图伪差有交流电干扰、肌肉震颤干扰、基线不稳及导联线接错误等原因,这些对正确判定结果甚为重要。

(1)找出 P 波,确定主导心律,测量 P-P 或 R-R 间距计算出心率。如心律不规整时则连续测量 5 个以上的 R-R 间距,求其均数,作为心室率的根据。

(2)判断的电轴,通常采用目测法测定。必需时计算Ⅰ、Ⅱ导联的电压、代数和作图或查表确定电轴,以此判断电轴是否偏移。

(3)观察和测量,各导联 P 波、QRS 波群、ST 段和 T 波的形态、方向、电压及时间,测量 P-R 间期、Q-T 间期并判定是否正常。

(4)最后结合临床资料,做出心电图结论:心电图正常;心电图大致正常;心电图有可疑处;心电图不正常。

2. 判断心电轴 通常采用目测法测定。必要时计算Ⅰ、Ⅲ导联的电压代数和作图或查表确定电轴,以此判断电轴是否偏移。

3. 观察各导联的 P 波、QRS 波群、S-T 段和 T 波的型态、方向、电压和时间是否正常

4. 最后结合临床资料,做出心电图结论

(1)正常心电图：心电和时间均在正常范围。

(2)大致正常心电图：T波稍低平者。

（二）心电图分析的注意事项

1.重视与临床资料结合　心电图记录的只是心肌激动的电学活动，其检测技术的本身具有一定的局限性，同时还受诸多因素的影响。许多心脏疾病的早期，心电图可以是正常的。同一种图形的改变可能是由于不同的疾病引起，如心肌病、脑血管意外等都会出现病理性Q波，并非是心肌梗死。因此，对心电图的判断之前，应结合病人的病史、诊断及用药等资料进行分析。

2.判断心电图描记技术　分析心电图时应注意心电图描记技术的指标如定标电压数值、走纸速度是否稳定等，否则影响心电图的判断。

3.熟悉心电图的正常变异　由于心电图受诸多因素的影响，正常的心电图存在变异，如P波偏小常无意义；P波在儿童偏尖；由于激动点和体位的关系，P波在Ⅲ、aVF导联低平或轻度倒置时，只要在Ⅰ导联直立、在aVR导联倒置，也属正常。QRS振幅随年龄增加而递减，儿童右室电位占优势；青年人ST段易出现轻度抬高；T波受体位、情绪、饮食等影响出现振幅减低；儿童和妇女在$V_1 \sim V_3$导联T波倒置较多见。

二、心电图的临床应用价值

Einthoven是最早倡用临床心电图的学者之一，自从标准导联被确定以来，心电图广泛应用到临床已有百年历史。无论任何先进仪器检查仍代替不了心电图对心脏电活动反映的价值。心电图检查具有操作方便、判断及时、价格低廉等优点，且属于非创伤性的检查技术，因此，已成为临床各科室较为普遍的检查方法之一，并在急危重症的监护和抢救方面起重要作用。

(1)对心律失常和急性心急梗死等心脏疾患具有决定性诊断价值，并对指导治疗、判断预后有重要意义。另外，也可协助诊断对心脏肥大、心包炎、心肌炎、心绞痛（发作时）、血钾过高或过低、洋地黄、奎尼丁等药物中毒等疾病。

(2)对急性或慢性肺源性心脏病和慢性冠状动脉供血不足等疾病有一定的辅助诊断价值。

(3)心电图对心脏病诊断的局限性

1)心电图主要反映心脏激动的电活动过程，不能反映心脏功能、瓣膜活动及心音的情况。

2)某些心脏病变的早期，心电图可以正常，如瓣膜病变早期或双侧心室肥厚，因此，心电图正常并不能排除心脏病变的存在，需要结合临床和其他的检查综合判断。

3)心电图有些属非特异性改变，同样的心电图改变可见于多种心脏病，如心律失常，心室肥厚，ST-T改变等。

总之，心电图在疾病的诊断上有一定价值，但也有局限性，在做出心电图诊断时，必须结合其他临床资料，方能作出比较正确的判断。

实训项目　心电图的描记

【操作准备】

1. 医护人员准备　着工作服,戴护士帽。仪表端庄,衣冠整齐。洗手,并修剪指甲。

2. 物品准备　笔,棉球,酒精,心电图机良好,导联无损坏,电源、电压符合要求,心电图纸足够,床铺干净适用。

【评估】

1. 被评估者

(1)全身情况:目前病情、生命体征、意识状态

(2)局部情况:心前区有无不适感,心率、心律、心音有无异常

(3)有无紧张、恐惧心理,对护理的要求和合作程度

(4)健康知识:理解做心电图意义,有安全感,主动配合

2. 环境　安静,光线充足,屏风遮挡,床铺干净整洁适用。

【操作流程】

(1)受试者安静平卧或取坐式,摘下眼镜、手表、手机等微型电器,全身肌肉放松。

(2)按要求将心电图机面板上各控制按钮置于适当位置,在心电图机妥善接地后接通电源。

(3)安放电极　准备安放电极的部位先用酒精棉球脱脂,再涂上导电糊(或用生理盐水擦拭),以减少皮肤电阻。电极夹安放在肌肉较少部位,一般上肢应在腕关节上方(屈侧)约 3 cm 处,下肢应在踝关节上方约 7 cm 处。

(4)连接导联线　分别将导联电极按规定正确连接肢体与胸部。上肢导联颜色"右红、左黄",下肢导联颜色"左绿、右黑";胸导联线相对较短,导线末端电极的颜色排列顺序依次为红、黄、绿、褐、黑、紫,通常分别代表 $V_1 \sim V_6$ 导联。但它们亦可任意记录各胸前导联心电图,关键取决于其电极安放的相应部位。要特别注意防止左、右上肢接错。

(5)调节基线和装置,使基线位于适当位置。

(6)输入标准电压　调试好心电图的工作状态,输入标准电压(1mv=10mm)。

(7)记录心电图　检查基线平稳、无肌电干扰后,即可按所用心电图的操作方法依次记录肢体导联和胸前导联的心电图,同时记录标准电压。

(8)记录完毕后取下记录纸,标出受试者姓名、年龄、性别、导联及实验时间。

【考核评价】

1. 提问

(1)心电图描记常做的导联有哪些?

(2)心电图描记时一般选择的走纸速度和定准电压是多少?

2. 小测验

(1)肢体导联导联线连接方式是(根据下边两列之间的关系划连接线):

红色	左上肢
黄色	左下肢
绿色	右上肢
黑色	右下肢

（2）胸前导联导联线连接方式是（根据下边两列之间的关系划连接线）：

V₁　　　　褐

V₂　　　　黑

V₃　　　　黄

V₄　　　　红

V₅　　　　紫

3. 要求　每个学生课后选 3～5 名同学充当评估对象继续进行心电图导联电极放置位置，熟练操作，下次课抽查。

考 点 导 航

1. 以下正常心电图的参数中，哪项是错误的（　　　）。

　A. P 波宽度≤0.11 s

　B. Q 波深度＜同导联 R 波的 1/4

　C. P-R 间期为 0.12～0.20 s

　D. Q-T 间期正常范围为 0.32～0.44 s

　E. 在 R 波为主的导联中，T 波应低于同导联 R 波的 1/10

2. 下列哪项不符合左室肥大的心电图改变（　　　）。

　A. $R_{v5}+S_{v1}>4.0mV$　　　　B. 心电轴左偏　　　　C. aVR 导联 R/S＞1

　D. QRS 时间延长　　　　E. RaVF＞2.0mV

3. 下列除哪项外均为室性早搏的典型心电图改变（　　　）。

　A. 提前出现的 QRS 波群前有 P 波　　　　B. 提前出现的 QRS 波群前无 P 波

　C. T 波与 QRS 主波方向相反　　　　D. 代偿间歇完全

　E. QRS 波群时限＞0.12 s

4. 临床上最严重的心律失常为（　　　）。

　A. 室性早搏　　　　B. 室上性阵发性心动过速

　C. 室性阵发性心动过速　　　　D. 心室扑动和心室颤动

　E. 心房扑动和心房颤动

5. 阵发性室上性心动过速的心电图特点为（　　　）。

　A. 心率 140～200 次/min　　B. 心律整齐　　　　C. QRS 波群宽大畸形

　D. P 波清晰　　　　E. T 波与主波方向相反

6. 病人心电图显示心律整齐，R-R 间距为 0.75 s，通过计算该病人心率为（　　　）。

　A. 60 次/min　　　　B. 70 次/min　　　　C. 80 次/min

　D. 90 次/min　　　　E. 100 次/min

7. 下列哪项不是二度 I 型房室传导阻滞的表现（　　）。

    A. 部分 P 波后无 QRS 波　　B. P-R 间期逐渐延长　　C. 脱落后 P-R 间期缩短

    D. P 波规律出现　　　　　　　　　　　　　　　　　E. QRS 宽大畸形

8. 当心内膜下心肌缺血时，相应导联上常表现为 T 波（　　）

    A. 对称性直立　　　　　　B. 对称性倒置　　　　　　C. 低平

    D. 高大直立　　　　　　　E. 双向

9. 下列关于心电图的诊断价值，不正确的是（　　）。

    A. 心电图不能反映心脏储各功能　　　　　　B. 心电图能确定心脏病病因

    C. 心电图正常不能排除心脏病存在　　　　　D. 心电图不正常也不能肯定有心脏病

    E. 轻症心脏瓣膜病人心电图不正常

10. 肺源性心脏病病人，心率 110 次/min，Ⅱ、Ⅲ、aVF 导联 P 波高尖，电压 0.27mV，时间为 0.10 s，其心电图诊断应为（　　）。

    A. 左心房肥大　　　　　　B. 右心房肥大　　　　　　C. 双侧心房肥大

    D. 右心室肥大　　　　　　E. 左心室肥大

11. 心脏骤停病人的心电图表现，最常见的是（　　）。

    A. 心室扑动或颤动　　　　B. 心室停顿　　　　　　　C. 窦性心动过速

    D. 无脉性电活动　　　　　E. 心房扑动或颤动

12. 病人女性，50 岁。因"先天性心脏病、心房纤维颤动、左侧肢体偏瘫"住院。

    ①该病人常见的脉搏为（　　）。

    A. 洪脉　　　　　　　　　B. 速脉　　　　　　　　　C. 绌脉

    D. 缓脉　　　　　　　　　E. 丝脉

    ②此脉搏属于（　　）。

    A. 频率异常　　　　　　　B. 波形异常　　　　　　　C. 节律异常

    D. 强弱异常　　　　　　　E. 动脉壁弹性异常

    ③护士为其测量心率、脉搏的正确方法是（　　）。

    A. 先测心率，再在右侧测脉率

    B. 先测心率，再在左侧测脉率

    C. 一人同时测心率，共测 1 min

    D. 一人听心率，一人在右侧测脉率，同时测 1 min

    E. 一人听心率，一人在左侧测脉率，同时测 1 min

13. 病人男性，62 岁。突然出现心前区疼痛伴大汗 3 h，急诊就医，心电图示：V₁～V₅ 导联出现 Q 波，且 ST 段弓背向上抬高。

    ①此病人可能的诊断是（　　）。

    A. 急性胃穿孔　　　　　　B. 急性胰腺炎　　　　　　C. 自发性气胸

    D. 急性心肌梗死　　　　　E. 带状疱疹

②该病人进行心肌梗死的定位诊断是(　　)。

A.前间壁心梗　　　　　　B.广泛前壁心梗　　　　C.下壁心梗

D.右心室心梗　　　　　　　　　　　　　　　　　E.侧壁心梗

③次日晨,病人心前区疼痛明显缓解,护理该病人正确措施是(　　)。

A.即将好转,可去卫生间上厕所　　　　　　B.可停止吸氧

C.卧床休患,协助生活护理　　　　　　　　D.可以正常饮食

E.可床上坐起

(陈璇　曹宇)

全媒体扫码学习资料

心电图评估课件　　　　　　心电图评估检测

学习项目八　护　理　诊　断

护理评估作为护理程序的始动环节,目的就是对护理对象现存或潜在的健康问题作出判断。护理人员在收集、整理、分析资料和假设的基础上形成护理诊断。护理诊断的正确提出有赖于护理人员资料收集的全面、客观及诊断性思维方法在实践中的熟练运用。

【学习目标】

1. 知道护理诊断的概念、陈述形式、思维方法与步骤,熟悉常用护理诊断名称。

2. 会整理、归纳所收集的健康资料,并予以分析。能正确选择护理诊断。

3. 具备敏锐的观察、思考能力及综合分析问题的能力。

【预习案例】

案例 8-1:黄先生,男,58 岁,农民,文盲。有吸烟史 45 年,慢性咳嗽、咳痰已 28 年,每年冬春寒冷季节发作,天气转暖渐缓解。近 8 年来咳嗽、咳痰明显加剧,常年不断,活动后出现呼吸困难,并逐渐加重。2d 前受凉后,出现发热,咳嗽加重,咳黄色黏痰,量多不易咳出,呼吸困难加重,来院就诊。

身体评估:T 39℃,P 124 次/min,R 30 次/min,BP 145/90mmHg。半卧位,唇颊发绀,球结膜充血,皮肤湿冷,杵状指(趾),颈静脉无怒张,气管居中,桶状胸,两肺语颤减弱,叩诊呈过清音,双肺散在湿啰音。剑突下心尖搏动明显,心率 124 次/min,心律齐,心尖部有 II 级收缩期杂音。肝肋下触及 2.5 cm,质软;脾未及;下肢无压陷性水肿。

实验室检查:RBC 5.0×10^{12}/L,Hb 170 g/L,WBC 12×10^9/L,N 86%,PaO_2 6.67 kPa(50 mmHg),$PaCO_2$ 8.66 kPa(65 mmHg)

试分析:

1. 请写出该病人护理诊断名称。

2. 如何书写护理诊断组成? 如何陈述?

一、护理诊断的发展

McManus. Virginia Fry 等人在 20 世纪 50 年代率先提出护理诊断一词。到了 60 年代,在各种护理刊物中已不断地出现对护理诊断这一概念的研讨。1973 年,美国护士协会(ANA)正式将护理诊断纳入护理程序,并授权在护理实践中应用。为了统一护理诊断分类系统,1973 年在美国召开了全国护理诊断分类会议,并成立了全国护理诊断分类小组(以后改名为北美护理协会)。从此次会议开始,北美护理协会一直致力于护理诊断的确定、修订和分类工作,对护理诊断的发展起了重要的作用。目前护理诊断的定义是 1990 年由北美护理诊断协会提出并通过的定义。我国 1995 年 9 月,由卫生部护理中心主办,在黄山第一次召开了护理诊断研讨会,建议在我国医院中使用被北美护理协会认可的护理诊断名称。

二、护理诊断的定义与组成

（一）定义

护理诊断（nursing diagnoses） 是关于个人、家庭或社区现存或潜在的健康问题或生命过程的反应的一种临床判断。护理诊断与医疗诊断不同，医疗诊断是医生使用的名词，用于确定一个具体的疾病或病理状态，而护理诊断是护士使用的名词，用于判断个体或人群对健康状态或健康问题的综合的反应；医疗诊断侧重于对病人的疾病本质作出判断，护理诊断侧重于对病人健康问题或疾病的反应作出判断；每个病人医疗诊断的数目少且在疾病的发展过程中相对稳定，护理诊断的数目多且在疾病的发展过程中随时发生变化。按护理诊断的名称，将护理诊断分为以下 3 类。

现存的护理诊断：是对个人、家庭或社区现存健康状况或生命过程的人类反应的描述，即对护理对象正在经历的健康问题的临床判断。如"低效型呼吸型态""恐惧"等。

高危的护理诊断：以前称潜在的护理诊断，是对一些易感的个人、家庭或社区健康状况或生命过程可能出现的人类反应的描述。如"有皮肤完整性受损的危险""有受伤的危险"等。

健康的护理诊断：是对个人、家庭或社区具有加强更高健康水平潜能的描述，即对护理对象向更高的健康水平发展所做的临床判断。如"母乳喂养有效""潜在的社区应对增强"等。

（二）护理诊断的组成

护理诊断由名称、定义、诊断依据和相关因素 4 部分组成。

1. 名称 是对护理对象健康状态的概括性描述，一般用改变、减少、缺陷、缺乏、不足、增加、过多、紊乱、功能障碍、受伤、损伤、无效或低效等特定的用语来表述，如："家庭作用改变"。

2. 定义 是对护理诊断名称的一种清楚、精确的描述，并以此与其他护理诊断相鉴别。如"急迫性尿失禁"是指在急迫排尿的强烈感后，立即出现不自主排尿的状态；"功能性尿失禁"是指个体经受的一种不自主、不可预测的排尿状态。

3. 诊断依据 是作出该护理诊断时的临床判断标准，即护理对象被诊断时必须存在的相应的症状、体征和有关的病史，从中可以显示出病人的状态与某一护理诊断相符合。诊断依据按其重要性分为主要依据和次要依据两类。主要依据是判断一个诊断时的主要准则，当一个诊断成立时这些依据总会出现。次要依据是支持该诊断成立的依据，可不一定存在。如：体温过高的主要诊断依据是体温超过正常范围，次要依据是皮肤潮红、灼热、呼吸增快、心率增快等。

4. 相关因素 是指影响健康状况或引起健康问题的原因、促成因素或危险因素。可来自以下几个方面。①病理生理方面：如"疼痛、水钠潴留"。②治疗方面：如"药物的副作用"。③环境、情境等方面：如"环境陌生、角色紊乱"。④生长发育方面：指与年龄相关的各个方面，如"认知、生理、情感的发展状况"。

三、护理诊断的分类

1973 年在第一次全美护理诊断分类会议上确定了护理诊断按字母顺序排列的分类方法。实际上这不是将护理诊断分类,而是将护理诊断的条目按英文字母顺序排列起来。在以后的若干年中,护理诊断有了重大的发展,以人的 9 个反应型态排列的护理诊断分类法及 11 种功能性健康型态排列的护理诊断分类法相继被提出。

在 1986 年北美护理协会会议上,"人的 9 个反应型态"的护理诊断分类法作为护理诊断分类系统的概念框架得到了与会者的一致认同,并被命名为护理诊断分类Ⅰ。这 9 个型态为第一层次的护理诊断,每个型态下又有若干个护理诊断。9 个人类反应型态如下。

1. 交换 相互给予和接受。
2. 沟通 思想、情感及信息的传递。
3. 关连 建立相互关系,包括人际关系、家庭关系、社会关系等。
4. 移动 活动。
5. 感知 接受信息。
6. 知识 信息的意义(对信息的理解)。
7. 感觉 对信息的主观认识。
8. 价值 相关的价值赋予。
9. 选择 可行方法的选择。

1987 年,马乔里·戈登(Morjory Gordon)提出按人类功能性健康型态排列的护理诊断分类法,此种方法易于理解,较为实用。具体内容如下。

1. 健康感知与健康管理型态 个体对健康水平的认定及维持健康的行为和能力水平。
2. 营养与代谢型态 是指机体营养和代谢的状态,包括营养、体液平衡调节、组织的完整性和体温调节 4 个方面。
3. 排泄型态 指排便和排尿的功能和形式。
4. 活动与运动型态 个体进行的日常活动和进行这些活动时的能力、耐力及机体的反应。
5. 睡眠和休息型态 个体睡眠、休息和放松的形式。
6. 认知与感知型态 感觉器官的功能和认知功能。
7. 自我感知与自我概念型态 主要是指个体对自我的态度,包括其身分、身体形象和对自身的认识和评价。
8. 角色和关系型态 指个体在生活中的角色及与他人关系。
9. 性与生殖型态 包括性别的认同、性角色、性功能和生育功能。
10. 压力与应对型态 是指个体对压力的感知及其处理方式。
11. 价值与信念型态 个体的价值观和信仰。

四、护理诊断的陈述

护理诊断的陈述方式主要有以下几种。

1. PES 公式陈述法 多用于陈述现存的护理诊断。P 代表问题(problem),即护理诊断的名称;E 代表病因(etiology),即相关因素,多用"与……有关"来陈述;S 代表症状和体征(symptoms and signs)。

如:"清理呼吸道无效:痰液不易咳出 与身体衰弱、咳嗽无力有关"。
　　　　　P　　　　　　S　　　　　　　　　　E

2. PE 公式陈述法 多用于"有危险的"的护理诊断。由于尚未出现症状体征,故以前称为潜在问题的护理诊断。

如:"有体液不足的危险:与呕吐有关"。
　　　　P　　　　　　　E

3. P(问题)陈述法 用于良好的健康状态的护理诊断。

如:"潜在的社区应对增强"。
　　　　P

五、合作性问题

合作性问题是需要护士运用医嘱和护理措施共同处理以减少其发生的问题,即需要护士监测以及时发现其发生变化的某些疾病的并发症。并非所有的并发症都是合作性问题,如果能够通过护理措施干预和处理的,属于护理诊断,护士不能预防或独立处理的并发症,则属于合作性问题。如:"有皮肤完整性受损的危险""清理呼吸道无效"属于护理诊断,"潜在的并发症:脓胸"则属于合作性问题。合作性问题一旦确立,就预示着病人可能发生或正在发生某种并发症,此时护士应将监测病情作为护理的重点,以及时发现病情变化,并与医生共同处理。

合作性问题以固定的方式进行陈述,即均以"潜在的并发症"开始,其后为其潜在并发症的名称。如"潜在的并发症:心力衰竭"。在书写合作性问题时,应注意按固定方式书写,不要漏掉"潜在的并发症"一修饰语,以免与医疗诊断相混淆。

六、护理诊断的确立

护理诊断的过程即将经评估所获取的资料进行分析、综合、判断,最终找出病人现存或潜在的健康问题的过程。这一过程一般需要经过资料的归纳及整理、资料分析和最后得出护理诊断 3 个步骤。

1. 资料的归纳及整理

(1)确认资料:为确保收集的资料是真实准确的、具有很强的可靠性,在完成资料收集后需要对资料进行核实确认。在收集主观资料时,常有病人自认为是正常或异常的健康情况,但在医学上并非如此的情形,或病人根据自己的需要夸大或隐瞒病情,因此在整理资料时对有疑问之处一定要核实,使病人的认识与医学上的概念相一致。

(2)归纳整理:对经健康史的采集、身体评估、实验室和特殊检查中所获得的资料进行综合归纳,将相关的资料组合在一起,对资料进行分组,以提示某些护理诊断的可能性。

按马斯洛的需要层次理论,将资料分为生理需要、安全需要、爱与归属的需要、尊重与被尊重的需要及自我实现的需要 5 个方面,以便从人的生理、心理、社会等各个方面去找出健康问题。按戈登的功能性健康型态的概念框架,将收集到的资料划分到 11 种功能性健康型态的各个型态中,从而确定各型态是否正常,或是处于功能异常的危险中,如发现异常,从各型态下所属的护理诊断中选择相应的护理诊断即可。

2.分析资料　分析资料的过程是对资料的解释和推理过程。护士可根据所学的基础医学知识、护理知识、人文知识等,对获得的资料进行解释和推理,并与正常的健康状况相比较,以发现异常。发现异常后,应进一步分析引起异常的相关因素。在分析资料时还应注意是否存在导致健康状况改变的危险因素,以使护理诊断和护理措施更为全面。

3.确立护理诊断　护理诊断是建立在一组诊断依据或标准的基础上的。护士应将分析资料时所发现的异常情况与护理诊断依据进行比较,以判断这些资料与待拟的一个或几个护理诊断指标之间的匹配关系,从而提出诊断假设。在作出明确的护理诊断前,还应再次回顾所收集的资料,考虑资料是否完整,有无漏项,有无其他护理诊断的可能性,最终确立正确的护理诊断。

案例 8-1

分析病例

医疗诊断:慢性支气管炎(单纯型)急性发作期、慢性阻塞性肺气肿、慢性肺源性心脏病、心功能Ⅲ级、呼吸衰竭(Ⅱ型)。

护理诊断:

(1)气体交换功能受损:气急,唇频发绀、R 30 次/min、PaO_2 6.67 kPa(50 mmHg),$PaCO_2$ 8.66 kPa(65 mmHg),与呼吸道阻塞、呼吸面积减少引起肺通气、换气功能障碍有关。

(2)清理呼吸道无效:痰量多不易咳出,与呼吸道炎症、痰液黏稠有关。

(3)体温过高:T 39℃,与支气管、肺部感染有关。

(4)潜在并发症:肺性脑病。

在整个住院过程中,上述医疗诊断不会发生改变,但护理诊断随病情变化而改变。如通过抗炎、吸氧、改善通气等医疗治疗措施和通过护士做好基础护理、采取适当的体位、保持适宜的病室环境、物理降温、翻身拍背、遵医嘱给氧、雾化吸入等护理措施,3d 后体温恢复正常,痰液稀薄易咳出。因此体温增高、清理呼吸道无效的护理诊断就不存在了。

小　结

护理诊断是关于个人、家庭、社区对现存的或潜在的健康问题或生命过程的反应所下的临床判断。护理诊断三要素包括 P、E、S,分别代表健康问题、症状或体征、原因三个要素。收集资料是评估工作的第一步,需将所收集的资料核实、整理归纳、综合分析、推理判断,提出护理诊断。选择护理诊断应注意:遵循"一元化"原则,严格依照护理诊断依据,使用规范的护理诊断名称,选择护理诊断要恰当,准确。对护理诊断及合作性问题要根据解决问题的先后排序。

考 点 导 航

A1 型题

1.属于健康性护理诊断的是( )。
  A. 皮肤完整性有受损   B. 有感染的危险   C. 有窒息的危险
  D. 母乳喂养有效   E. 语言沟通障碍

2.危险性护理诊断的表述常用( )。
  A. PS 公式   B. PSE 公式   C. ES 公式
  D. P 公式   E. PE 公式

3.属于相关因素的是( )。
  A. 恐惧   B. 与长期卧床有关   C. 恶心、呕吐
  D. 有增强精神健康的趋势   E. 有体液不足的危险

4.用于护理诊断表述的 PSE 公式中的 E 代表( )。
  A. 健康问题   B. 健康史   C. 症状和体征
  D. 医疗诊断   E. 相关因素

(陈 璇)

全媒体扫码学习资料

护理诊断课件

《健康评估》综合测试题 1

《健康评估》综合测试题 1 答案

学习项目九　护理病历书写

【学习目标】

1. 知道护理病历书写的意义及基本要求。

2. 能写出格式正确、文字通顺、表达清楚、字体规范、符合要求的护理病历。

3. 书写医疗护理文件一丝不苟,确保文件质量。

【预习案例】

案例 9-1:肖女士,55 岁,高热伴咳嗽、胸痛 3 日,于 2011 年 2 月 20 日入院。病人 3d 来高烧,最高达 40℃,服退热药后出汗多,体温下降,但不久又发热,并有咳嗽,痰不多呈白色黏液状,咳时伴胸痛。经在门诊用大量青霉素(450 万单位 Bid)静脉点滴 2d,无效。胸片示双下肺有斑片浸润阴影,伴有胸腔积液而住院治疗。起病以来精神萎靡,食欲欠佳,无体重下降,大小便正常。病人近日加班频繁,过于忙碌,体力下降。不知怎么得病,担心患有肺癌(父亲 5 年前死于肺癌),希望能早日恢复健康。体格检查:体温 39.5℃,脉搏 92 次/min,呼吸 21 次/min,血压 130/85mmHg,神志清醒,皮肤潮红,潮湿。眼睛发红。自主呼吸,双下肺部叩诊浊音,听诊闻及干、湿啰音。心、腹无异常。

试分析:

1. 你认为该病人患了什么疾病?

2. 请为该病人填写一份正确规范的护理病历。

护理病历(nursing case)是有关病人的健康资料、护理诊断、计划及实施、效果评价和健康教育等护理活动的总结与记录。护理病历书写是指护士将通过问诊、体格检查、实验室及其他辅助检查获得的资料进行归纳、分析和整理,进而形成书面记录或电子记录的行为。

护理病历作为护理文件(nursing documents)的重要组成部分,是护士为病人提供护理的客观依据,也为教学、科研和管理提供了原始素材和参考资料。随着人类社会的进步,人们的健康需求不断提高,公众的法律意识亦不断增强,加之医院信息化进程的飞速发展,护理病历的内涵和外延不断拓展,正面临着更多、更高的挑战和契机。例如,护理电子病历作为医院信息化发展的必然趋势,有助于进一步提高护理工作效率、保证护理质量、维护病人安全和规范护理管理。目前,国内已有不少大型医院以医院信息系统(hospital information system,HIS)为平台,开发和研制符合本院需要的护理电子病历系统。但就整体情况而言,我国护理电子病历仍是一项有待完善、规范和标准化的系统工程。由于护理电子病历书写有其特殊性,本项目对此不作详述。

工作任务一 护理病历书写的目的与意义

护理病历书写既是临床实践中的一项重要工作,又是培养护士临床思维能力的基本方法,以及提高临床护士业务水平的重要途径。护理病历书写涉及护士的专业知识、临床实践经验、书面表达能力、法律意识和责任心。因此,护理专业的学生,尤其是初学者,应该重视护理病历书写的学习。

1.指导临床护理实践 实时、准确、连续的护理记录能够反映病人病情的动态变化,是护士制定或修订护理计划、评价护理效果的重要依据。通过查看护理病历,医疗护理团队成员都可以了解病人的重要信息,从而增强彼此间的沟通与协作,维持护理工作的连续性、完整性,对顺利完成抢救、治疗、护理及促进病人早日康复具有重要意义。

> **小贴士**
> 实习期间和试用期间护士书写的护理病历(各种文书),须经合法执业的护士审核、修改、签全名并注明日期。进修护士由接受进修的医疗机构核定其执业资格后方可书写。

2.评价临床护理质量 护理病历书写是一项严谨而重要的工作,其质量的好坏不仅体现了护士的业务水平、工作能力和责任心,而且在很大程度上反映了临床护理活动的数量、质量和医疗护理管理水平。因此,通过对护理病历的检查,可评价医院护理管理控制标准及政策的可行件、实用性等,并最终提高护理水平、优化护理质量。

3.提供护理教学与科研资料 护理病历全面、及时、准确地记录了某一疾病发生、发展和转归过程中的临床护理活动,充分体现了理论在实践中的具体应用,是最为真实的教学素材,可用于各种形式的临床护理教学,尤其适合于个案讨论或以问题为基础的教学。护理病历也是护理科研的重要资料,对回顾性研究有很大的参考价值。通过一定数量护理病历的归纳与分析,可总结某一疾病的护理客观规律和成熟经验,进而促进循证护理的发展。

4.提供法律依据 在医疗纠纷、医疗事故、伤害案件、保险理赔等问题上,护理病历是维护护患双方合法权益,进行举证的客观依据。2002年国务院颁布施行的《医疗事故处理条例》及2010年国家卫生部下发的《病历书写基本规范》,进一步明确了护理病历的法律效力。因此,护理病历书写应准确无误,记录者须签全名,并对记录的内容负法律责任。

工作任务二 护理病历书写的基本原则与要求

一、基 本 原 则

(1)符合国务院颁布的《医疗事故处理条例》、《护士条例》及国家卫生部下发的《病历书写基本规范》等法律法规、部门规章,符合医疗护理常规、规范和行业标准。

(2)符合安全、简化、实用的原则,能保证病人安全和履行护士职责。

(3)有利于保障护患双方的合法权益,防患医疗护理纠纷。

(4)有利于提高护理质量,为临床、教学、科研和管理提供可靠、客观的资料。

(5)融科学性、规范性、技术性、实用性和可操作性为一体,体现护理专业的特点和学科发展的水平。

二、基 本 要 求

(1)护理病历书写应当客观、真实、准确、及时和规范。

(2)护理病历应当与其他病历资料有机结合、相互统一,避免重复和矛盾。

(3)护理病历均可以采用表格式进行书写。每种表格的眉栏内容应包括科室、床号、姓名、住院病历号(或病案号)。

(4)护理病历书写应当使用蓝黑墨水,需复写的病历资料可以使用蓝色或黑色的圆珠笔。计算机打印的病历应当符合病历保存的要求。

(5)护理病历书写应使用中文或通用的外文缩写,无正式译名的症状、体征或疾病名称等可以使用外文。

(6)护理文书书写应规范使用医学术语,文字工整,字迹清晰,表述准确,语句通顺,标点正确。

(7)护理病历书写过程中出现错字时,应当用双横线划在错字上,保持原记录清晰、可辨,在画线的错字上方更正并注明修改时间和签全名。不得采用刮、黏、涂等方法掩盖或去除原来的字迹。上级护士有审查修改下级护士书写病历的责任。

(8)护理病历书写一律使用阿拉伯数字书写日期和时间,日期用年-月-日,时间采用以小时制记录。书写使用的计量单位一律采用中华人民共和国法定计量单位。

(9)实习护士、试用期护士、未取得护士资格证书或未经注册的护士书写的护理病历内容,须经本医疗机构具有合法执业资格的护士审阅、修改并签全名;进修护士由接受进修的医疗机构认定其工作能力后方可书写护理病历。

(10)因抢救急危病人,未能及时书写护理病历应当在抢救结束后 6 h 内及时据实补记。

书写护理病历中应注意

1. 及时、有序记录,不遗漏。

2. 内容简洁,重点突出。

3. 陈述事实,避免诠释。

4. 使用正确和规范的语言、文字和计量单位。

5 不可刮、黏或涂改。

6 记录病历书写的日期和时间,签全名。

工作任务三 护理病历的格式与内容

目前,我国为切实减轻临床护士书写护理文书的负担,使护士有更多的时间和精力为病人提供直接护理服务,密切护患关系,提高护理质量。护理病历书写的内容逐步简化,书写格式基本采取表格式,主要包括入院病人护理评估表、护理计划单、护理记录单和健康教育计划单等。其中,护理记录属于医疗机构应病人要求可以复印或者复制的病历资料,具有法律效力,是护理文书(病历)中不可或缺的部分;护理病历的其他部分,如入院病人护理评估、护理计划和健康教育计划等,则由各地区、各医疗机构根据实际情况自行决定,因而尚未形成统一格式。

一、入院病人护理评估表

入院病人护理评估表是护理病历的首页,为病人入院后由责任护士或值班护士书写的首次护理评估记录,其内容包括新入院病人在生理、心理、社会等方面的基本情况。

国内外有关入院病人护理评估表的格式和内容并无统一的规定。目前国内应用较多的是按人的生理—心理—社会模式,或戈登(Gordon)的 11 个功能性健康形态模式,或介于两者之间的模式组织护理评估表的内容,多采用表格记录的格式。无论是哪一种记录格式和内容,只要既能够体现整体护理的理念和需要,又简洁省时,还能起到标准化护理评估的作用,都是可以被接受的。

(一)记录对象

所有新入院病人。

(二)记录内容

1. 生理—心理—社会模式

(1)一般资料:包括姓名、性别、年龄、民族、婚姻状况、文化程度、入院方式、入院诊断等。

(2)健康史:包括入院原因(主诉和现病史)、既往史、婚育史、月经史(女性)、日常生活状况、家族史、系统回顾和心理社会史。

(3)体格检查:包括生命体征和各系统生理功能的评估。重点检查与护理工作有关的、有助于发现护理问题的项目,比如皮肤、营养、视力、听力等。吸氧、气管插管、气管切开、留置导尿、造瘘、引流、牵引等的评估,也应包含在此栏目,可统称为"专科评估/情况"。

(4)辅助检查:包括对医疗和护理诊断有支持意义的实验室、心电图、影像检查等辅助检查的结果。

(5)初步护理诊断:护理诊断属于护理工作的范畴,所涉及的问题能通过护理干预得以解决。同时注意护理诊断的名称应准确,表述应规范。不同医疗机构常以上述内容为基础,结合专科特色对评估项目进行调整和增减。例如,不少医院的入院护理评估单还包含"住院病人跌倒/坠床危险因素评估""压疮危险因素评估"和"导管滑脱危险因素评估"等内容。

2. 功能性健康型态模式

(1)一般资料:同生理—心理—社会模式。

(2)病史:包括主诉、现病史、既往史、目前用药情况和功能性健康型态所属 11 个方面的问诊内容。

(3)体格检查:包括一般状况/生命体征及全身各系统检查。

(4)实验室及其他辅助检查:包括可作为护理诊断依据的各种实验室、器械检查结果。

(5)初步护理诊断。

（三）书写要求

(1)入院病人护理评估应由责任护士或值班护士在病人入院后 24 h 内完成。

(2)入院病人护理评估表必须由护土通过交谈、观察、体格检查、查阅记录及诊断报告等方式取得病人各项健康资料,经评估后而逐项填写。

(3)病人的年龄为实足年龄。

(4)入院病人护理评估填写要求无漏项,凡栏目前面有"□",应当根据评估结果,在相应"□"内打"√";有横线的地方,根据评估结果填写具体的内容,使病历参阅者对病人的健康状况有明确的认识。

(5)建议按照(时间)由近及远、(病情)由急到缓、(病史资料)从重点到一般的原则进行询问和记录,即主诉－现病史－日常生活状况－既往史－婚姻史－生育史－月经史－家族史－系统回顾－心理评估－社会评估。

（四）格式

表 9-3-1 是参照生理－心理－社会模式设计的入院病人护理评估表,表 9-3-2 则是参照戈登的 11 个功能性健康型态设计的入院病人护理评估表。这两种评估表现在临床都较为常用。

表 9-3-1　入院病人护理评估表

科别_____ 病区_____ 床号_____ 住院号_____

一般资料
姓名:_____　性别:□男　　□女　　年龄:_____　民族:_____　籍贯:_____
住址:_____　联系电话:_____
入院时间:_____　入院诊断:_____
入院类型:□门诊　　□急诊　　□转入(转出科室_____)
入院方式:□步行　　□扶行　　□轮椅　　□平车　　□担架　　□其他
资料来源:□病人　　□家属　　□其他_____
可靠程度:□可靠　　□基本可靠　　□不可靠　　记录时间:_____
健康史
主诉:_____
现病史:_____
_____
日常生活状况
膳食种类:□普食　□半流　□流质　　□禁食　　　□鼻饲　□治疗膳食_____
进食方式:□正常　□鼻饲　□空肠造瘘　□全静脉营养　□其他_____
食欲:□正常　□增加　□亢进　　　□下降　　□厌食
排尿:□正常　□失禁　□排尿困难　□尿潴留　□留置尿管　□其他_____
排便:□正常　□便秘(1 次/____日)辅助排便:□无　□有____)　□腹泻(____次/日)
□失禁　□造瘘(能否自理:□能　□否)　□其他_____
活动能力:□无限制　□坐椅子　□床旁活动　□卧床
自理能力:□完全自理　□部分自理　□完全依赖(进食/饮水、穿衣、沐浴/洗漱、如厕)

健康史

睡眠:□正常　□失眠(描述:_____)

吸烟:□无　　□偶吸　□大量:_____支/日　已抽_____已戒_____年

饮酒:□无　　□偶饮　□大量:_____两/日　已饮_____已戒_____年

药物依赖:□无　□有(药名/剂量:_____)

既往史

既往健康状况:良好□　一般□　较差□

既往患病/住院史:□无　□有(描述:_____)

传染病史:□无　□有(描述:_____)

预防接种史:□无　□有(描述:_____)

手术/外伤史:□无　□有(描述:_____)

输血史:□无　□有　血型:_____　Rh因子:□阴性　□阳性　□不详

过敏史:□无　□食物(描述:_____)　□药物(描述:_____)

□其他(描述:_____)　□不详

婚姻史:结婚年龄_____　配偶健康状况:健在□　患病□　已故□　死因_____

生育史:妊娠_____次　顺产_____胎　流产_____胎　早产_____胎　死产_____胎

月经史:初潮_____岁　行经期_____(天)　月经周期_____(天)

绝经年龄_____岁或末次月经日期_____家族史

父:健在□　患病□_____　　已故□　死因_____

母:健在□　患病□_____　　已故□　死因_____

子女:健在□　患病□_____　　已故□　死因_____兄弟

姐妹:健在□　患病□_____　　已故□　死因_____系统回顾

头颅五官	呼吸系统	循环系统	消化系统	泌尿生殖系统
□正常/无异	□正常/无异	□正常/无异	□正常/无异	□正常/无异
□视力障碍	□咳嗽	□心悸	□食欲减退	□尿频
□耳聋	□咳痰	□活动后气促	□反酸	□尿急
□耳鸣	□咯血	□心前区疼痛	□嗳气	□尿痛
□眩晕	□呼吸困难	□下肢水肿	□恶心	□排尿困难
□鼻出血	□喘息	□晕厥	□呕吐	□尿量异常
□牙痛	□长期低热	□血压升高	□吞咽困难	□血尿
□牙龈出血	□盗汗	□其他_____	□腹胀	□尿的颜色改变
□声嘶	□消瘦史		□腹痛	□尿失禁
□其他_____	□胸痛		□腹泻	□颜面水肿
	□其他_____		□便秘	□腰痛
			□呕血	□其他_____
			□黑便	
			□黄疸	
			□其他_____	

续表

内分泌与代谢	造血系统	肌肉骨骼系统	神经系统	精神状态
□正常/无异	□正常/无异	□正常/无异	□无常/无异	□正常/无异
□食欲亢进	□乏力	□关节疼痛	□头痛	□情结绪改变
□畏寒	□头晕	□关节红肿	□头晕	□焦虑
□怕热	□眼花	□关节畸形	□晕厥	□抑郁
□多汗	□皮肤黏膜苍白	□脊柱畸形	□失眠	□幻觉
□烦渴	□黄疸	□肢体活动碍	□意识障碍	□妄想
□多尿	□皮肤黏膜出血	□肌无力	□抽搐	□定向力障碍
□双手震颤	□鼻出血	□肌肉萎缩	□瘫痪	□智能改变
□体重改变	□淋巴结肝脾大	□其他_____	□皮肤感觉异常	□其他_____
□毛发增多/脱落	□骨痛		□记忆力减退	
□色素觉着	□其他_____		□语言障碍	
□性功能改变			□其他_____	
□其他_____				

心理评估

对自我的看法:□满意　□不满意　□其他_____

情绪:□镇静　□易激动　□焦虑　□恐惧　□悲哀　□其他_____

对疾病认识:□完全　□部分　□不认识　□未被告知

过去1年内重要生活事件:无□　有□(_____)

遇到困难最愿向谁倾诉:□父母　□子女　□其他_____

宗教信仰:□无　□佛教　□基督教　□伊斯兰教　□其他_____

社会评估

家庭关系:□和睦　□冷淡　□紧张

婚姻状况:□未婚　□已婚　□离婚　□丧偶　□其他_____

居住情况:□独居　□和家人同住　□和亲友同住　□老人院　□其他_____

职业状况:□在岗　□下岗　□务农　□无业　□个体经营　□丧失劳动能力

文化程度:□文盲　□小学　□初中　□高中/中专　□大专　□大学及以上

社会交往情况:□正常　□较少　□回避

医疗费用支付形式:□公费　□医疗保险　□自费　□其他_____

住院顾虑:□无　□经济负担　□自立能力　□预后　□其他_____

体格检查

T:_____℃　P:_____次/min　R:_____次/min

BP:_____mmHg　身高:_____cm　体重:_____kg

全身状态

发育:□正常　□异常(描述:_____)

营养:□良好　□中等　□不良

体型:□正常　□肥胖　□消瘦

面容:□正常　□病容(类型:_____)

体位:□主动体位　□被动体位　□强迫体位(类型:_____)

步态:□正常　□异常(类型:_____)

意识状态:□清楚　□嗜睡　□模糊　□昏睡　□浅昏迷　□深昏迷　□谵妄

语言表达:□清楚　□含糊　□语言困难　□失语

皮肤黏膜

颜色:□正常　□发红　□苍白　□发绀　□黄染　□色素沉着/脱失　□其他＿＿＿＿＿＿

湿度:□正常　□潮湿　□干燥

温度:□正常　□热　□冷

弹性:□正常　□减退

水肿:□无　□有(部位/程度:＿＿＿＿＿＿＿＿＿＿＿＿＿＿＿＿＿)

完整性:□完整　□皮疹　□皮下出血(部位/范围:＿＿＿＿＿＿＿＿＿＿＿)

□压疮(＿＿＿＿＿期,部位/范围:＿＿＿＿＿＿＿＿＿＿＿＿＿＿＿＿＿)

□其他＿＿＿＿＿＿

淋巴结:□正常　□肿大(部位/大小/数量/质地/活动度:＿＿＿＿＿＿＿＿＿＿)头面部

眼睑:□正常　□水肿

结膜:□正常　□水肿　□出血

巩膜:□正常　□黄染　瞳孔:□正常　□异常(大小/形状:＿＿＿)对光反射:□正常　□迟钝　□消失

口唇:□红润　□发绀　□红肿　□苍白　□疱疹　□歪斜

口腔黏膜:□正常　□充血　□出血点　□糜烂溃疡　□疱疹　□白斑　□其他＿＿＿＿＿＿

牙齿:□完好　□缺齿　□龋齿　□义齿

视力:□正常　□异常(描述:＿＿＿＿＿＿＿＿＿＿＿＿＿＿＿＿＿＿＿＿＿)

听力:□正常　□异常(描述:＿＿＿＿＿＿＿＿＿＿＿＿＿＿＿＿＿＿＿＿＿)

嗅觉:□正常　□异常(描述:＿＿＿＿＿＿＿＿＿＿＿＿＿＿＿＿＿＿＿＿＿)

颈部

颈项强直:□无　□有

颈静脉:□正常　□充盈

气管:□居中　□偏移

肝颈静脉返流征:□阴性　□阳性

胸部

呼吸方式:□自主呼吸　□机械呼吸

呼吸节律:□规则　□不规则(描述:＿＿＿＿＿＿＿＿＿＿＿＿＿＿＿＿＿＿＿)

呼吸困难:□无　□轻度　□中度　□重度　□极重度

呼吸音:□正常　□异常(描述:＿＿＿＿＿＿＿＿＿＿＿＿＿＿＿＿＿＿＿＿)

啰音:□无　□有(描述:＿＿＿＿＿＿＿＿＿＿＿＿＿＿＿＿＿＿＿＿＿＿＿)

心率:＿＿＿＿＿次/min　心律:□齐　□不齐(描述:＿＿＿＿＿＿＿＿＿＿＿)

杂音:□无　□有(描述:＿＿＿＿＿＿＿＿＿＿＿＿＿＿＿＿＿＿＿＿＿＿＿)

腹部

外形:□正常　　□膨隆　□凹陷　□胃型　□肠型

可触及包块:□无　□有(描述:＿＿＿＿＿＿＿＿＿＿＿＿＿＿＿＿＿＿＿＿)

腹肌紧张:□无　□有(描述:＿＿＿＿＿＿＿＿＿＿＿＿＿＿＿＿＿＿＿＿＿)

压痛:□无　□有(描述:＿＿＿＿＿＿＿＿＿＿＿＿＿＿＿＿＿＿＿＿＿＿＿)

反跳痛:□无　□有(描述:＿＿＿＿＿＿＿＿＿＿＿＿＿＿＿＿＿＿＿＿＿＿)

肝大:□无　□有(描述:_____)

脾大:□无　□有(描述:_____)

移动性浊音:□阴性　□阳性

肠鸣音:_____次/min　□正常　□亢进　□减弱　□消失

直肠肛门

□未查　□正常　□异常(描述:_____)

外生殖器

□未查　□正常　□异常(描述:_____)

脊柱四肢

脊柱:外形:□正常　□畸形(描述:_____)　活动:□正常　□受限

四肢:外形:□正常　□畸形(描述:_____)　活动:□正常　□受限

神经系统

疼痛:□无　□有(部位:_____)

疼痛程度:□0分无痛　□1~3分轻微痛　□4~6分比较痛　□9分非常痛　□10分剧痛

0　　1　　2　　3　　4　　5　　6　　7　　8　　9　　10(分)肌张力:□正

常　□增强　□减弱

肢体瘫痪:□无　□有(描述:_____)　肌力:_____级

病理反射:□阴性　□阳性

脑膜刺激征:□无　□有(□颈强直　□Keming征　□Brudzinski征)

专科情况

吸氧:□无　□有(描述:_____)

气管切开/插管:□无　□有(描述:_____)

留置导尿:□无　□有(描述:_____)

引流管:□无　□有(描述:_____　引流液(颜色:_____　性质:_____量:_____ml)

造瘘:□无　□有(描述:_____)

牵引:□无　□有(描述:_____)

其他:_____

实验室及其他检查

初步护理诊断

护士签名:

　　年　　月　　日

表 9-3-2　入院病人护理评估表

| 姓名:_____ | 性别:□男　□女 | 年龄:_____ | 民族:_____ | 籍贯:_____ |

职业:_____　文化程度:_____　现住址:_____

入院日期:_____　入院方式:_____　医疗费用支付形式:_____

入院医疗诊断:_____　记录日期:_____　叙述人:_____

可靠性:_____　主管医生:_____　主管护士:_____

病　　史

主诉:

现病史:

既往史:

既往健康状况:良好□　一般□　差□

疾病史(含传染病):无□　有□(描述:_____)

外伤史:无□　有□(描述:_____)

手术史:无□　有□(描述:_____)

过敏史:无□　有□(描述:_____)

目前用药情况:无□　有□

药物名称	剂量与用法	末次用药时间	疗效	不良反应

健康 感知 健康 管理	自觉健康状况:良好□　一般□　较差□ 家族遗传疾病史:无□　有□ 吸烟:无□　有□(约_____年,平均_____支/日。 戒烟:_____　未□_____已□_____年) 嗜酒:无□_____有□(约_____年,平均_____支/日。 戒烟:_____　未□_____已□_____年) 其他嗜好:无□　有□(描述:_____) 遵从医护人员健康指导:是□　否□(原因:_____)
营养 代谢	饮食型态:普食□(___餐/日)　软食□(___餐/日)　半流质□(___餐/日) 流质□(___餐/日)　禁食□(___餐/日)　忌食□(描述:_____) 治疗饮食□(描述:_____) 食欲:正常□　亢进□　食欲减退□ 近期体重变化:无□　有□(体重增加约___kg/月,体重减轻约___kg/月) 饮水:正常□　多饮□(___ml/日)　限制饮水□(___ml/日) 咀嚼困难:无□　有□(原因:_____) 吞咽困难:无□　有□(原因:_____)

排泄	排便:正常□　便秘□　腹泻□(___次/日)　失禁:无□　有□(___次/日) 造瘘:无□　有□(类型_____,能否自理　能□　否□) 应用泻药:无□　有□(药物名称:_____,用法:_____ 排尿:正常□　增多□(___次/日)　减少□(___次/日)　颜色:_____ 排尿异常:无□　有□(描述:_____)
活动 运动	生活自理能力(1～3级) 　　　　　　　自理＝1级　　　自理＝2级　　　自理＝3级 进食:　　　　　　□　　　　　□　　　　　□ 洗漱:　　　　　　□　　　　　□　　　　　□ 如厕:　　　　　　□　　　　　□　　　　　□ 洗澡:　　　　　　□　　　　　□　　　　　□ 穿衣:　　　　　　□　　　　　□　　　　　□ 行走:　　　　　　□　　　　　□　　　　　□ 上下楼梯:　　　　□　　　　　□　　　　　□ 活动耐力:正常□　容易疲劳□ 咳嗽:无□　有□ 咳痰:无□　易咳出□　不易咳出□　吸痰□
睡眠 休息	睡眠:正常□　入睡困难□　多梦□　早醒□　失眠□ 睡眠/休息后精力充沛:是□　否□
	辅助睡眠:无□　有□(描述:_____)
认知 感知	疼痛:无□　有□(描述:_____) 视力:正常□　近视□　远视□　失明□(左□　右□) 听力:正常□　耳鸣□　减退(左□　右□)　耳聋(左□　右□) 助听器:无□　有□ 眩晕:无□　有□(原因_____) 定向力:正常□　障碍□ 记忆力:良好□　减退(短时记忆□　长时记忆□)　丧失□ 注意力:正常□　分散□ 语言能力:正常□　失语□　构音困难□　其他□(_____)
自我 概念	自我感觉:良好□　不良□ 情绪状态:正常□　紧张□　焦虑□　抑郁□　愤怒□　恐惧□　绝望□
角色 关系	就职情况:胜任□　勉强胜任□　不能胜任□ 家庭关系:和睦□　紧张□　其他□(_____) 社会交往:正常□　较少□　回避□ 角色适应:良好□　角色冲突□　角色缺如□　角色强化□　角色消退□ 家庭及个人经济情况:够用□　勉强够用□　不够用□
性与 生殖	月经:正常□　失调□　经量:正常□　一般□　较多□　较少□ 孕次:(　　　)　产次:(　　　) 性生活:正常□　异常□(_____)

应对与应激耐受型态	对疾病和住院反应:否认□　适应□　依赖□
	过去1年内重要生活事件:无□　有□(描述:＿＿＿＿＿＿＿＿＿)
	适应能力:能独立解决问题□　需要帮助□　依赖他人解决□
	照顾者:胜任□　勉强胜任□　不胜任□
	家庭应对:忽视□　能满足□　过于关心□
价值信念	宗教信仰:无□　有□(＿＿＿＿＿＿＿＿＿＿＿＿＿＿＿＿)

体格检查

生命征	体温:＿＿℃　脉搏:＿＿次/min　呼吸:＿＿次/min　血压:＿＿
全身状态	身高:＿＿cm　体重:＿＿kg
	营养状态:良好□　中等□　不良:肥胖□　消瘦□　恶病质□
	面容:正常□　异常□(类型:＿＿＿＿＿＿＿＿＿＿＿＿＿＿)
	意识状态:清醒□　障碍□(类型:＿＿＿＿＿＿＿＿＿＿＿＿)
	体位:自动体位□　被动体位□　强迫体位□(类型:＿＿＿＿＿)
	步态:正常□　异常□(类型:＿＿＿＿＿＿＿＿＿＿＿＿＿＿)
皮肤黏膜	色泽:正常□　潮红□　苍白□　发绀□　黄染□　其他□(＿＿＿)
	湿度:正常□　干燥□　潮湿□
	温度:正常□　热□　冷□
	弹性:正常□　减退□
	完整性:完整□　皮疹□(部位:＿＿)　出血□(部位:＿＿)破损□(部位:＿＿)
	瘙痒:无□　有□(描述:＿＿＿＿＿＿＿＿＿＿＿＿＿＿＿＿)
	水肿:无□　有□(描述:＿＿＿＿＿＿＿＿＿＿＿＿＿＿＿＿)
淋巴结	正常□　肿大□(描述:＿＿＿＿＿＿＿＿＿＿＿＿＿＿＿＿)
头部	眼睑:正常□　水肿□
	结膜:正常□　水肿□　出血□
	巩膜:正常□　黄染□
	瞳孔:正常□　异常□(描述:＿＿＿＿＿＿＿＿＿＿＿＿＿)
	对光反射:正常□　迟钝□　消失□
	口唇:红润□　发绀□　苍白□　疱疹□　其他□(＿＿＿＿＿)
	口腔黏膜:正常□　出血点□　溃疡□　其他□(描述:＿＿＿)
颈部	颈项强直:无□　有□
	颈静脉:正常□　充盈□　怒张□
	气管:居中□　偏移□(描述:＿＿＿＿＿＿＿＿＿＿＿＿＿＿)
	肝颈静脉回流征:阴性□　阳性□
胸部	吸氧:无□　有□(描述:＿＿＿＿＿＿＿＿＿＿＿＿＿＿＿＿)
	呼吸方式:自主呼吸□　机械呼吸□(描述:＿＿＿＿＿＿＿＿)
	呼吸节律:规则□　不规则□(描述:＿＿＿＿＿＿＿＿＿＿＿)
	呼吸困难:无□　有□(描述:＿＿＿＿＿＿＿＿＿＿＿＿＿＿)
	呼吸音:正常□　异常□(描述:＿＿＿＿＿＿＿＿＿＿＿＿＿)

胸部	啰音:无□　有□(描述:＿＿＿＿＿＿＿＿＿＿＿＿＿＿＿＿＿＿＿＿＿)
	心率:＿＿＿次/min　心律:齐□　不齐□
	杂音:无□　有□(描述:＿＿＿＿＿＿＿＿＿＿＿＿＿＿＿＿＿＿＿＿＿)
腹部	外形:正常□　膨隆□(腹围＿＿＿＿＿＿＿cm)
	肠型:无□　有□
	胃肠蠕动波:无□　有□(描述:＿＿＿＿＿＿＿＿＿＿＿＿＿＿＿＿＿＿)
	腹肌紧张:无□　有□(描述:＿＿＿＿＿＿＿＿＿＿＿＿＿＿＿＿＿＿)
	肝大:无□　有□(描述:＿＿＿＿＿＿＿＿＿＿＿＿＿＿＿＿＿＿＿＿)
	压痛:无□　有□(描述:＿＿＿＿＿＿＿＿＿＿＿＿＿＿＿＿＿＿＿＿)
	反跳痛:无□　有□(描述:＿＿＿＿＿＿＿＿＿＿＿＿＿＿＿＿＿＿＿)
	移动性浊音:阴性□　阳性□
	肠鸣音:正常□　亢进□　减弱□　消失□
肛门、生殖器	肛门:未查□　正常□　异常□(描述:＿＿＿＿＿＿＿＿＿＿＿＿＿＿)
	生殖器:未查□　正常□　异常□(描述:＿＿＿＿＿＿＿＿＿＿＿＿＿)
脊柱四肢	脊柱:正常□　异常□(描述:＿＿＿＿＿＿＿＿＿＿＿＿＿＿＿＿＿＿)
	活动:正常□　受限□
	四肢:正常□　异常□(描述:＿＿＿＿＿＿＿＿＿＿＿＿＿＿＿＿＿＿)
	活动:正常□　受限□
神经系统	肌张力:正常□　增强□　减弱□
	瘫痪:无□　有□(描述:＿＿＿＿＿＿＿＿＿＿＿＿＿＿＿＿＿＿＿＿)
	巴宾斯基征:阴性□　阳性□
	其他:(描述:＿＿＿＿＿＿＿＿＿＿＿＿＿＿＿＿＿＿＿＿＿＿＿＿＿)

实验室及其他检查(可作为护理诊断依据的各种实验室、器械等检查结果)

主要护理诊断:

签名:

日期:

二、护理计划单

　　护理计划是根据护理诊断/合作性问题而设计的使病人尽快、尽好地恢复健康的计划,是临床进行护理活动的依据。护理计划单则是对上述护理活动全面且系统的书面记录(表9-3-3)。通过护理计划单可了解病人在整个住院期间存在的护理诊断/合作性问题、实施的措施及效果,提示已解决的护理诊断/合作性问题、出院时仍存在的护理诊断/合作性问题,以及需在出院后进一步采取的措施。

最初,在护理计划单的使用过程中,护士常重复书写大量常规的护理措施。随后,为了减轻护士书写负担,遂将每种疾病最常见的护理诊断/合作性问题及相应的护理措施、预期目标等综合,形成不同病种的"标准护理计划",并发展出"护理诊断项目表"。近年来,护理计划单在我国各医院临床应用的范围正在逐渐缩小。

(一)记录对象

目前临床主要用于危重症病人。

(二)记录内容

包括确立护理诊断/合作性问题的时间、名称、预期目标(护理目标)、护理措施、效果评价、停止时间和护士签名。

(三)书写要求

1.护理诊断应是建立在对各种评估资料综合、归纳的基础上,有相关因素和诊断依据。

2.若同时存在多个护理诊断或合作性问题时,应根据其重要性和紧迫性排出主次顺序。

3.预期目标包括短期目标和长期目标,应该是切实可行,通过护理手段能够达到的预期结果。目标陈述的行为标准应该具体,能够评价。

4.护理措施的制定应该有针对性、可行性、安全性、配合性和科学性。

5.护士应经常注意实施过程中病人及家属对效果的反馈,及时做出评价,并停止实施已完成的项目;对效果不好的护理措施应予以修订。若病程中出现新的护理诊断/医疗合作性问题,应及时采取相应措施,以满足病人的护理需求。

(四)格式

见表9-3-3。

表9-3-3 护理计划单

科室_____ 床号_____ 姓名_____ 医疗诊断_____ 住院号_____

日期	护理诊断/合作性问题	护理目标	护理措施	签名	效果评价	停止时间	签名

三、护理记录

护理记录(nursing records)是指护士遵照医嘱和病情对病人住院期间护理过程的客观记录。临床上,对病重、病危病人及病情发生变化、需要监护的病人都应有完整的护理记录。

Helpful hints

护理记录记什么？怎么记？

护理记录应反映病人病情的动态变化。目前,国外应用较多的是按问题导向的医疗记录模式(problem－oriented medical records,POMR),多采用简洁而用时较少的表格记录形式。其中以 SOAP 或/SOAP-IE(R)最为常用,其组织书写内容的顺序如下：

1.主观资料(Subjective data):病人的感受。

2.客观资料(Objective data):生命体征、体格检查和实验室检查。

3 评估(Assessment):病人的健康状况和护理问题。

4.计划(Plan):包括护理目标、措施和修改护理计划。

5.措施(Intervention):护士干了什么？

6.评价(Evaluation):病人对护理措施的反应是什么？

7.修改(Revision):需要对护理计划进行哪些修改？

护理记录应当根据相应专科的护理特点设计并书写,遵循责任、安全、简化、实用的原则,能保证病人安全和履行护士职责。各医疗机构应当根据专科特点、病情和护理工作的实际需要,适当增加或减少记录项目,合理编制或选择护理记录单格式,确保护理记录客观、及时、完整,并与医疗记录互为补充,突出描述生命体征、出入量、体位、管道护理、病情变化及护理措施等内容。

(一)一般病人护理记录

是指护士根据医嘱和病情,对一般病人住院期间护理过程的客观记录。

1.记录对象　病情发生变化、需要监护的病人,需要观察某项症状、体征或其他特殊情况的病人,如术后病人、一级护理病人病情不稳定者、特殊病人(如新生儿、老年人等)、接受特殊检查或治疗者,也包括病情稳定的一级、二级和三级护理的病人。

2.记录内容　根据相应专科的护理特点书写,包括病人姓名、科别、住院病历号(或病案号)、床位号、页码、记录日期和时间、病情观察情况、护理措施和效果、护士签名等。

3.书写要求

(1)记录体现专科护理特点如伤口情况、引流情况等。

(2)日期记录为"＿＿＿＿年＿＿＿＿月＿＿＿＿日",时间可具体到分钟。

(3)记录应及时,依日期顺序记录,体现病情的动态变化、记录的连续性和完整性。

(4)根据病人病情决定记录频次,病情变化随时记录。

1)新入院病人当天要有记录,急诊入院病人当天每班要有记录。急诊入院的病人根据病情至少连续记录 2d。

2)一般手术病人手术前、手术当天、术后第 1d 要有记录。

3)特殊检查、特殊治疗、特殊用药、输血等应及时记录。

4)病情稳定的一级护理病人每周至少记录 2～3 次,病情稳定的二、三级护理病人每周至少记录 1～2 次。

(5)记录后签全名。

4.格式　见表 9-3-4。

(二)病重(危)病人护理记录

病重(危)病人护理记录是指护士根据医嘱和病情,对病重(危)病人住院期间护理过程的客观记录。

1.记录对象　生命体征不稳定,随时可能发生生命危险,医嘱告"病危"或"病重"的病人。

2.记录内容　根据相应专科的护理特点书写,内容包括病人姓名、性别、科别、住院病历号(或病案号)、床位号、页码、记录日期和时间、体温、脉搏、呼吸、血压、出入液量、病情观察、护理措施和效果、护士签名、页码等。其内容较一般病人护理记录单更为详细。

3.书写要求

(1)记录应当体现专科护理特点,如 ICU 护理记录单。

(2)记录时间应当具体到分钟。

(3)首页记录:新入院、危重、抢救、手术、分娩后病人在首页开始时,应简述病情或者手术情况,经过的处置及效果。

(4)体温(℃)、脉搏(次/min)、呼吸(次/min)、血压(mmHg)和血氧饱和度(%)直接填写实测值;意识记录应根据病人实际状态,选填清醒、嗜睡、意识模糊、昏睡、浅昏迷、深昏迷或谵妄。

(5)吸氧。单位为升/min(L/min),可根据实际情况在相应栏内填入数值,不需要填写数据单位,并记录吸氧方式,如鼻导管、面罩等。

(6)出入量记录:

1)入量:包括输液、输血、鼻饲、口服饮食含水量及饮水量等。如为输液应注明液体加入药物后的总量。

2)出量:包括出血量、尿量、呕吐量、大便、各种引流液量、痰量等。需要时,还应记录颜色、形状。

3)小结 12 h(7:00～19:00)和 24 h(7:00 至次晨 7:00)出入量,不足 12 h 按实际时间记录。24 h 总出入量记录于体温单的相应栏内。

(7)皮肤情况:可用完好、破损、压疮等,后两项应在护理措施栏内记录部位、范围、深度、局部处理及效果。

(8)管道护理:根据病人置管情况填写,如静脉置管、导尿管、引流管等。

(9)空格栏内可记录瞳孔大小(mm)和对光反射(灵敏、迟钝、消失)、中心静脉压(cmH_2O)、血糖(mmol/L)、肢体循环状况等专科观察内容,体现专科护理特点。

(10)病情观察、措施及效果:包括病人的病情变化、药物反应、皮肤、饮食、睡眠、排泄、呕吐、咯血、异常化验结果等方面的异常情况,针对异常情况采取的措施以及处理后病人效果。

（11）病人接受特殊检查、治疗、用药、手术前后有相应内容记录。

（12）根据病人情况决定记录频次，病情变化随时记录，病情稳定后每班至少记录1次。

（13）因抢救急危病人未能及时书写护理记录，护士应当在抢救结束后6h内据实补记，并注明补记的时间，补记时间具体到分钟。

4. 格式　见表9-3-5、表9-3-6。

（三）特殊护理记录

随着医学专科分工的细化和诊疗新业务、新技术的开展，在临床护理工作中经常需观察某项症状、体征或特殊情况，因而选用一些专科和专项的护理记录单，如"新生儿护理记录单""引流管（导管）观察记录""出人液量观察记录""疼痛观察记录""压疮观察记录"等，统称为特殊护理记录单。

四、健康教育计划

健康教育（health education）是通过有计划、有组织、有系统的社会和教育活动，促使人们自愿地改变不良的健康行为和影响健康行为的相关因素，消除或减轻影响健康的危险因素，预防疾病，促进健康和提高生活质量。

医院健康教育（hospital health Cducation）又称临床健康教育（clinical health education）或病人健康教育（patient health education），是以病人为中心，针对到医院接受医疗保健服务的病人及其家属所实施的有目的、有计划、有系统的健康教育活动，其教育目标是针对病人个人的健康状况和疾病特点，通过健康教育实现疾病控制，促进身心康复，提高生活质量。

医院健康教育依实施场所不同分为门诊教育、住院教育和家庭随访教育3类。本任务仅介绍病人住院教育部分。

病人住院教育是临床护理的重要内容，亦是一种有效、易行的非药物治疗手段。通过向病人及其家属提供相关的疾病知识与护理技能指导，不仅能增强病人自我保健意识，提高其自我护理能力，还能有效发挥家庭等支持系统的作用，共同促进病人早日康复。而且，健康教育有利于增进护患沟通、理解和合作，是密切护患关系、减少护患纠纷的重要纽带。

（一）记录对象

所有住院病人和（或）家属。

（二）记录内容

1. 入院教育　指病人入院时由医生或护士对病人及其家属进行的健康教育，旨在使病人和陪护人员尽快熟悉住院环境，稳定情绪，遵守住院制度，积极配合治疗。入院教育主要包括科室环境和设施介绍，住院期间安全教育，责任医师和护士介绍，标本留取方法等。

2. 住院期间教育　是病人住院期间对其进行的经常性的健康教育工作，是住院教育的重点。住院期间教育主要包括疾病指导、药物指导、检查（操作）指导、术前指导、术后康复指导等。

3. 出院教育　是在病人出院前对病人及其亲属进行的健康教育，旨在使病人在出院后巩固住院治疗效果，防止疾病复发和意外情况的发生。出院教育主要包括营养和饮食指导、药物指导、功能锻炼方法指导、预防疾病复发和复诊指导等。

(三)书写要求

1.入院教育由在班护士在本班内完成。

2.眉栏填写清楚,就对病人或其亲属所做健康教育,在相对应的项目栏内打"√",并让病人或其亲属签名,当班护士签全名。

3.标准健康教育计划表(单)中未涉及但需要对病人进行健康教育的项目,应在其他项目内填写清楚。

4.由于某种原因导致健康教育中止,应在其他栏目内注明。

5.重复进行的健康教育内容可在其他项目内注明。

6.每位住院病人健康教育不得少于3次,即入院、住院和出院各1次。

7.手术病人及特殊检查(或操作)前、后都应有一次健康教育。

8.应根据住院期间病人的健康需求,有的放矢地确定健康教育的内容。

9.健康教育的内容应该是基本、简单、重要、有用,并多次重复,以加深病人印象或熟知某些知识或技能。

(四)格式

在实际工作中,为简化程序、便于操作、保证健康教育效果,可根据疾病特点,将病人及其亲属需要了解和掌握的有关知识或技能编制成标准健康教育计划(表9-3-4、表9-3-5)。护士可参照标准健康教育计划为病人提供健康教育。

表 9-3-4 内科健康教育计划单

姓名_____ 科别_____ 床号_____ 住院号_____

教育内容		病人	家属	效果评价			护士签名	指导日期
				未掌握	部分掌握	完全掌握		
入院教育	责任医生、责任护士等							
	科室环境、设施							
	病房管理要求及规则(作息、探视、陪客、物品保管等)							
	住院期间安全教育							
	标本留取方法							
住院教育	疾病指导	有利于疾病康复的心理指导						
		本疾病的常见病因和诱因						
		本疾病的症状及特点						
		预防本疾病发展的相关措施						
		饮食注意点						
		活动及功能锻炼						
		其他:						

教育内容		病人	家属	效果评价			护士 签名	指导 日期
				未掌握	部分掌握	完全掌握		
住院教育	药物指导	本疾病的主要治疗方法							
		所服药物的名称及用法							
		服药时的注意事项							
		静脉用药说明							
		特殊药物的注意事项							
		其他：							
	检查指导	本疾病常规检查的目的及注意事项							
		本疾病特殊检查的目的及注意事项 项目1 项目2							
		其他：							
	特殊治疗的目的及注意事项								
出院教育	预防疾病的自我保健知识与措施								
	饮食种类及注意事项								
	功能锻炼								
	建立良好的健康行为								
	随诊与复查的注意事项								
	其他：								

病人签名：　　　　　　　　家属签名：　　　　　　　　护士长签名：

表 9-3-5　外科健康教育计划单

姓名_____　科别_____　床号_____　住院号_____

教育内容		病人	家属	效果评价			护士 签名	指导 日期
				未掌握	部分掌握	完全掌握		
入院教育	责任医生、责任护士等								
	科室环境、设施								
	病房管理要求及规则（作息、探视、陪客、物品保管等）								
	住院期间安全教育								
	标本留取方法								
	其他：								

教育内容		病人	家属	效果评价			护士签名	指导日期
				未掌握	部分掌握	完全掌握		
术前指导	有利于疾病康复的心理指导							
	术前各项准备的配合							
	术前特殊检查的目的和注意事项 项目1 项目2							
	术前训练:咳嗽、咳痰、床上排便							
	其他:							
术后指导	术后进食的时间及种类							
	卧位选择的目的及配合							
	床上活动的目的与方法							
	下床活动的目的、时间、注意事项							
	各类导管的目的及注意事项							
	特殊功能锻炼的方法与步骤							
	伤口的管理方法							
	特殊治疗的目的及注意事项							
	其他							
出院教育	预防疾病的自我保健知识与措施							
	饮食种类及注意事项							
	带管出院的注意事项							
	功能锻炼							
	建立良好的健康行为							
	随诊与复查的注意事项							
	其他:							

病人签名:　　　　　　家属签名:　　　　　　护士长签名:

健康教育的方式应该根据病人的文化程度、认知能力、对有关知识和技能的了解程度及现有条件等具体情况而定。可采用讲解、示范、模拟、提供书面或视听材料以及病人之间的经验交流等方式,一次或多次进行教育,切忌照本宣科。

五、其他护理病历记录

(一)手术清点记录

手术清点记录是指巡回护士对手术病人术中所用血液、器械、敷料等的记录。应当在手术结束后及时完成。

1. 书写内容　手术清点记录应当另页书写,内容包括病人姓名、住院病历号(或病案号)、手术日期、手术名称、输血情况、术中所用各种器械和敷料数量的清点核对、巡回护士和手术器械护士签名等。

2. 书写要求

(1)记录书写内容必须真实及准确,记录逐项填写。

(2)手术名称:原则上按"手术通知单"中的名称记录,如胃大部分切除术等,但探查术或手术过程中改变了原有手术方式者,则应根据实际施行的手术填写。

(3)巡回护士和器械护士在术前、关体腔前、关体腔后清点核对各种器械和敷料等物品的数量和完整性,并做好记录。手术中追加的器械、敷料应及时记录。

(4)手术中需交接班时,器械护士、巡回护士要共同交接手术进展及该台手术所用器械、敷料清点情况,并由巡回护士如实记录。

(5)清点时,如发现器械、敷料的数量与术前不符,护士应当及时要求手术医师共同查找,如手术医师拒绝,护士应记录清楚,并由手术医师签名。

(6)手术所用的无菌包灭菌指示卡及术中体内植入物(如人工关节、人工瓣膜、股骨头等)的标志,经查验后粘贴于手术清点记录单的相应栏目。

(7)空格处可以填写其他手术物品。

(8)器械护士、巡回护士在清点记录单上签全名。

(9)术毕,巡回护士将手术清点记录单归入病人病历中,一同送回病房。

3. 格式　见表9-3-6。

表 9-3-6　手术清点记录(卫生部样式)

科别_____　姓名_____　性别_____　年龄_____　住院病历号_____

手术日期_____年_____月_____日　手术名称_____

输血:血型_____　血液成分名称_____　血量_____ml

器械名称	术前清点	术中加数	关体腔前	关体腔后	器械名称	术前清点	术中加数	关体腔前	关体腔后
卵圆钳					咬骨钳				
巾钳					骨刀、凿				
持针钳					拉钩				
组织钳					刮匙				
大弯血管钳					脊柱牵开器				
弯血管钳					腹腔牵开器				
直血管钳					胸腔牵开器				
蚊式钳					有齿镊				

续表

器械名称	术前清点	术中加数	关体腔前	关体腔后	器械名称	术前清点	术中加数	关体腔前	关体腔后
直角钳					无齿镊				
扁桃腺钳					刀柄				
柯克钳					手术剪				
胃钳					吸引头				
肠钳					电烧（头）				
取石钳									
胆石刮									
胆道探子					大纱垫				
肾蒂钳					小纱垫				
输尿管钳					纱布				
沙式钳					纱条				
持瓣钳					棉片				
阻断钳					棉签				
肺叶钳					阻断带				
心房钳					花生米钳				
心耳钳					缝针				
哈巴狗钳					注射器				
气管钳					针头				
剥离子					棉球				
髓核钳									

体内植入物条形码粘贴处：

手术器械护士签名＿＿＿＿＿＿＿＿＿ 巡回护士签名＿＿＿＿＿＿＿＿＿

填表说明：

(1)表格内的清点数必须用数字说明,不得用"√"表示。

(2)空格处可以填写其他手术物品。

(3)表格内的清点数目必须清晰,不得采用刮、粘、涂等方法涂改。

本表为参考表,由于不能涵盖所有手术器械,建议医院根据实际设定器械名称。

(二)手术安全核查记录

是指由手术医师、麻醉医师和巡回护士三方,在麻醉实施前、手术开始前和病人离室前,共同对病人身份、手术部位、手术方式、麻醉及手术风险、手术使用物品清点等内容进行核对的记录,输血的病人还应对血型、用血量进行核对。应有手术医师、麻醉医师和巡回护士三方核对、确认并签字。

手术安全核查表格式见表 9-3-7。

表 9-3-7　手术安全检查表格式

科别:＿＿＿＿＿　病人姓名:＿＿＿＿＿　性别:＿＿＿＿＿　年龄:＿＿＿＿＿

病案号:＿＿＿＿＿　麻醉方式:＿＿＿＿＿　手术方式:＿＿＿＿＿　术者:＿＿＿＿＿

手术日期:＿＿＿＿＿

麻醉实施前	手术开始前	病人离开手术室前
病人姓名、性别、年龄正确: 是□　否□	病人姓名、性别、年龄正确: 是□　否□	病人姓名、性别、年龄正确: 是□　否□
手术方式确认: 是□　否□	手术方式确认: 是□　否□	实际手术方式确认: 是□　否□
手术部位与标志正确: 是□　否□	手术部位与标志确认: 是□　否□	手术用药、输血的核查
手术知情同意: 是□　否□	手术、麻醉风险预警:	手术用物清点正确: 是□　否□
麻醉知情同意: 是□　否□	手术医师陈述:	手术标本确认: 是□　否□
麻醉方式确认: 是□　否□	预计手术时间□ 预计失血量□	皮肤是否完整: 是□　否□
麻醉设备安全检查完成: 是□　否□	手术关注点□ 其他□	各种管路:
皮肤是否完整: 是□　否□	麻醉医师陈述:	中心静脉通路□ 动脉通路□
术前皮肤准备正确: 是□　否□	麻醉关注点□ 其他□	气管插管□ 伤口引流□
静脉通道建立完成: 是□　否□	手术护士陈述:	胃管□ 尿管□
病人是否有过敏史: 是□　否□	物品灭菌合格□ 仪器设备□	其他□ 病人去向:
抗菌药物皮试结果: 阴□　阳□	术前术中特殊用药情况□ 其他□	恢复室□ 病房□
术前备血: 是□　否□	是否需要相关影像资料: 是□　否□	ICU 病房□ 急诊□
假体□/体内植入物□/影像 学资料□ 其他:＿＿＿＿＿	其他:＿＿＿＿＿	离院□ 其他:＿＿＿＿＿
手术医师签名:＿＿＿＿＿	麻醉医师签名:＿＿＿＿＿	手术室护士签名:＿＿＿＿＿

实训项目　护理病历书写

【操作准备】

(1)教师从临床上收集典型病人。

(2)相关护理表格:入院评估单、护理计划单、护理病程记录单及出院评估单。

【评估】

(1)病人和家属:同意参与评估。

(2)评估者:保护病人的隐私。

【操作流程】

(1)分组评估病人,准备好所需表格。

(2)以小组为单位分析讨论病例。

(3)在讨论的基础上,书写1份完整的护理病历。

小　　结

本次课主要要求同学们掌握完整护理病历的书写方法并学会运用PIO形式书写护理记录。护理病历它具有法律效力,所以在书写的时候要求不能有涂改、错别字,护理首页在病人入院2个小时内完成,护理计划单也要按要求及时制订,以提供高质量的护理。护理病历的书写质量代表一个护士最基本的素质。

考 点 导 航

A1 型题

1.以下不属于护理病历书写要求的是(　　　)。

　　A.真实　　　　　B.及时　　　　　C.清晰　　　　　D.规范　　　　　E.可靠

2.病人入院护理评估单一般要求病人入院后(　　　)内完成。

　　A.48 h　　　　　　　B.24 h　　　　　　　C.12 h

　　D.6 h　　　　　　　　　　　　　　　　　E.出院之前

3.下列关于护理病程记录的要求不正确的是(　　　)。

　　A.下午四时二十五分记录为 4:35pm　　　　B.手术病人,需记录术前准备情况。

　　C.呼吸、脉搏均以每分钟的次数计算,可省略"次",记录为"X/min"

　　D.每项记录后应签上全名　　　　　　　　　E.转为重症护理者,需记录当时情况。

B1 题型

A.至少2次/日　B.至少1次/日　C.至少3次/周　D.至少2次/周　E.至少1次/周

1.一级护理要求护理记录频率(　　　)。

2.二级护理要求护理记录频率(　　　)。

3.三级护理要求护理记录频率(　　　)。

(徐春苗　李冬姣)

全媒体扫码学习资料

护理病历书写课件　　　《健康评估》综合测试题 2　　　《健康评估》综合测试题 2 答案

附录　护理诊断分类

NANDA 通过的以人类反应型态（Human ResPonse Patterns）的分类方法。现将人类反应型态分类方法的 128 个护理诊断分列如下。

交换（Exchanging）

营养失调：高于机体需要量（Altered Nutrition：More Than Body Requirements）

营养失调：低于机体需要量（Altered Nutrition：less Than Body Requirements）

营养失调：潜在高于机体需要量（Altered Nutrition：Potential for More Than Body Requirements）

有感染的危险（Risk for Infection）

有体温改变的危险（Risk for Altered Body Temperature）

体温过低（Hypothermia）

体温过高（Hyperthermia）

体温调节无效（Ineffective Thermoregulatlon）

反射失调（Dysre flexia）

便秘（Constipation）

感知性便秘（Perceived Consttipation）

结肠性便秘（Colonic Constipation）

腹泻（Diarrhea）

大便失禁（Bowel Inconttinence）

排尿异常（Altered Urinary Elimination）

压迫性尿失禁（Sires Incontlnence）

反射性尿失禁（Reflex Incontlnence）

急迫性尿失禁（Unge Incontlnence）

功能性尿失禁（Functional Incontlnence）

完全性尿失禁（Total Incontlnencd）

尿潴留（Urinary Retentron）

组织灌注量改变（肾、脑、心肺、胃肠、周围血管）（Altered Tissue Perfuslorl（ Renal，Cereral，Cardlopulmonary Gastrolntestlnal，Peripheral））

体液过多（Fluid Volume Excess）

体液不足（Fluid Volume Deficit）

体液不足的危险（Risk for Fluid VolUme Deficit）

心输出量减少（Decreased Cardiac Output）

气体交换受损（Impaired Gas Exchange）

清理呼吸道无效（Ineffecthe Airway Clearance）

低效性呼吸型态（Ineffective Breathing Pattern）

不能维持自主呼吸（ Inability to Sustain Spontaneous Ventilation）

呼吸机依赖（Dysfunctional Ventilatory Weaning Response，DVWR）

有受伤的危险（Risk for Injury）

有窒息的危险（Risk for Suffocation）

有外伤的危险（Risk for Trauma）

有误吸的危险（Risk for Aspiration）

自我防护能力改变（Altered Protection）

组织完整性受损（ImPaired Tissue Integrity）

口腔黏膜改变（Altered Oral Mucous Membrane）

皮肤完整性受损（ImPaired Skin Integrity）

有皮肤完整性受损的危险（Risk for Impaired Skin Integrity）

调节颅内压能力下降（Decreased Adaptive Capacity Intracranial）

精力困扰（Energy Field distubance）

沟通（Communicating）

语言沟通障碍（impaired Verbal Communication）

关系（Relating）

社会障碍（Impaired Social interaction）

社交孤立（Social Isolition）

有孤立的危险（Risk for Lonelines）

角色紊乱（Altered Role Performance）

父母不称职（Altered Parenting）

有父母不称职的危险（Risk for Altered Parenting）

有父母亲子依恋改变的危险（Risk for Altered Parent/Infant/Child Attachment）

性功能障碍（Sexual Dysfunction）

家庭作用改变（Altered Family Process）

照顾者角色障碍（Caresiver Role Strain）

有照顾者角色障碍的危险（Risk for Caregiver Role Strain）

家庭作用改变：酗酒（Altered Family Process：Alcoholism）

父母角色冲突（Parental Role Conflict）

性生活型态改变（Altered Sexuality Patterns）

价值（Valuing）

精神困扰（Spiritual Distress）

增进精神健康：潜能性（Potential for Enhance Spiritual Well－Belug）

选择（Choosing）

个人应对无效（Ineffctive Individual Coping）

调节障碍（Impaired Adjustment）

防卫性应对（Defensive Coping）

防卫性否认（Ineffective Denial）

家庭应对无效：失去能力（Ineffective Family Coping：Disabling）

家庭应对无效：妥协性（Ineffectiv Family Coping：Compromiscd）

家庭应对：潜能性（Family Coping：Potential for Growth）

社区应对：潜能性（Potential for Enhanced Community Coping）

社区应对无效（Ineffective Community Coping）

遵守治疗方案无效（个人的）[Ineffective Management of Therapeutic Regimen（Individual）]

不合作（特定的）[Noncompliance（Specitfy）]

遵守治疗方案无效（家庭的）[Ineffective Management of Therapeutic Regimen（Families）]

遵守治疗方案无效（社区的）[Ineffective Management of Thera—peutic Regimen（Community）]

遵守治疗方案有效（个人的）[Effective Management of Thera—peutic Regimen（Individual）]

抉择冲突（特定的）[Decisional Conflict（Specify）]

寻求健康行为（特定的）[Health Seeking Behaviors（Specity）]

活动（Moving）

躯体移动障碍（Impaired Physical Mobility）

有周围血管神经功能障碍的危险（Risk for Peripheral Neurovascular Dysfunction）

有围手术期外伤的危险（Risk for Perloperatlve Positioning Injury）

活动无耐力（Activity Intolerance）

疲乏（Fatigue）

有活动无耐力的危险（Risk for Activity Intolerance）

睡眠状态紊乱（Sleep Pattern Disturbance）

娱乐活动缺乏（Diversional Activity Deficit）

持家能力障碍（Impaired Home Maintenance Management）

保持健康的能力改变（Altered Health Maintenance）

进食自理缺陷（Feeding Self Care Deficit）

吞咽障碍（Impaired Swallowing）

母乳喂养无效（Ineffective Breast Feeding）

母乳喂养中断（Interrunted Breast Feeding）

母乳喂养有效（Effective Breast Feeding）

婴儿吸吮方式无效（Ineffective Infant Feeding Pattern）

沐浴/卫生自理缺陷（Bathing/Hygiene Self Care Deficit）

穿戴/修饰自理障碍（Dressing/Grooming Self Care Deficit）

入厕自理缺陷（Toileting Self Care Deficit）

生长发育改变（Altered Growth and Development）

环境改变应激综合征（Relocation Stress Syndrome）

有婴幼儿行为紊乱的危险（Risk for Disorganized Infant Behavior）

婴幼儿行为紊乱(Disorganized Infant Behavior)

增进婴幼儿行为(潜能性)(potential for Disorganized Infant ganlzed Infant khavlor)

感知(Perceiving)

自我形象紊乱(Body Imagse Disturbance)

自尊紊乱(SolfEsteem disturbance)

长期自我贬低(Chronic Low Self Esteem)

情境性自我贬低(Situational Low Self Esteem)

自我认同紊乱(Personal Identity disturbance)

感知改变(特定的)(视、听、运动、味、触、嗅)(Sensory/Perceptual Alterations)(specify)(Visual,Auditory,Kinesthetlc,Gustatory,Tao-tile,Olfactory)

单侧感觉丧失(Unilateral Neglect)

绝望(Honelessness)

无能为力(Powerlessness)

认知(Knowing)

知识缺乏(特定的)(Knowledge Deficit)(Specify)

定向力障碍(Impaired Environmental Interpretation)

突发性意识模糊(Acute Confusion)

渐进性意识模糊(Chronic Confusion)

思维过程改变(Altered Thought Processes)

记忆力障碍(ImPaired Memory)

感觉(Feeling)

疼痛(Pain)

慢性疼痛(Chronic Pain)

功能障碍性悲哀(Dysfunctional Crievins)

预感性悲哀(Anticipatory Crieving)

有暴力行为的危险:对自己或对他人(Risk for Violence:Self-Directed or drected at Others)

有自伤的危险(Risk for Self-Mutilation)

创伤后反应(Post-Trauma Response)

强奸创伤综合征(RaPe-Trauma Syndrome)

强奸创伤综合征:复合性反应(Rape-Trauma Syndrome:Compound Reaction)

强奸创伤综合征:沉默性反应(Rape-Trauma Syndrome:Silent)

焦虑(Anxiety)

恐惧(Fear)

(汪迎春)

主要参考书目

［1］ 朱幼平.健康评估［M］.武汉:湖北科学技术出版社,2013.

［2］ 吕探云,闻玉梅.健康评估［M］.3 版.北京:人民卫生出版社,2012.

［3］ 莫新玲.健康评估［M］.北京:中国协和医科大学出版社,2011.

［4］ 张雅丽.健康评估［M］.上海:复旦大学出版社,2011.

［5］ 王志国.健康评估［M］.郑州:郑州大学出版社,2011.

［6］ 朱建宁.健康评估［M］.北京:科学出版社,2010.

［7］ 孙菁.健康评估［M］.2 版.北京:高等教育出版社,2010.

［8］ 刘士生.健康评估［M］.上海:上海科学技术出版社,2010.

［9］ 熊盛道.健康评估［M］.2 版.北京:高等教育出版社,2010.

［10］ 谢玉琳.健康评估实践实训学习指导［M］.北京:中国医药科技出版社,2009.